Peter F. Weitzel

Prostatakrebs
erkennen, besiegen und potent bleiben

Wir freuen uns über Ihr Interesse an diesem Buch. Gerne stellen wir Ihnen kostenlos weitere Informationen zu unserem Programm zur Verfügung.

Bitte sprechen Sie uns an oder besuchen Sie uns im Internet:

Verlag Günther Net Publishing
Gertrud-Bäumer-Weg 4
D-71522 Backnang

Telefon: +49 7191 345537-1
Telefax: +49 7191 345537-2

Internet: www.gnp-verlag.de

Peter F. Weitzel

Prostatakrebs
erkennen, besiegen und potent bleiben

Früherkennung
Diagnoseverfahren
Therapien
Persönliche Erfahrungen
Hintergründe
Alternativen

Verlag Günther Net Publishing

ISBN 978-3-947557-09-7
7. aktualisierte und erweiterte Auflage

ISBN 978-3-9814858-8-2 6. überarbeitete und erweiterte Auflage (2016)
ISBN 978-3-9814858-4-4 5. überarbeitete und erweiterte Auflage (2014)
ISBN 978-3-9814858-1-3 4. überarbeitete und erweiterte Auflage (2012)
ISBN 978-3-9811218-2-7 3. überarbeitete und erweiterte Auflage (2009)
ISBN 978-3-9811218-3-4 2. überarbeitete und erweiterte Auflage (2007)
ISBN 3-9808863-2-8 1. Auflage (2005)

Originalausgabe

Dank meiner lieben, tapferen Frau Ilona, die mir die Freiheit schenkte, dieses Buch zu schreiben.

Meinen Söhnen Sven und Andreas gewidmet.

Rechtlicher Hinweis:

Der Autor ist kein Arzt und er darf keine gesundheitliche Beratung durchführen oder selbst heilen. Der Autor hat nichts entdeckt oder erfunden. Der Autor hat in diesem Werk vorhandenes Wissen recherchiert und dessen Glaubwürdigkeit nach seinen eigenen Kenntnissen und Erfahrungen bewertet und verarbeitet.

Beim Inhalt dieses Werkes handelt es sich ausschließlich um die freie Meinungsäußerung des Autors. Dies betrifft auch alle genannten medizinischen Produkte und Verfahren. Für die Nennung dieser medizinischen Produkte und Verfahren erhält der Autor keinerlei Honorar oder sonstige Zuwendungen.

Weder der Verlag noch der Autor haften daher für eventuelle Schäden oder Folgeschäden jedweder Art, die durch die Nutzung oder Nichtnutzung der in diesem Werk enthaltenen Informationen entstehen.

Vorwort zur 7. Auflage

Wieder wurde eine neue Auflage fällig, weil die Schulmedizin weitere Behandlungsmethoden gegen den Prostatakrebs hervorgebracht hat, die es zu verarbeiten gilt.

Ob es sich um einen Fortschritt in der Behandlung des Prostatakrebses handelt, muss sich erst noch erweisen.

Gerne habe ich mich wieder der Aufgabe gestellt, zusammen mit meinem Verleger, unseren Lesern in gewohnter Weise Kontinuität und Aktualität zu liefern.

Naturbedingt wird dieses Werk, wie fast alle Sachbücher, nach jeder Auflage immer umfangreicher. So war ich hier veranlasst, nur die wirklich wichtigen Erkenntnisse einzuarbeiten und das weniger Interessante oder Überholte der bisherigen Auflagen zu streichen.

Viele tausend Leser haben dieses Buch in seinen bisherigen Auflagen gelesen, durchgearbeitet und als Nachschlagewerk genutzt. Wie viele davon die für sie besten Schlussfolgerungen daraus gezogen haben, ist nicht erfasst.

Jedenfalls erhielt ich inzwischen Leserreaktionen im hohen dreistelligen Bereich, darunter jede Menge Lob und zahlreiche ergänzende Anfragen.

Vor allem auf dem Gebiet der alternativen Krebsheilung habe ich neue, wertvolle Erkenntnisse dazu gewinnen können, die in dieser Auflage ab Ziffer 7. dargestellt werden.

Ihr Peter F. Weitzel

Vorwort zur 1. Auflage

„Sind Sie Arzt?“

Diese Frage blieb nie aus, wenn ich jemandem erzählte, dass ich an einem Buch über Prostatakrebs arbeitete. Und immer war meine Antwort:

„Wäre ich Arzt, würde ich ein solches Buch wahrscheinlich gar nicht schreiben können. Oder gar nicht schreiben dürfen. Nein, ich bin Diplomingenieur und selbst von Prostatakrebs betroffen!“. Und es drängt mich, meine Erkenntnisse darüber zu verbreiten.

Dabei kommt mir zur Hilfe, dass mich medizinische Fragen schon von Kindheit an faszinierten. Mein Großvater, ein Fabrikant und Stadtrat, besaß eine bedeutende medizinische Privatbibliothek. Viele Ärzte der Stadt bedienten sich ihrer. Auch in meinem Elternhaus gab es viele medizinische Bücher und Nachschlagewerke.

Ich blätterte immer wieder in all diesen schönen Büchern. Gerne sah ich mir die Bilder an und ließ sie mir von meinem Vater erklären. Später, wenn ich irgendeinen medizinischen Begriff aufschnappte, prüfte ich stets nach, was er bedeutete. Bei jeder gesundheitlichen Beschwerde nahm ich ein „Doktorbuch“ zur Hand und las, wie ernst es damit ist und wie schlimm es werden könnte. Auch gehörten die Biografien vieler bedeutender Ärzte zu meiner Lieblingslektüre. Also hatte alles Medizinische von Anfang an bei mir einen hohen Stellenwert und ich wollte möglichst genau Bescheid wissen.

So war es auch, als ich im 32. Lebensjahr an chronischer Polyarthritis (Gelenkrheuma) erkrankte, die auch mit einer 8-jährigen Dispensaire-(Langzeit-)Behandlung mit sogenannten Goldspritzen (Natriumaurosulfid) nicht geheilt werden konnte. Erst ein Umzug in eine wärmere Gegend brachte die Symptome zur Ruhe.

Das brachte mich im Laufe der Jahre mit vielen Ärzten zusammen. Ich entwickelte dabei ein Gefühl für gute und schlechte und war erstaunt festzustellen, wie wenig manche über diese Krankheit wussten, obwohl sie so taten, also ob.

Jetzt, da mir das Schicksal den Streich mit dem Prostatakrebs gespielt hatte, kann ich nicht anders, als darüber zu schreiben. Warum?

Weil ich es geschafft habe. Ich werde wieder zum Mann. Ich gewinne meine sexuelle Potenz zurück. Und ich sage es frei heraus:

Ich selbst ganz für mich bin der Sieger. Ärzte waren wohl am Werk, aber geschafft habe ich es allein. Geschafft wohl deshalb, weil ich mich zum mündigen Patienten aufschwingen konnte und den Ärzten in Augenhöhe gegenüber trat.

Zunächst allerdings war ich geschockt und hilflos. Denn mit dem Augenblick meiner Krebsdiagnose fiel scheinbar auch das Urteil über meine dauerhafte Impotenz. Dabei musste ich sehr schnell erfahren, dass meine damaligen Ärzte keine Partner waren. Bei Prostatakrebs wäre die radikale Operation mit Bauchschnitt der Königsweg, bekam ich zu hören. Und: Alle alternativen Methoden seien in ihren Folgen mindestens genauso schwer, schlimmer oder einfach Scharlatanerie.

So begann vom ersten Tage an meine verzweifelte Suche nach genauen und neutralen Informationen über alle Aspekte der Krebsheilung und Potenzerhaltung. Ich griff nach jeder relevanten Veröffentlichung über den Prostatakrebs. Allerdings muss ich vermerken, dass mich die allgemein dargebotene Literatur und vor allem die vielen kostenlosen Broschüren der Pharmaindustrie keinen Schritt weiter brachten. Aber ich las und las und hinterfragte die gängigen Praktiken der Schulmedizin auf Aktualität und Patientenwohl.

Ich bin mir sicher, dass ich das derzeit verfügbare Wissen über Prostatakrebs und Potenz annähernd vollständig zusammengetragen habe.

Damit gewann ich auch die Selbstsicherheit, den Ärzten gegenüber Forderungen zu stellen. Ich bestand darauf, dass eine Therapie anzuwenden sei, die ich für mich persönlich als optimal erkannt hatte.

Das war meine Rettung.

Jetzt möchte ich meinen Leidensgenossen und den Angehörigen Mut machen und Hoffnung geben. Ich möchte ein möglichst vollständiges Spektrum des Wissens über den Prostatakrebs ausbreiten mit dem Ziel der Potenzerhaltung und der Potenzwiedergewinnung und die Leser an meinen eigenen Erlebnissen teilhaben lassen.

Ich werde aus der Sicht des Betroffenen schonungslos alles beleuchten, was mir wichtig ist.

Ich muss allerdings etwas klarstellen: Weil ich kein Mediziner bin, erörtere ich die medizinischen Fragen lediglich im Rahmen meines Rechts zur freien Meinungsäußerung. Es handelt sich also ausschließlich um meine persönliche Meinung, mit Ausnahme von Zitaten, die ich dann aber auch entsprechend gekennzeichnet habe.

Meine Darlegungen beruhen auf meinem eigenen, gründlich recherchierten Wissen, meinen eigenen oder auch fremden Erfahrungen, meinen Schlussfolgerungen und manchmal auch Ahnungen und Vermutungen. Ich bin tief in mich gegangen und bin zu der Überzeugung gelangt, dass ich meine oft kritischen Darstellungen sehr gut vor meinem Gewissen verantworten kann.

Dennoch kann ich keine wie auch immer geartete Haftung übernehmen.

Unabhängig davon bleibt es mein Anliegen, dem Betroffenen einen Anstoß zu geben, seine Gesundheitsprobleme bei Prostatakrebs und männlicher Potenz weitgehend selbst in die Hand zu nehmen und seinen eigenen, individuellen Heilungsweg zu finden, welcher trotz der an sich tödlichen Krankheit wieder zu voller Genesung führt. Möge er dazu auch noch ein „echter“ Mann bleiben - oder wieder werden.

Denn: Nach einer rechtzeitigen Therapie verschwindet die Todesangst relativ schnell und dann ist nicht nur die Gesundheit, sondern auch die erfüllte Sexualität für den Betroffenen wieder ein hohes menschliches Gut.

Ihr Peter F. Weitzel

Dresden, im April 2005

Inhaltsverzeichnis

Einführung

Schon nach der 1. Auflage dieses Buches wollte ich Schluss machen und nie wieder etwas vom Prostatakrebs hören. Doch meine Leser gaben keine Ruhe und - ehrlich - ich selbst fand auch keine.

Vermutlich haben auch Sie kürzlich eine Prostatakrebs-Diagnose erhalten und machen sich nun große Sorgen um den tiefen Einschnitt in Ihre bisherigen Lebensumstände. Und natürlich sind alle Ihre Lieben ebenso betroffen.

Wenn über 70.000 Männer in Deutschland jährlich diese Diagnose gestellt bekommen, dann waren es am Tag Ihrer Diagnose immerhin um die 300 Männer, die ebenfalls betroffen waren. Das wird sie nicht wirklich trösten. Es relativiert sich aber auch wenn man bedenkt, dass bei noch weit mehr Frauen in dieser Zeit Brustkrebs „nachgewiesen" wurde.

Sollte sich der Trend der Verdoppelung der Prostatakrebs-Diagnosen mit gleicher Geschwindigkeit fortsetzen, dann ist die Sexualität der Männer in Deutschland in wenigen Jahren völlig ausgerottet. Nun, auch das wird Sie wenig trösten. Denn, drastisch ausgedrückt, was geht Sie fremdes Leid an? Sie haben ja genug mit sich selbst zu tun.

Im Verlaufe des Lesens dieses Buches werden Sie erfahren, dass in diesem System etwas nicht stimmen kann. Die Prostata ist zur Goldgrube geworden, die Männer zur Beute. Eine ganze Industrie lebt davon und zwar nicht schlecht.

Und nun kann ich Sie wirklich trösten: Wenn Sie dieses Buch gelesen und auch verstanden haben, dann wird Ihnen ein großer Stein vom Herzen gefallen sein, falls Sie noch nicht „behandelt" wurden. Falls Sie schon behandelt wurden, dann brauchen Sie sich um Ihre Überlebenschancen keine Sorgen mehr zu machen.

Bis zur 4. Auflage konnte ich meinen Lesern nur wenige Alternativen zur klassischen Operation aufzeigen. Das wollte ich mit der 5. Auflage ändern und habe daher ein Kapitel über Selbstheilungskräfte angefügt.

Mit der letzten und noch mehr mit dieser 7. Auflage gehe ich noch einen Schritt weiter: Hier gebe ich Ihnen das Wissen, das Sie zu einer erfolgreichen Selbstheilung von Krebs befähigen ***kann***.

Ich schreibe mit Absicht nicht ***wird***, weil ich sehr oft die Erfahrung machen musste, dass bei vielen Menschen die Sucht nach Genuss vor der Todesaussicht steht.

Auch hier gilt: Ich habe nichts entdeckt oder erfunden. Alles, was ich ausführe, beruht auf gründlicher Recherche vorhandenen und verbrieften Wissens und, wenn es möglich war, auf Selbstversuchen.

Als Generalist nehme ich mir aber die Freiheit, Einzelwissen miteinander in Beziehung zu setzen, eigene Erkenntnisse daraus abzuleiten und eigene Schlussfolgerungen zu ziehen. Seit Erscheinen dieses Buchs im Mai 2005 hat auch noch niemand versucht, meine hier niedergelegten Erkenntnisse, auch nur in einem Punkt, in Frage zu stellen.

Ich habe wieder hunderte Internetseiten recherchiert und etliche Bücher gelesen, um Ihnen die aktuellen Informationen zum Verständnis Ihres vorhandenen oder nicht vorhandenen Krebses vorlegen zu können. Einiges davon konnte ich in diesem Buch aus Platzgründen gar nicht unterbringen.

Manche Leser fragen nach meinem Verhältnis zur Schulmedizin, weil ich mit meiner Meinung nicht hinter dem Berg halte. Nun, es schwingt schon etwas Verbitterung mit, wenn ich an meinen eigenen Leidensweg denke. Aber auch das, was sich so zurzeit in den Krankenhäusern und Praxen abspielt, macht mir große Sorgen.

Mein Anliegen ist es, dass sich kein Mann blindlings in ein böses Schicksal treiben lässt.

Auf dem Gebiet der Unfall-, Gefäß-, Neuro- und Wiederherstellungs-Chirurgie wird nahezu Unglaubliches geleistet. Diese medizinischen Fachgebiete verdienen höchste Anerkennung.

Auf dem Gebiet der inneren Krankheiten jedoch hat die Schulmedizin wenig zu bieten. Symptom-Bekämpfung durch Vergiftung, Verstrahlung und Verstümmelung statt Heilung heißt hier die Devise.

Die wissenschaftliche Basis der Schulmedizin endete 1905 mit der Entdeckung der Quantenmechanik. Seit über 100 Jahren wird ignoriert, dass unser Körper aus atomaren Bausteinen und Molekülen besteht, und dass diese genauso den quantenmechanischen Gesetzen unterliegen wie das gesamte Universum, was auf die möglichen Heilmethoden enorme Auswirkungen haben würde.

Außerdem hat sich die Praxis, einzelne Organe seien krank und die Schulmedizin müsse sich daher in Fachgebiete aufteilen (die noch aus der Napoleonischen militärärztlichen Zeit stammen) wegen Erfolglosigkeit völlig überlebt.

Haben wir beispielsweise Knieschmerzen, dann werden unsere Knie gespritzt, bestrahlt und operiert, obwohl eine ernährungsmäßige Übersäuerung besteht, die wir mit drei Wochen richtiger Ernährung überwunden haben (eigene Erfahrung).

Dass Menschen belebte Wesen sind, denen man allein mit einer todesbedrohlichen Nachricht ein nicht zu bewältigendes Problem aufbürdet und sie mit der scheinbaren Lösung durch Verstümmelung, Verstrahlung und Vergiftung dem Profit opfert, ist letztendlich pervers.

Meine Darstellungsweise sollte auch von den Ärzten somit bitte als konstruktiv angesehen werden. Viele progressive Ärzte würden ja gerne anders behandeln und wirklich heilen - wenn sie nur dürften.

1. Von Prostatakrebs betroffen

1.1. Meine Diagnosegeschichte

Tief in der Mitte des Lebens hat der Mann in der Regel seinen Platz gefunden. Materiell ist alles, von dem er glaubt es haben zu müssen, vorhanden. Die Ehe oder Partnerschaft ist stabil, mehr oder weniger glücklich. Die Kinder sind aus dem Haus oder weitgehend eigenständig. Enkel oder sogar schon Urenkel bereiten Freude oder Kummer.

Genau in diesen besten Mannesjahren schlägt er zu: Der Prostatakrebs... oder besser: Er wird „diagnostiziert“.

Seit 1995, meinem 49. Lebensjahr, ließ ich auf Anraten meiner ehemaligen Hausärztin dummerweise regelmäßig den „Krebs-Check Mann“ durchführen. Die Hauptuntersuchungen tätigte sie selbst, der Gastroenterologe untersuchte die Verdauungsorgane und der Urologe die Harnwege. Bisher gab es keine Abnormitäten. Bis zum 03.04.2003. Plötzlich habe ich Krebs.

Krebs! Ich habe K r e b s! I c h! Wieso habe i c h Krebs? Krebs ist doch t ö d l i c h! Werde ich daran sterben? Wann werde ich daran sterben? Wie viel Zeit habe ich noch? Was tue ich in dieser Zeit noch? Bin ich für diese Zeit existentiell abgesichert? Wie sage ich es meiner Partnerin? Wie gestaltet sich unsere Beziehung? Welche Perspektive haben wir noch?

Was wird aus meiner Partnerin, wenn ich sterbe... s t e r b e? Wie kommen die Kinder und Enkel, Geschwister und Eltern damit zurecht? Wie stehen die Freunde, Nachbarn, Bekannten zu mir? Was macht mein Arbeitgeber, meine Vorgesetzter, machen meine Kollegen?

Oder gibt es doch noch Hoffnung? Es gibt doch „Wunderheilung“? Was hat der Arzt gesagt? Kann ich ihm vertrauen? Wie weit ist die Medizin heute auf diesem Gebiet? Wie schlimm ist es wirklich? Welche Therapieformen gibt es?

Für welche Therapieform soll ich mich entscheiden? Soll ich an die Schulmedizin glauben oder an alternative Heilmethoden, oder an beide?

Welche Heilmethode ist für mich optimal? Wo soll ich mich therapieren lassen? Wer soll mich therapieren? Was erwartet mich bei der Therapie? Welche Folgen hat die Therapie? Steht mein Körper das durch, und meine Seele? Wie lebe ich während der Therapie, während der Genesung und nach der Heilung? Welche Perspektive hat meine Partnerbeziehung? Steht meine Partnerin das durch? Wer hilft mir? Wer hilft uns?

Was, wie, wo, wann, wer, warum... unendlich erschienen die Fragen, die mir langsam, nacheinander und durcheinander ins Bewusstsein rückten, sich quälend stellten und ihre Antwort suchten.

Am 03.04.2003, genau um 16:45 Uhr, habe ich es erfahren. Und das aufgrund einer Vorsorgeuntersuchung, die ich nie, nie wieder wahrnehmen würde.

Es ging beim Urologen noch sachlicher und nüchterner zu als sonst, fast steril. Unbewusst fühlte ich in diesen Räumen eine Befangenheit, ein Kühle. Die Empfangsschwestern gingen auf meinen vertraulichen Tonfall nicht ein wie sonst. Meine Alarmglocken hätten eigentlich schrillen müssen. Stattdessen war ich mir ziemlich sicher, dass Dr. X. meine Prostata als etwas vergrößert, aber im Rahmen des Normalen bezeichnen würde.

Er stand auf und reichte mir die Hand, wie immer dabei wegsehend: „Sieht nicht gut aus!“, sagte er, noch bevor er meine Hand wieder losließ.

„Krebs?“ durchzuckte es mich auf der Stelle und ich habe es wohl auch laut gefragt, ohne den Inhalt meiner Frage überhaupt zu realisieren. Ich hörte dem Hall meiner Stimme nach und wusste doch, dass meine schlimmste Befürchtung bereits elementar geworden war. Dr. X. gab sich keine Mühe, Betroffenheit oder Mitgefühl zu zeigen.

Ganz anders als im Fernsehen, in den Arzt-Romanen und im Kino, wo sich das gesamte Personal einer Klinik oder gar eines ganzen Krankenhauses Tag und Nacht besorgt und fürsorglich um einen Betroffenen bemüht.

Die Gattungen „Dr. Frank“, „Dr. Sommerfeld“, „Schwester Stefanie“, „Der Landarzt“, „Der Bergdoktor“, „In aller Freundschaft“ usw. sind reine Fiktion, eine schöne heile Welt. So etwas hat es in der Realität nie gegeben. Genauso auch die vielen tausend Ratgeber „Gesundheit", „Visite" und wie sie alle heißen. Vertrauensbildende Verblödung, einmal krass ausgedrückt, und effiziente Medizin-PR.

In unserem medizinischen Alltag sind heute vorwiegend Ärzte zwar mit hohem, spezialisiertem lexikalischem Tiefenwissen, jedoch mit fehlendem Sinn für die Zusammenhänge des Geisteswesens Mensch mit seinem Körper und dessen Systemzusammenhängen tätig. Wie Baugruppen einer Maschine werden unsere Einzelteile behandelt.

Kein Arzt wird beispielsweise bei einer Schuppenflechte der Haut auf seelischen Stress behandeln, sondern schön fett Cortison auftragen. Wenn sich dann Hämorrhoiden bilden, um das Gift abzuleiten, werden diese eben verödet oder abgebunden. So wird der Körper immer mehr daran gehindert, sich sein natürliches Gleichgewicht zu verschaffen und es werden chronische Krankheiten provoziert.

„Wenn die Seele weint und der Mund schweigt, spricht der Körper", sagt der Volksmund.

Von den einst so stolzen, humanistischen Leitbildern der Ärzte ist nicht viel übrig geblieben. Die Betrachtung des menschlichen Wesens als Einheit von Geist und Körper und mit Gefühlen, die maßgeblich Gesundheit und Krankheit beeinflussen, hält viel zu langsam, wenn überhaupt, Einzug in die Ausbildung und Köpfe der Mediziner - von noch wenigen Ausnahmen abgesehen.

Hinzu kommt, dass die moderne Schulmedizin und -Forschung aus reinen Kommerzgründen von der Pharmaindustrie und den abhängigen, meinungsführenden Professoren und Verbänden immer tiefer in die völlig falsche Richtung getrieben wird. Die sogenannte Medizinische Wissenschaft ist längst institutionalisiert und alten Dogmen sowie dem Profit unterworfen.

Schon lange erhalten Chefärzte vertraglich sogar Boni, wenn sie ihre Umsatz- und Gewinnziele am Patientengut übertreffen, auch wenn inzwischen darüber gestritten wird.

Andererseits muss jeder Prostata-Herausschneider in den inzwischen über 70 neu entstandenen Prostatazentren 25 Operationen im Jahr vorzeigen können, um seine Lizenz nicht zu verlieren. Da müssen also reichlich Opfer her.

Hier bei Dr. X. schien die Aussicht auf einen „Fall" jedenfalls eher im Mittelpunkt seines Interesses zu liegen. Zum Glück bin ich kein Weichei. Innerlich war ich über die Art der Offenbarung ziemlich entrüstet, aber es brach deshalb noch keine Welt in mir zusammen, obwohl ich ihm den Krebs - leider - sofort glaubte und so auch akzeptierte.

Es kam mir so vor, als stünde ich wie ein weißer, durchsichtiger Geist, der mein fleischliches Ich beobachtet und mich sprechen hört, noch einmal neben mir. Parallel dazu stellte ich mir schon meinen wahrscheinlichen Leidensweg vor. Und meine Frau tat mir unendlich leid. Und die Kinder.

Die Gegenwart kehrte schnell zurück. Mein fleischliches Ich sprach weiter mit Dr. X. Er deutete auf den Patientenstuhl und sagte, wieder ohne mich anzusehen: „Ich mache gleich einen Termin beim Professor X. im Y-Krankenhaus. Der ist der Beste hier. Prostata und Samenblasen werden radikal entfernt. In 14 Tagen ist alles vergessen.“

Er leckte sich dabei die Lippen.

„Und meine Potenz?“, schoss es spontan aus mir heraus.

„Damit ist es ein und allemal vorbei! Zudem müssen Sie über einen längeren Zeitraum mit Inkontinenz rechnen.“
Mir ist wohl der Mund offen stehen geblieben, denn er beeilte sich hinzuzufügen: “Wenn Sie an Krebs sterben, haben Sie auch keine Potenz mehr! Also?“

Dieser Unverschämtheit, die sich zudem noch ein Arzt erlaubte, vermochte ich in diesem Moment nichts mehr entgegenzusetzen und saß hilf- und ratlos da.

Dann sah ich ihn noch ziemlich lange hinter seinem Schreibtisch auf mich einreden und gestikulieren. Ich hörte ihm zu und verstand die Worte. Das Gesagte drang zwar in mich ein, aber da überwogen nur die Bilder: Ich sah mich auf dem OP-Tisch liegen, meine Frau in Trauer, die erwachsenen Kinder ratlos.

Und dann kam die Angst. Irgendwie bin ich dann beim Auto angekommen. Es stand vor dem Grundstück meiner Hausärztin, weil ich hier immer einen Parkplatz finde und es nur ein paar Schritte bis zu Dr. X. sind.

Schwester S. hatte wohl gerade Feierabend und trat aus der Haustür, als ich einsteigen wollte. Als sie mich erkannte, war sie bestürzt. „Herr Weitzel, was ist denn los?“ Ich konnte nur noch sagen „Ich habe

Krebs!“ und nach unten deuten. Sie wusste ja, dass ich gerade beim Urologen war.

Es tat mir gut, dass sie meinen Arm nahm, kehrt machte und mich zu meiner Hausärztin und ihrer Chefin direkt ins Behandlungszimmer brachte. Inzwischen war ich nur noch 90 Kilo Hilflosigkeit und der wohltuenden Fürsorge sehr aufgeschlossen.

Frau Dr. Y. schien ziemlich betroffen, verschrieb mir sofort Zinktabletten und gab mir die Adresse einer Gesellschaft zur biologischen Krebsbekämpfung (die aber auch nur mit chemischen Medikamenten arbeiten).

Aus meiner heutigen Erkenntnis, nach mehr als 15 Jahren, war das dennoch viel zu wenig und ich bin deshalb noch immer ziemlich sauer. Es wäre besser gewesen, sie hätte mich mit den alternativen Behandlungsmethoden vertraut gemacht. Aber davon versteht sie wohl selbst nichts. Vielleicht wäre mir dann die Operation erspart geblieben.

Zurück zu damals. Ich bin dann gut mit dem Auto nach Hause gekommen. Über meine wache Aufmerksamkeit wunderte ich mich selbst. Meine Frau war nach der Arbeit noch in der Stadt und die Wohnung unerträglich leer.

So rief ich sie an. Sie ist eine praktische Frau, lebenserfahren, mit Urvertrauen und sehr tapfer. Wie soll man seiner lieben Frau schonend beibringen, dass man Prostatakrebs hat?

„Es ist dumm gelaufen beim Urologen“, sagte ich nur. Sie war recht fröhlich am Handy. Den Klang meiner Stimme konnte sie wohl im Verkehrslärm nicht richtig wahrnehmen. Sie verstand nicht gleich und so fügte ich noch hinzu: „Es war nicht gutartig.“

Jetzt klang sie ganz ernst: „Ich komme gleich nach Hause, dann reden wir, ja?“

Wir haben dann doch nicht viel geredet uns aber sehr verbunden gefühlt und an den Händen gehalten. Ich hätte gerne innerlich losgelassen und einmal so richtig herzbefreiend geheult. Es ging aber nicht. Außer ein paar erbärmlichen Quetschlauten kam nichts aus mir heraus.

Ich wünsche sehr, dass jeder Betroffene einen einfühlsameren Arzt als ich findet oder gefunden hat, falls es einen solchen überhaupt gibt.

Angst und Hilflosigkeit sind für uns die maßgeblichen Gefühle nach einer solchen Diagnose.

Seit Millionen von Jahren haben wir Ängste. Wenn wir uns aber ein Bild über den Gegner gemacht haben, dann kommen auch das Selbstvertrauen, der Mut und die Kampfbereitschaft zurück. Aber ich kannte damals den Krebs nicht, nur seinen Namen. Die Assoziationen dazu: Unheilbar, dahinsiechen, Schmerzen haben, sterben. Diese Assoziationen sind über viele Generationen überliefert und eingebrannt.

Wohl dem, der in dieser Situation den richtigen Arzt hat. Aber wer hat den schon? Und gibt es überhaupt einen Arzt, der vorbehaltlos ausschließlich das Patientenwohl vertritt und darüber hinaus alle schulmedizinischen und alternativen Heilmethoden kennt und auch noch objektiv bewertet? Kann es einen solchen überhaupt geben?

Heute ist es nach offizieller Auswertung aller Pros und Kontras hunderter von Studien das Beste, erst gar nicht zur Vorsorge zu gehen, Denn die hat nichts als Stress, Sorgen, Schmerzen und Leid durch unnötige Untersuchungen und Behandlungen zur Folge.

Leider ist es uns anerzogen, dass wir die wichtigsten Dinge in unserem Leben anderen überlassen: Das Geld dem Bankberater und die Gesundheit den Ärzten; beide wollen unser Bestes - unser Geld.

Diese Erkenntnis und vieles andere sprechen nur für eine einzige Bewältigungs-Strategie:

Wir Männer übernehmen die Regie für unsere Heilung selbst! Wir lassen uns zu keiner schnellen Entscheidung drängen. Wir informieren uns gründlich!

Wir sollten uns stets im Klaren darüber sein, welche Rolle wir als Patienten im Moloch der Gesundheitsindustrie in Wirklichkeit spielen.

1.2. Was Sie vor jedem Arztbesuch wissen sollten: Der Interessenskonflikt

Ja, ich weiß. Ihnen wurde Prostatakrebs diagnostiziert und Sie machen sich erhebliche Sorgen. Und jetzt schreibt dieser Autor eine Polemik über die Zustände im Gesundheitswesen, anstatt auf den Punkt zu kommen.

Glauben Sie mir, Ihr diagnostizierter Prostatakrebs hat in unserer Zeit sehr viel mit Gesundheitspolitik und den Medien zu tun. Also machen wir uns einmal Gedanken über die Zusammenhänge:

Der Beruf des Arztes ist der einzige Beruf, der sich bei guter Arbeit selbst abschaffen würde.

Diese Aussage ist nur theoretisch, denn Unfälle und einige wirkliche Krankheiten wird es immer geben. Trotzdem gilt hier ein falsches Prinzip: Je besser der Arzt heilt, umso schneller schrumpft sein Patientenstamm.

Für einen solchen besonderen Arzt sicher nicht wirklich, denn er würde natürlich weiterempfohlen werden. Seine Patienten würden aus einem immer größeren Einzugsgebiet kommen und zahlreicher werden. Aber er wäre die Ausnahme. Bei den anderen Ärzten dagegen würden die Wartezimmer immer leerer werden.

Fazit: Die Anreizsysteme im Gesundheitswesen sind völlig diametral aufgestellt.

Noch zu Kaisers Zeiten war der einfache Arzt ein eher armer Berufsstand. Erst mit der Entwicklung der Pharma-Riesen und der Massenmedien ist es gelungen, den Menschen flächendeckend zu erklären, wie krank sie in Wahrheit sind und wie wichtig Arztbesuche und Medikamente zu ihrem Wohlbefinden und zu ihrer Lebensqualität und -verlängerung beitragen.

Heute ist der Beruf des Arztes, trotz allen Gejammers, einer der am besten bezahlten überhaupt. Ja, die Chefärzte der Krankenhäuser und Kliniken bekommen, wie die Banker, auch noch Boni auf den Profit.

Und so ist die Motivation der Ärzte hoch, immer neue „Krankheiten", „Heilapparate", „Heilmethoden" und Operationsverfahren zu erfinden und vor allem Grenzwerte (z.B. But- und Urinwerte) in menschlichen Funktionen und Sekreten festzulegen bzw. immer niedriger anzusetzen, die den Menschen suggerieren, ein Weiterleben ohne ärztliche Hilfe sei auf das Höchste gefährdet.

Der Gesundheitsterrorismus heißt heute offiziell Gesundheits-"aufklärung" und Gesundheits"vorsorge". Er bringt jedoch keine, sondern kostet Lebensqualität in Form unnötiger körperlicher Vergiftung, Verstrahlung und Verstümmelung - von den körperlichen, psychischen und sozialen Folgen und Belastungen der Männer und Familien ganz zu schweigen.

Das ist starker Tobak, der allerdings von mir nicht frei erfunden wurde. Dr. Bliemeister, einer der wenigen etwas verantwortungsvolleren Urologen in Deutschland, hat in der Zeitschrift „Urologie" eine kritische Betrachtung über den medizinischen Umgang mit dem Prostatakrebs geschrieben. 44 Quellenangaben zeugen von der großen Gewissenhaftigkeit seiner Ausarbeitung.

Zitat Dr. Bliemeister:

„Wer erkennt, wie aggressiv Kliniken um Patienten für radikale Operationen kämpfen nimmt wahr, wie wissenschaftlich begründete Therapien dabei helfen müssen, ökonomische Zwänge eines immer härteren Wettbewerbes im Deutschen Gesundheitswesen zu bedienen. Die dramatische Zunahme von PK's (Prostatakrebsen; Anm. d. Autors) *ist Kennzeichen und Wachstumsfaktor dieser Entwicklung.*

Derzeit gibt es über 70 zertifizierte Prostatazentren in Deutschland. Jedes muss mindestens 50 radikale Prostatektomien (radikale Prostataentfernung; Anm. d. Autors) *pro Jahr nachweisen und jeder einzelne Chirurg mindestens 25 pro Jahr mit nicht mehr als zehn Prozent positiven Schnitträndern,* (d.h., nur 10% Krebsgewebe darf nach der Entfernung noch übrig bleiben; eine Qualitätsaussage über die OP; Anm. d. Autors) *um die Zulassung zu behalten."* [12]

Jeder Mann ist demnach gut beraten, seinen persönlichen, „diagnostizierten" Prostatakrebs in diesem gesellschaftlichen Kontext zu sehen und sich sehr davor zu hüten, so wie ich, Schlachtopfer dieser Prostatahysterie zu werden.

„Aber der Herr Professor hat doch gesagt..."

„Und ich habe mir doch auch noch eine Zweitmeinung eingeholt..."

„Und ich kenne doch jemanden, der das schon hinter sich hat und der hat mir auch eine Operation empfohlen..."

„Die können doch nicht alle so hinterhältig…"

Nein?

Selbstverständlich steht es Ihnen völlig frei, diesen Weg zu gehen. Schauen wir uns im Folgenden also genau an, wie er aussehen könnte.

2. Vorsorge (?) und Diagnose

2.1. Sollen wir oder sollen wir nicht?

Will man in einem Männergesicht das blanke Entsetzen sehen, so braucht man ihn nur zu fragen, ob er schon zur Vorsorgeuntersuchung (so nennen es die Mediziner) war. Dann wird ersichtlich, wie quälend schwer es den meisten Männern fällt, diese Frage überhaupt an sich heran zu lassen.

Außerdem: ***Es gibt eigentlich gar keine Vorsorge*** und somit auch keine Vorsorgeuntersuchung. Man kann keine Vorsorge zum Krebs betreiben, denn dann müsste man die Ursachen kennen (Diese Aussage ist nur aus schulmedizinischer Sicht richtig).

Worum es hier geht, ist die Früherkennungsuntersuchung, die eigentlich wieder keine Früherkennungsuntersuchung ist, sondern eher eine Späterkennungsuntersuchung.

Denn wer sich untersuchen lässt, möchte liebend gern als Ergebnis hören: alles in Ordnung, es ist kein Krebs da. Ist er aber da, dann soll der Begriff Früherkennung suggerieren, dass sich der Krebs in einem relativ frühen Stadium befindet. Für mich ist das alles in allem verdammt spät. Es ist also eine Späterkennung, weil es ja schon Krebs ist, den man feststellt (Das nehmen wir erst einmal so zur Kenntnis).

Sollen wir nun oder sollen wir nicht zur Früherkennungsuntersuchung gehen?

In jüngster Zeit sind nämlich sehr ernst zu nehmende Stimmen hörbar, die den ganzen Vorsorgerummel (Früherkennung) recht kritisch hinterfragen.

Bei der Prüfung zur Einführung einer gesetzlichen Brustkrebsvorsorge in Großbritannien und in der Schweiz haben sich die Sachverständigen alle bisherigen Studien einmal gründlich vorgeknöpft und den traurigen Schluss ziehen müssen, dass die Sterblichkeit bei intensiver Früherkennung leider keine Verbesserung gegenüber Nichtuntersuchten, sondern das Gegenteil ausgelöst hat.

Auch bei der Prostatakrebs-„Vorsorgeuntersuchung“ mehren sich die Studienergebnisse, die in dieser Untersuchung mehr Schaden als Nutzen für die Männer sehen. In meinen späteren Ausführungen spreche ich von 1 bis 2% Krebsdiagnosen mit wirklich aggressivem Krebs. Eine Gruppe von Medizinern hat anhand der Datenlage errechnet, dass gegenwärtig statistisch 1.400 (!) Prostataresektionen durchgeführt werden, um ein einziges Männerleben zu verlängern.

Diese 1.400 Männer sind allerdings nicht geheilt und glücklich, sondern leben von nun an impotent mit einem verstümmelten Penis und meist in Windeln. Welch ein Wahnsinn an ärztlichem Übereifer aus Profitgier!

Auch hunderttausende Frauen wurden und werden durch die Brustkrebsvorsorgeuntersuchung weiter psychisch und therapeutisch gefährlich belastet und sogar geschädigt oder ihnen wurde ein falsches Gesundheitsbild vorgegaukelt.

Weiter konnte in einer groß angelegten Untersuchung festgestellt werden, dass bei fast jeder Unfalltoten schon im mittleren Lebensalter Brustkrebsgewebe vorhanden war. Es ist also nicht der Krebs an sich, sondern der ***aggressive*** Krebs, den wir besiegen müssen.

Genauso stellt sich die Situation beim Prostatakrebs dar. Die Präzision der heutigen Pathologie erlaubt die Feststellung kleinster Gewebeunregelmäßigkeiten, wie sie praktisch bei jedem Menschen bereits im Jugendalter auftreten. Bei weiterer Verfeinerung der Untersuchungstechnik wird wohl jeder schon im Kindesalter mit einer Krebsdiagnose rechnen müssen!

Ich sehe hierin ein Dilemma in der Krebsforschung. Das hängt mit deren Zielsetzung zusammen. Statt die Menschen von den Krebssorgen zu entlasten, hat man sich zum Ziel gesetzt, selbst die kleinste Gewebeanomalie, wie sie hundertfach im gesunden Körper vorkommt, als Krebs zu definieren. Und das nur, um mehr Operationsopfer zu haben - eine Milliardenindustrie.

Hier könnte endlich einmal eine Schwelle zu einer völlig anderen Bewertung von Krebs überschritten werden, doch dafür gibt es leider noch keine Lobby und auch keinen Richter.

Die eingangs erhobene Frage ist also immer noch offen: Sollen wir oder sollen wir nicht?

Letztlich muss sie jeder für sich alleine entscheiden.

Wenn ich der unbekümmerte Typ bin, der gut mit der Ungewissheit leben kann, bitte, dann ist hier die richtige Entscheidung: Keine Untersuchung.

Frisst mich hingegen die Ungewissheit auf und kann ich an nichts anderes mehr denken, so ist eben die Früherkennungsuntersuchung die richtige Entscheidung.

Ich warne aber ausdrücklich davor, sich eine Entscheidung, von wem auch immer, aufdrängen zu lassen. Es sei denn, man sucht für den Rest seines Lebens einen Sündenbock.

Ich selbst würde heute zu keiner Vorsorge mehr gehen, weil ich nicht wieder in die unsäglichen Mühlen der Medizin geraten möchte.

Die Hydra, die man aus dem Prostatakrebs macht, hat nämlich in Wahrheit nur einen Kopf, und zwar einen ganz, ganz kleinen.

Wichtig ist: Wenn die Entscheidung für eine Untersuchung gefallen ist, sollte man nur sehr, sehr ***gründlich informiert*** zum Urologen gehen. ***Denn Vorsicht!*** Wer ohne Vorwissen und unbefangen zur Früherkennungsuntersuchung geht, landet mit ziemlicher Sicherheit früher oder später auf dem Operationstisch!

Der Ehrgeiz des Urologen (er ist ein spezialisierter Chirurg) ist immer darauf ausgerichtet, etwas zu finden. Und er wird etwas finden. Wenn nicht bei der ersten, dann bei einer der nächsten Untersuchungen.

Sollte sich wirklich ein Verdacht ergeben, bietet sich ein großes Spektrum an Möglichkeiten zur genauen Diagnose. Diese Möglichkeiten erfährt man jedoch nicht vom Arzt. Die muss man sich selbst erarbeiten oder erlesen!

Auf keinen Fall darf bei einer Untersuchung ein vielleicht vorhandener Krebsknoten aktiviert werden. Ich hege nämlich den Verdacht, dass einige Urologen aus Unkenntnis oder sogar bewusst den Krebs provozieren.

98% aller befallenen Männer sterben trotz vorhandenem Prostatakrebs an Altersschwäche, weil diese Krebsart ausgesprochen langsam wächst. Nur in sehr, sehr wenigen Fällen wird das Prostatakrebswachstum beschleunigt und somit für den Mann gefährlich. Über die wirklichen Gründe des Krebswachstums lesen Sie später.

Wer will, kann zur Früherkennungsuntersuchung gehen, um für sich selbst herauszufinden, ob ihn die ***aggressive Form*** des Prostatakrebses ereilt hat. Und das trifft nur auf knapp 2% aller Fälle zu.

Diesen Aggressivitäts-Test gibt es inzwischen. Leider wird er bisher fast nie praktisch angewandt. Nicht einmal in der aktuellen „S3 Leitlinie Prostatakrebs“ ist er enthalten, obwohl er von der GEK offiziell als Kassenleistung eingestuft wurde (später, bei den Tests, mehr dazu).

Die Urologen können gegebenenfalls einen vorhandenen Knoten klassifizieren, werden aber, aus Gründen, die wir schon kennen, das eine vom anderen nicht unterscheiden und raten zur Operation.

Für uns gilt es also, alles Wissen über unseren individuellen Knoten mit unserem Bauchgefühl einer Entscheidung zuzuführen.

Der verhaltene Harnfluss ist das erste spürbare Anzeichen für Prostataprobleme. Das kann eine gutartige (benigne) Prostatavergrößerung sein. Die Prognose ist in diesem Fall nur wenig günstiger, weil eine Operation mit Greenlightlaser, Holep (Holmium-Laser-Enukleation der Prostata) oder Elektroschlinge die Prostata auch nicht besser macht. Mein Schwiegervater, im Jahr 2002 operiert, war jedenfalls anschließend impotent.

Bevor wir uns nun eingehender mit der Früherkennung beschäftigen, kommen wir nicht umhin, uns dem Prostataspezifischen Antigen, kurz PSA, zuzuwenden. Unbegreiflicherweise wird es in Mitteleuropa noch immer als wichtigstes Indiz für das Vorhandensein eines Krebsknötchens in der Prostata gesehen.

2.2. Die Früherkennungsuntersuchung

2.2.1. Das Prostataspezifische Antigen (PSA) und seine Bedeutung

Zunächst: Ein Antigen ist nicht das, wonach es klingt. Ein Antigen ist kein Gen im Vererbungssystem der Zellkerne, sondern die Abkürzung von „Antibody generating“ (Antikörper bildend) und als solches ein Protein, Lipid, Kohlehydrat oder ein sonstiger Stoff, an den sich bestimmte Antikörper und verschiedene Rezeptoren andocken können.

Das PSA wird im Blutserum nachgewiesen, daher ist eine Blutabnahme erforderlich. Die Konzentration wird in Nanogramm pro Milliliter (ng/ml = 0,000 000 001 g / 0,001 l) gemessen. Bisher galt - und ist bis heute überwiegend angewandte Praxis - in der Schulmedizin, dass die Höhe des PSA-Wertes mit dem Prostatakrebs-Fortschritt korreliert.

Um den Schein der Wissenschaftlichkeit noch zu vertiefen, wird der PSA-Wert manchmal in weitere Unterwerte zerlegt, die die aktuelle Symptomatik differenzierter darstellen sollen. Hier besteht aber noch einiger Forschungsbedarf, bis alle Einzelheiten, Zusammenhänge und Wirkungen geklärt sind.

Bei einem jungen, gesunden Mann ist der PSA-Wert gleich Null. Mit steigendem Lebensalter ist das PSA bei fast allen Männern nachzuweisen. Dabei setzen die Mediziner den Grenzwert für eine Therapie (meist eine Operation) immer tiefer.

Noch 1998 wird in der Zeitschrift „Urologie“ von Alken/Walz ein PSA größer als 5 als ***Normwert für eine Behandlung*** angegeben.

Gegenwärtig ist PSA 4 wohl der Wert, auf den sich die Urologen einpendeln. Teilweise wird ein altersspezifischer PSA-Grenzwert von 2,5 ng/ml bis zum 50. Lebensjahr, 3,5 ng/ml bis zum 60. Lebensjahr, 4,5 ng/ml bis zum 70. Lebensjahr und 6,5 ng/ml bis zum 80. Lebensjahr berücksichtigt.

Damit wird praktisch jeder Mann zum Prostatapatienten erklärt. Neben der ärztlichen Sorge um eine rechtzeitige Behandlung sind hier - wie ich erwähnte - vor allem kommerzielle Interessen im Spiel.

In den 1980er Jahren etwa galt noch PSA 15 als Schwellenwert. Ich wurde im Jahr 2003 bei 9,1 als „operationspflichtig“ eingestuft. Zur Operation, zwei Monate nach dem Test und trotz konsequenter biologischer Krebsbekämpfung, war er dann schon auf 10 gestiegen - angeblich.

Zur Anschlussheilbehandlung lernte ich Leidensgefährten mit PSA 250 und höher kennen Das war ihnen, für mich erstaunlich, gar nicht anzusehen. Gehört habe ich sogar schon von Werten über 2.000, ohne dass sich diese Männer vor dieser Diagnose unwohl gefühlt hätten.

Es gibt eine Menge von Einflussfaktoren auf den PSA-Wert, die die Ärzte gerne außen vor lassen. Verstimmung, Aufregung, Stress und Angst, also starke Gefühlsregungen, machen sich genauso bemerkbar wie mechanische Beanspruchung. Letzteres kann schon eine zeitweilige Hartleibigkeit (harter Stuhlgang) sein.

Sogar ein kürzlicher Orgasmus, der ja mit intensiven Kontraktionen der Prostata einhergeht, kann die PSA-Ergebnisse erheblich verfälschen. Vor einer geplanten Untersuchung sollte deshalb wenigstens 48 Stunden zuvor keine sexuelle Aktivität und keine mechanische Belastung der Prostata mehr stattgefunden haben.

Medikamente wie beispielsweise die weit verbreiteten Ibuprofen, Prostagutt und Aspirin bewirken neben vielen anderen ebenfalls eine Verfälschung des PSA-Spiegels. So war es in den „Bild der Wissenschaft News“ am 09.09.2008 zu lesen.

Wie schlimm die Krebsangst und die Angst vor dem Besuch beim Urologen durch die vegetativen Zusammenhänge auf den PSA wirken, hat Alfred Böcking [13] schon 1982 herausgefunden. Trotzdem machen die Urologen weiter Druck in Richtung Operation.

Inzwischen hat der sogenannte ***f-PSA Prozent-Wert*** Einzug in die medizinische Theorie gehalten und die Ergebnisse völlig verändert. Das bedeutet letztendlich klar und deutlich:

Der Gesamt-PSA-Wert, der heute fast ausschließlich verwendet wird, wird dadurch in Frage gestellt. Er alleine soll keine klare Aussage über Stadium und Aggressivität des Prostatakrebses treffen. Erst die Kombination beider Werte, dem freien und dem gebundenen PSA in einem bestimmten Verhältnis, soll angeblich einen Prostatakrebs wahrscheinlich machen.

Die deutschen Urologen haben die Vorgehensweise beim Prostatakrebs in der aktuellen „Interdisziplinäre Leitlinie der Qualität S3 zur Früherkennung, Diagnose und Therapie der verschiedenen Stadien des Prostatakarzinoms“ festgelegt. Sie ist auch im Internet unter verschiedenen Adressen als PDF-Datei abrufbar.

In dieser Richtlinie nähert man sich langsam den Tatsachen und stellt vorsichtig fest, *es sei derzeit nicht eindeutig belegbar, dass die Durchführung eines PSA-gestützten Screenings und damit verbundene Risiken diagnostischer und therapeutischer Konsequenzen durch eine Lebensverlängerung aufgewogen würden.*

Dr. Bliemeister sagt dazu:

„Nicht alle Männer, die im Laufe ihres Lebens ein Prostatakarzinom entwickeln, müssen mit einer Tumor bedingten Einschränkung ihrer Lebenserwartung oder Lebensqualität rechnen.“ [12]

Und weiter:

„PSA-Bewertung: als AS-Kriterium ungeeignet (AS = Active Surveillance = aktive Überwachung, dazu später mehr; Anm. d. Autors) *Über 20% aller Erkrankten zeigen normwertiges PSA, während 66% bis 75% aller Männer mit abnormen PSA-Werten frei von PK sind. Psycho-vegetative Reize erhöhen den PSA ebenso, wie Prostatitis, sportliche Belastung, sexuelle Aktivität und die Prostata Hyperplasie* (gutartige Prostatavergrößerung; Anm. d. Autors). *Fazit: Kein PSA-Wert zeigt die PK-Gefährlichkeit“.* [12]

Im Klartext heißt das: Prostatakrebsdiagnosen aufgrund von PSA-Werten und die daraufhin durchgeführten Therapien wirken statistisch nicht lebensverlängernd. Sie sind umsonst und wegen drohender Impotenz, Penisverstümmelung, gedämpftem Orgasmus-Empfinden, Zeugungsunfähigkeit und Inkontinenz sogar äußerst schädlich!

Bezüglich der Aussagekraft des PSA-Wertes zum Fortschritt des Prostatakrebses hat sich die Meinung ebenfalls radikal gewandelt: Die Höhe des PSA korreliert nicht mit der Streuung des Krebses! In manchen Fällen kann der Krebs bei PSA 5 schon über die Kapsel hinausgewachsen sein und gestreut haben, wohingegen er, wenn überhaupt, bei PSA 50 die Kapsel noch nicht verlassen haben muss.

Auch die Prostatagröße, ob nun Kastanie oder Tennisball, korreliert nicht mit einem Krebsbefall oder dessen Fortschritt.

In diesen Leitlinien, hinter dem die Organisationen

- Deutsche Gesellschaft für Urologie (DGU),
- Berufsverband der Deutschen Urologen (BDU),
- Berufsverband deutscher Strahlentherapeuten (BVDST),
- Deutsche Gesellschaft für Radioonkologie (DEGRO),
- Deutsche Gesellschaft für Hämatologie und Onkologie (DGHO),
- Deutsche Gesellschaft für Pathologie (DGP),
- Deutsche Gesellschaft für Nuklearmedizin (DGN),
- Deutsche Röntgengesellschaft (DRG),
- Bundesverband Prostatakrebs Selbsthilfe (BPS) und
- Deutsche Krebsgesellschaft (DKG)

stehen, wird also eindeutig ausgesagt: ***Der PSA-Wert ist zur Prostatakrebsdiagnose ungenügend geeignet.*** Die Mediziner haben wieder einmal eine jahrelang gültige Doktrin selbst widerrufen.

Was bedeutet das für die urologische Praxis?

Kaum ein Urologe wird die 658 Seiten der S3-Richtlinie verinnerlichen, zumal er sich mit vielen weiteren Richtlinien für Diagnosen und Therapien beschäftigen muss. Nur sehr langsam werden sich die behandelnden Ärzte auf die neue Richtlinie einstellen, weil ihnen damit ja auch eine erhebliche Einkommensquelle entzogen wird. Der Interessenskonflikt spitzt sich zu. Wir Männer sollten das also bei einer Untersuchung bedenken und dem Arzt unser Wissen nicht vorenthalten.

Zudem gibt es schon lange eine völlig andere Interpretation des PSA:

Es ist offensichtlich gar kein „prostataspezifisches" Antigen, wie man bisher angenommen hatte, sondern ein Antigen gegen alle Gewebsverdichtungen. Im Körper des Menschen (bzw. von Säugetieren allgemein) kommt es durch innere und äußere verletzende Einflüsse immer wieder zu Erscheinungen, die eine Gewebsverdichtung wie beispielsweise Knoten zur Folge haben.

Zerrungen, Reißungen, Narben und stumpfe Verletzungen sorgen immer für eine schnelle Reparatur dieser verletzten Stellen. Dazu baut unser Immunsystem schnell eine verstärkte Durchblutung auf und bildet temporär kleine, feinste Blutgefäße und Lymphbahnen für die optimale Reparatur. Sozusagen ein Logistiksystem zum Antransport aller notwendigen Abwehrsysteme und zum Abtransport des Zellmülls, der, wenn er zugängig ist, als Knoten ertastet werden kann.

Weil alles im Gleichgewicht bleiben muss, darf dieser Reparaturmechanismus nicht bis ins Uferlose wachsen. Und hier setzt das Antigen an, das fälschlicherweise „prostataspezifisch" genannt wird. Es hat also die Funktion, alle Gewebsverdichtungen im Köper aufzulösen.

Nun ist Krebs ja ebenfalls eine Gewebsverdichtung, weil der Körper eine solche Reparaturzone um die betroffene Stelle schafft. Das Antigen hat nun die Aufgabe, dieses Gewebe aufzulösen und dabei den Krebs gleich mit. Ein hoher oder sogar ansteigender PSA-Wert (nennen wir ihn ruhig weiterhin so) bedeutet also, dass der Körper hochaktiv mit der Auflösung von Gewebsknoten beschäftigt ist.

Diese können, müssen aber nicht bösartig sein. Und der Ausgang dieses Kampfes PSA gegen Knoten ist, je nach der weiteren körperlichen und seelischen Verfassung, gar nicht so aussichtslos.

Fazit: In den letzten Jahren gab es zahlreiche Interpretationen von PSA-Werten und ihren Auswirkungen, die sich letztendlich alle nicht halten können. Und es ist davon auszugehen, dass die jetzigen Ansichten ebenfalls in Kürze überholt sein werden. Welche Konsequenz ziehen wir daraus?

Vielleicht sollten wir es so halten wie ein Leser aus Kanada (ein deutscher Auswanderer, der sich dort als Pensionär seinen Lebenstraum erfüllt), der mich im Frühjahr 2008 anrief.

Ganz locker berichtete er über seinen PSA-Wert von über 300 und dass er keinen Anlass sehe, sich operieren zu lassen. Mit seinen 70 Jahren fühle er sich frei und gesund wie nie zuvor in seinem Leben. Das wolle er sich nicht nehmen lassen. Meine Frage nach der Meinung seines Urologen löste bei ihm regelrechte Heiterkeit aus.

„Sehen sie", sagte er zu mir, „hier in Kanada sieht man das nicht so eng. Das Land ist weit und so ist es auch mit der gefühlten Freiheit. Kein Arzt würde einen Patienten unter Druck setzen. Mein Urologe meinte, es könne aggressiver Prostatakrebs sein oder auch nicht. Ich selbst solle ruhig bleiben und aus dem Bauch heraus entscheiden.

Die Konsequenzen einer Operation seien die und die. So lange ich mich gesund und stark fühle, werde ich nichts unternehmen und mein verbleibendes Leben genießen."

Die „Süddeutsche Zeitung" schrieb in ihrer Ausgabe vom 12.03.2010:

„Richard Ablin, 1970 Entdecker des PSA, bezeichnet heute die Anwendung seines PSA-Tests als profitgetriebene Katastrophe für das Gesundheitssystem. Obwohl das Testergebnis mit dem Wurf einer Münze vergleichbar ist, werden alleine in den USA damit jährlich drei Milliarden Dollar Umsatz gemacht. Von den verstümmelten Männern und deren Schicksal spricht er nicht einmal."

Neben dem heute fast ausschließlich verwendeten PSA-Test stehen eine Reihe weiterer Prostatakrebs-Tests zur Verfügung, die aber kaum oder nur sporadisch Einzug in die Hausarzt- und Urologenpraxis gefunden haben.

2.2.2. Die Bewertung nach dem TNM-Stadium und das Grading

Um weiterhin Wissenschaftlichkeit vorzutäuschen muss natürlich wieder klassifiziert werden. Nach heutiger Lesart erfolgt nach dem TNM-System die Wahl der jeweiligen Therapie. Dazu sind eine Stanzbiopsie und eine Ultraschalluntersuchung notwendig.

Tumorgröße, Metastasenbefall in den nächstliegenden Lymphknoten, und sonstige Metastasen (z.B. an der Wirbelsäule) werden bewertet und in T-Stufen eingeteilt (T steht für Tumor).

T-Stadium:

- Tx: Keine Tumorbeurteilung möglich.
- T0: Kein Hinweis auf einen Tumor.
- T1: Tumor nicht sicht- oder tastbar.
- T2: Tumor auf die Prostata begrenzt.
- T3: Tumor wächst über die Organgrenzen der Prostata hinaus.
- T4: Der Tumor dehnt sich auf benachbarte Gewebe aus (z.B. Harnblase, Enddarm, Beckenbodenmuskulatur oder Beckenwand).

Ein Unter-Kriterium ist die genauere Bewertung des Lymphknotenbefalls. Dazu dient die N-Klassifikation.

N-Stadium:

- Nx: Lymphknoten können nicht beurteilt werden.
- N0: Lymphknoten sind nicht betroffen.
- N1: Metastasen in den Lymphknoten des Beckens.

Und schließlich noch die Beurteilung der Metastasenverteilung.

M-Stadium:

- Mx: Vorhandensein von Organmetastasen kann nicht beurteilt werden.
- M0: Keine Organmetastasen nachweisbar.
- M1: Metastasen in anderen Organen vorhanden (z.B. Knochen).

Um das biologische Verhalten des Tumorgewebes hinsichtlich Wachstumsgeschwindigkeit und Metastasen-Tendenz beurteilen zu können, erfolgt eine (veraltete) Stufen-Einteilung dieser Parameter.

Grading:

- G1, jeweilige Ausprägung,
- G2,
- G3 und G4.

Das Grading wird mehr und mehr vom Gleason Score abgelöst.

Das klingt alles so schön wissenschaftlich, taugt aber letztendlich nicht, um die wirkliche Aggressivität eines eventuell vorhandenen Krebsknötchens realistisch zu bewerten.

Und was sagt Dr. Bliemeister in seiner Arbeit dazu?

„T-Stadium-Bewertung: als AS-Kriterium ungeeignet. Die Größe eines PK ist seine statische Komponente. Ein großer, langsam wachsender PK ist weit weniger gefährlich als ein kleiner, explosiv wachsender. Fazit: Kein T-Stadium zeigt die PK-Gefährlichkeit." [12]

2.2.3. Der Gleason-Score

Diese Art der Beurteilung der feingeweblichen Proben aus der Prostata auf den Entdifferenzierungsgrad von Zellen wurde schon 1970 vom amerikanischen Pathologen Dr. Donald F. Gleason entwickelt.

Zur Feststellung des Gleason-Scores ist eine Stanzbiopsie notwendig. Ähnlich wie beim Grading wird auch hier die Zelldifferenzierung begutachtet. Um die Subjektivität eines einzelnen Laboranten etwas zu objektivieren, wendet man ein Punktesystem an.

Gute Differenzierung bedeutet, dass das Erscheinungsbild der Krebszelle dem normalen Gewebe noch recht ähnlich ist; wenig differenziert heißt hingegen ein stark vom Normalzellenbild abweichendes Wachstumsmuster (Ich hatte große Mühe, das so zu begreifen, weil „different" ja eigentlich „unterschiedlich" bedeutet. Nach meinem Empfinden müsste es genau andersherum sein, aber es ist so.).

Wenn im Gewebeschnitt aus der Stanzbiopsie abartige Zellansammlungen gesehen werden, teilt der Laborant das gesamte Schnittbild in fünf befallene Bezirke auf und bewertet diese je nach dem Differenzierungsgrad mit dem Wert 1 bis 5.

Nimmt man nun die in der Zellprobe sichtbaren zwei Zellansammlungen mit den stärksten Abweichungen und addiert deren Bewertung (1 bis 5), so ergibt die Summe einen Wert zwischen 2 und 10. Das ist der Score nach Gleason.

Allerdings wird hier lediglich die Architektur des Knötchens bewertet und nicht die zytologische (zellbiologische) Abweichung der Tumorzellen. Diese werden komplett vernachlässigt. Stattdessen werden Form und Anordnung der Prostatadrüsen beurteilt. Ergo:

Nur die Quantität wird ausgewertet, nicht die Zellqualität. Es wird keine Bewertung der Aggressivität vorgenommen, die ja existentiell für unser weiteres Leben wichtig wäre.

Alles verstanden? Macht nichts, das müssen wir gar nicht so genau wissen.

Der Gleason-Score hat sich beim Prostatakarzinom weltweit als Bewertungssystem durchgesetzt. Inzwischen mehren sich allerdings die kritischen Stimmen an dieser Bewertungsmethode.

Die Meinung von Dr. Bliemeister:

„Gleason-Score-Bewertung: als AS-Kriterium unzuverlässig Das Malignitäts-Grading beschreibt die Dynamik eines PK: ein winziger, explosiv wachsender PK kann sehr frühzeitig Fernabsiedlungen ausbilden. Auch wenn diese röntgenologisch unentdeckt bleiben, entscheiden sie den Krankheitsverlauf.

Routinediagnostik und Kardinalproblem beim PK ist die miserabel nachvollziehbare (interindividuelle Reproduzierbarkeit ungefähr 50%) Gleason-Gradierung (GS).

Nach dieser Methode beschreibt der Pathologe subjektiv mikroskopisch sichtbare Veränderungen der Architektur von PK-Gewebe. Dabei werden kleine, nur wenige mm messende Krebsherde in Stanzbiopsien oft unzuverlässig bestimmt. Häufige Folge ist die Überbewertung der Gefährlichkeit des PK. Die Hoffnung vieler Männer auf einen "harmlosen" PK ist deshalb vergeblich, weil Gleason diese an Stanzbiopsien nie erkennt, obgleich sie sehr wohl existieren. Fazit: GS erfasst die PK-Gefährlichkeit nur unzuverlässig." [12]

Die Professoren Dr. Thorsten Schlomm, Martini-Klinik, Prostatakarzinomzentrum, und. Dr. Guido Sauter, Institut für Pathologie, Universitätsklinikum Hamburg-Eppendorf, äußern sich dazu in einer Veröffentlichung im Deutschen Ärzteblatt (2016):

„Der Pathologe trifft also mit der Vergabe eines Gleason-Scores eine schicksalhafte Entscheidung für den Patienten. Die Reproduzierbarkeit der Gleason-Scores ist allerdings erschreckend gering.

Sie zeigt, dass die Klassifizierung von Tumoren durch zwei verschiedene Pathologen in beinahe 40% zu einer unterschiedlichen Beurteilung führt. In einer neueren Arbeit wurde eindrucksvoll gezeigt, dass dies nicht nur für ‚periphere Pathologen' gilt, sondern genauso für Experten-Panels. Insgesamt zeigen derartige Studien, dass die Gleason-Gradierung wohl nirgends mit leitliniengerechter Präzision durchführbar ist."

Die seelischen Befindlichkeiten, die ebenfalls erheblich den Krankheitsverlauf beeinträchtigen, finden dabei überhaupt keine Berücksichtigung.

2.2.4. Das Grading-Schema nach Epstein

Der Gleason-Score war dem Professor des Johns Hopkins Hospital in Baltimore, Maryland, USA - ein führendes Lehrkrankenhaus und Non-Profit-Center - hinsichtlich des 5-Jahres-Rezidiv-Risikos der Prostata-Patienten nicht aussagekräftig genug.

So entwickelte Epstein im Jahr 2013 ein neues, angeblich genaueres Bewertungssystem des Prostatabefalls, das in 2016 sogar von der WHO nunmehr als Standard durchgesetzt wurde.

Da Gleason 1 bis 5 selten sind und kaum Folgen haben, hat er sie ganz aus dem Bewertungssystem genommen.

Anhand des Grades nach Epstein wird die 5-Jahres-Nicht-Rezidiv-Wahrscheinlichkeit nach einer Operation oder Strahlenbehandlung vorweggenommen. Eine Datenauswertung bei 20.845 Probanden mit Operation und weiteren 5.501 mit Bestrahlung von 2005 bis 2014 ergab somit folgende Ergebnisse:

- Grad 1 = 96% entspricht Gleason-Score 2 - 6
- Grad 2 = 88% entspricht Gleason-Score 7a (3+4)
- Grad 3 = 63% entspricht Gleason-Score 7b (4+3)
- Grad 4 = 48% entspricht Gleason-Score 8
- Grad 5 = 26% entspricht Gleason-Score 9

Das ist, noch einmal, die Wahrscheinlichkeit in Prozent, innerhalb der nächsten fünf Jahre keinen Rückfall zu erleiden und damit so gut wie dauerhaft krebsfrei zu bleiben.

Weil drei Labore aber wohl fünf abweichende Ergebnisse liefern würden, ist einer derartigen Klassifizierung wohl auch wieder nicht so viel Bedeutung beizumessen.

Es gibt weitere, möglicherweise bessere Früherkennungsverfahren, und zwar den ***Bradford-Test*** und den ***Gutschmidt-Test***. Weil sich diese jedoch nicht durchzusetzen scheinen und kaum angewendet werden, verzichte ich in dieser Auflage auf eine Beschreibung. Interessenten recherchieren bitte selbst.

2.2.5. Der PCA3-Urin-Test

Gegenwärtig wird über urologische Praxen manchmal der PCA3-Urin-Test, genauer der „Progensa™-PCA3-Test“, eine molekulargenetische Urinuntersuchung, angeboten.

Bei Werten größer gleich 35 (die Maßeinheit war nicht zu ermitteln) liegt nach einigen Studien die Wahrscheinlichkeit für ein positives Biopsieergebnis bei 43%, wogegen es bei unter 5 nur 10% seien. PCA3 ist ein Molekül, das angeblich bei Prostatakrebszellen 100-fach erhöht auftritt. Ziel dieses Testes ist eine höhere Diagnose-Sicherheit ohne Biopsie.

Natürlich schätzen wir die Erforschung immer neuer Diagnosemethoden. Besonders dann, wenn sie mehr Schonung für den betroffenen Mann versprechen.

So richtig beruhigen kann mich die Erfolgsrate nicht, zumal viele der untersuchten Männer wohl Werte zwischen 5 und 35 haben werden, für die dieser Test nun überhaupt keine Aussage bereithält. Die Kosten werden momentan mit 330,00 € angegeben, die natürlich privat zu bezahlen sind.

Meine Empfehlung wäre, wie zu allen diesbezüglichen Themen, sich selbst gründlich zu informieren und eine unbefangene Entscheidung zu treffen.

Nachdem nun klar ist, dass der PSA-Test, der Bradford-Test, der Gutschmidt-Test, der PCA3-Test, die TNM-Klassifizierung und der Gleason Score zwar wunderbar diskussionsfreudige Ergebnisse bringen, aber keine wirklichen Aussagen zur Aggressivität und somit zur Gefährlichkeit des Prostatakrebses liefern, habe ich im Folgenden einen Test für echte Aggressivität gefunden.

2.2.6. Die DNA-Bildcytometrie (DNA-ICM)

Erst kürzlich bin ich auf diese Methode gestoßen, obwohl sie schon länger bekannt ist, denn sie hat bereits die Zulassung der Gesetzlichen Krankenversicherung (GKV).

DNA-ICM ist nun - endlich - die erste und bisher einzige Diagnosemethode zur objektiven Absicherung der Aggressivität des Prostatakrebses. Nach dieser Methode wird angenommen, der PK entstehe durch die Änderung der Anzahl von Chromosomen pro Zelle (Aneuploidie = eine Genommutation, bei der einzelne Chromosomen zusätzlich zum üblichen Chromosomensatz vorhanden sind oder fehlen; Gegensatz: Euploidie), die im Wesentlichen aus DNA bestehen.

Eine Beschreibung liefert uns wieder Dr. Bliemeister:

„Alle PK-Zellen sind aneuploid. Chromosomale Aneuploidie kann sich autokatalytisch als Kettenreaktion verstärken. Dabei wächst der Grad an Bösartigkeit so, wie ein Schneeball zur Lawine wird.

Mit dem unterschiedlichen DNA-Gehalt in PK-Zellen misst die DNA-ICM exakt und objektiv die Gefährlichkeit der Krebszellen. Meist wird die DNA-ICM den Betroffenen vorenthalten.

Aussagen zum Grad der Bösartigkeit von GS (Gleason-Score; Anm. d. Autors) *und DNA-ICM sind nicht identisch (etwa 24% einer Serie mittels DNA-ICM kontrollierter GS 6 und 7 PKs zeigten aggressive DNA-Muster vom Typ C oder D). Letztere erkennt die Gefährlichkeit von PK objektiv und hilft, die individuelle Prognose einzuschätzen.*

In der Regel wissen die meisten Urologen überhaupt nichts von der DNA-Bildcytometrie DNA-ICM, während die Pathologen ihrerseits keinerlei Interesse daran haben, sie publik zu machen. Es fällt schwer zu glauben, dass so viel offizielles Nichtwissen absichtslos vorgegeben wird.“ [12]

Mit diesem Test könnten endlich alle Männer, die keinen aggressiven, schnell wachsenden PK haben, aus den Maschen des Operierer-, Bestrahler- und Vergifternetzes fallen und einer Verstümmelung entgehen. Gesund ins hohe Alter, weil der entdeckte Krebs bei ihnen harmlos ist und keine Auswirkungen auf die Lebensqualität erwarten lässt.

Laut Dr. Bliemeister trifft das in seiner Praxis auf 48% aller diagnostizierten Fälle zu. Wir wissen aber, dass sich dieser Prozentsatz bei genügend großer statistischer Grundmenge, also bei höheren Patientenzahlen und Ehrlichkeit bei den Ergebnissen, auf einen Wert um die 98% einpendeln wird.

„Hurra!", möchte man schreien, „Endlich werden nur die wirklich gefährdeten Männer operiert oder bestrahlt. 98% kommen davon!"

Ganz so einfach ist es nicht, denn diese DNA-ICM-Tests sollen an ein Programm namens „Active Surveillance" (aktive Überwachung) gekoppelt werden. Nach der erstmaligen Eingruppierung als insignifikanter, also harmloser Krebs nach diesem Test, sollen alle Patienten im Takt von 18 bis 24 Monaten zu einem neuen Test bei ihrem Urologen erscheinen.

Na gut, das nehmen wir doch gerne auf uns, wenn wir damit unsere Lebensqualität erhalten können. Aber: Jeder Test ist mit einer neuen Biopsie (Gewebeentnahme) verbunden. Und diese zerstören langfristig unsere Prostata.

Doch wie läuft nun eine konservative Früherkennungsuntersuchung in der Praxis üblicherweise ab und worauf muss man achten?

Wichtig ist vor allem die Kompetenz des Untersuchers. Es sollte ein Spezialist sein, der über genügend Erfahrungen verfügt und Zugang zu modernem Gerät hat. Ein abgestumpfter Routinier, dessen Wartezimmer vom frühen Morgen bis zum späten Abend überfüllt ist, wird schwerlich detailliert auf uns eingehen und eher ungehalten auf unsere individuellen Probleme reagieren. Aber der übereifrige Neuling kann auch gefährlich werden. Nicht umsonst sagt der Volksmund: Gefährlich sind die Unwissenden mit Initiative!

Natürlich steckt uns jeder Haus- und Landarzt gerne den Finger in den Hintern und teilt uns selbstsicher seine Diagnose mit. Wir sollten jedoch wissen, dass selbst beim erfahrenen Urologen die Trefferquote bei der Tastuntersuchung weit unter 50% liegt.

Ein guter Urologe wird zunächst das Gespräch auf das seelische und körperliche Wohlbefinden, Vorerkrankungen bis hin zu direkten Beschwerden suchen (Anamnese). Die Schwester hat bereits Blut und Urin entnommen und wird es an ein Labor senden. Dabei wird eine ganze Liste von Werten (siehe oben) ermittelt.

Zum Ablauf der Untersuchung: Stehend, mit den Ellenbogen auf die Untersuchungspritsche gestützt oder in Seitenlage mit angezogenen Knien, lassen wir die Tastuntersuchung (Digitale Rektal-Untersuchung DRU; digitus = Finger) mit dem Doktorfinger im Enddarm über uns ergehen. Optimal, weiß man heute, ist die Knieend-Vornüber-Haltung, wobei wegen dem venösen Abfluss das Herz unter dem Niveau der untersuchten Prostata liegen soll. Der natürlichen Abwehrspannung wirken wir durch bewusste und totale Entspannung entgegen. So ist es leichter zu ertragen und der Arzt kann besser fühlen.

Den guten Urologen erkennen wir an der äußerst vorsichtigen Vorgehensweise beim Betasten der Prostata. Allein durch die massierende Wirkung des Fingers (!) können hunderttausende von eventuellen Krebszellen durch die feinen Kapillaren der Prostata über Lymph- und Blutbahnen in den Kreislauf gelangen, wo sie sich an anderen Stellen wieder festsetzen können.

Noch 48 Stunden nach dem Betasten ist der Blutspiegel der sogenannten sauren Phosphatase deutlich erhöht. Ein messbares Kriterium für die schädlichen Wirkungen einer solchen Untersuchung.

Im gesunden menschlichen Körper ist die saure Phosphatase überall vorhanden, jedoch in unterschiedlichen Konzentrationen. Am höchsten ist sie unter anderem in der Prostata konzentriert. Es handelt sich dabei um eine Gruppe von Enzymen (große, komplexe Eiweißmoleküle), deren Vorkommen beim Mann 3,7 bis 5,1 Einheiten pro Liter beträgt.

Ein erhöhter Spiegel deutet auf Gewebestörungen in den entsprechenden Organen, eventuell auch in der Prostata hin. Vor der Entdeckung des PSA-Wertes galt ihr Spiegel sogar als Indikator für Prostatakrebs.

Entgegen der modernen Lifestyle-Mode ist es für Männer ab 35 Jahren überhaupt nicht gut, Fahrrad zu fahren. Hierbei wird fast das ganze (Über-)Körpergewicht auf den Beckenboden fokussiert und die Prostata dabei kräftig durchgewalkt. Ich glaube, dass mein eventuell vorhandenes Krebsknötchen auch dadurch sehr aktiviert wurde, weil ich zeitgleich das Radfahren für mich wieder entdeckt hatte.

Erst kürzlich las ich über eine Studie, in der bei einer repräsentativen Anzahl von Radsportlern unmittelbar nach der Tour kein erhöhter PSA-Wert nachgewiesen werden konnte und das Radfahren somit für die Prostata unschädlich sei.

Leider stand nicht dabei, ob diese Studie von der Fahrradindustrie bezahlt wurde. Wie kann denn ein ernsthafter Wissenschaftler auch nur in Erwägung ziehen, dass der PSA-Wert unmittelbar nach der Belastung erhöht sein soll? Er braucht doch Zeit, sich erst zu bilden.

In der Prostata, ein Schwamm von Blut- und Lymphgefäßen, wird ein etwa vorhandener Krebsknoten durch das Durchkneten auf dem Sattel doch zunächst nur gequetscht und damit wie Hefe im Kuchenteig breit verteilt. Ein Ursprungsherd des Prostatakrebses wird auf dem Rad zu vielen weiteren Herden (Quellen) gemacht, was die PSA-Bildung nun erheblich beschleunigt.

PSA wird, so wissen wir heute, zur Auflösung von Gewebsverdichtungen gebildet und gibt Aufschluss darüber, wie stark ein Knoten bekämpft wird. Ein erhöhter PSA könnte also erst gemessen werden, wenn sich nach einiger Zeit die Anzahl der heftig verbreiteten Krebszellen erhöht hat und sich weitere Knoten gebildet haben, die das PSA bekämpfen will und nicht, wie der Test zunächst erscheinen soll, durch die pure Verteilung der gleichen Anzahl.

Eine Woche später wäre der Test völlig anders ausgefallen, aber dieses Ergebnis sollte ja diese Studie nicht hervorbringen. Also reine Verdummung und bewusste Täuschung!

Ergo: Ab dem 35. Lebensjahr sollte der Mann, wenn er es denn nicht lassen kann, nur noch mit einem „Männersattel“ oder „Prostatasattel“ Rad fahren. Hier ist die Druckstelle für die Prostata ausgespart, aber ob das allein 100%-ig schützt, bleibt offen.

Wie auch immer: Größe, Lage, Form, Oberfläche, Härte und eventuelle Knötchen geben dem erfahrenen Praktiker ein erstes Bild von unserer Prostata. Nun ist aber jede Prostata individuell unterschiedlich, so wie beispielsweise unsere Ohren. Das Tastergebnis ist viel zu grob, als dass bereits hier eine eindeutige Diagnose gestellt werden könnte. Zudem liegen die gefürchteten Knötchen sowieso nur in weniger als der Hälfte aller Fälle überhaupt innerhalb des tastbaren Bereiches in der hinteren Prostatahemisphäre.

Die Prostata ist ein Kugelorgan um die Harnröhre herum, ähnlich der Weltkugel mit ihrer Achse. Welcher Geologe fährt denn nach Alaska, wenn er den Ayers Rock in Australien erforschen will? Wie viele tausend Männer haben in der Vergangenheit bereits durch dieses ungenügende Diagnoseverfahren ihre Prostata verloren, sind impotent und inkontinent geworden?

Eine qualifizierte Ultraschalluntersuchung (TRUS) sollte heute das Standarddiagnoseverfahren sein. Die Untersuchung findet im Liegen statt. Zunächst wird über den Unterbauch und die Nierengegend observiert und so der Allgemeinzustand der Harnorgane abgeklärt.

Mit einer speziellen Sonde im Rektum (Enddarm) kann dann die Prostata bildlich dargestellt werden. Seiten- oder Rückenlage erleichtern dem Arzt die Manipulation mit dem Gerät. Entspannung ist auch hier das Mittel, die Situation zu ertragen. Es ist zwar unangenehm, aber auszuhalten.

Mit diesem speziellen Ultraschallverfahren kann der erfahrene Urologe die Prostata nun per Computer vermessen und über ein Umrechnungsverfahren ihr Gewicht bestimmen. Um die 20 Gramm soll die Prostata eines jungen Mannes im gesunden Zustand wiegen. Über die Jahre kann aus der ursprünglichen Kastaniengröße eine Mandarinengröße werden, ohne dass eine Unregelmäßigkeit vorliegen muss.

Erst Unregelmäßigkeiten in der inneren Struktur signalisieren dann eine eventuelle Gefährdung. Aus besagten Gründen sollte die Sonden-Handhabung wenig mechanische Einwirkung auf die Prostata ausüben.

Warum ist die Prostata im Alter größer als in jungen Jahren?

Die zwei Hauptaufgaben der Prostata sind die Beimischung der Samenflüssigkeit und das Herausschleudern des Spermas, die sogenannte Ejakulation, die wir meist gemeinsam mit dem so herrlichen Orgasmus empfinden. Die so schönen Kontraktionen setzen einen Anteil an Muskelgewebe in der Prostata voraus, denn sonst wäre die Kraft zum „Spritzen" nicht vorstellbar.

Wir ahnen es schon: Muskelgewebe wächst mit seinen Aufgaben. Warum sollte es mit der Prostata anders sein? Jede Ejakulation erfordert den Maximaleinsatz der Prostata. Wie sähe wohl unser Bizeps aus, wenn er vergleichbar belastet würde?

Welcher Arzt würde einen kräftigen Bizeps als krankhaft und operationsbedürftig beurteilen, selbst wenn er durch feine Muskelfaserrisse viele Knötchen enthält? Man rechnet also mit unserer Unwissenheit, macht uns Angst und treibt uns zur Operation.

Aber setzen wir mal Ehrlichkeit bei der Untersuchung voraus. Besonders der Vergleich mit früheren Untersuchungsergebnissen (Ultraschallbildern) kann hier schon einigen Aufschluss über ein ungesundes Wachstum bringen. Spätestens an dieser Stelle ist der Urologe gewillt, besonders wenn es sich um eine Wiederholungsuntersuchung mit verstärkten Anzeichen handelt, eine Biopsie, also eine Gewebsentnahme durchzuführen.

Aber Halt! Hier hört der Spaß auf!

Eine Biopsie kann unseren weiteren Krankheitsverlauf auf dramatische Weise beschleunigen! Hier kann die erste Entscheidung darüber fallen, ob aus unserem - wie Prof. Julius Hackethal schreibt - Haustierkrebs ein Raubtierkrebs wird! [24]

Doch bevor ich in das Thema Biopsie einsteige, möchte ich noch einen praktischen Fall aufzeigen.

2.2.7. Klaus - wie er die Früherkennung erlebte

Klaus (70) ist bei guter Gesundheit und hat ein leidenschaftliches Hobby: Den Amateurfunk. Seit gut einem Jahr stellte sich bei ihm ein Tinnitus (endogene Ohrgeräusche) ein, unter dem er furchtbar leidet. Sein Nervenkostüm ist dadurch verständlicherweise recht dünn geworden.

Kürzlich rief er mich an. Er war routinemäßig vom Hausarzt zum Urologen zum Check geschickt worden. Dieser hat gleich einen PSA-Test durchgeführt mit dem Ergebnis: 5,9. „Da müssen Sie unbedingt sofort operiert werden!“, verlangte eindringlich der Urologe.

Nun hatte ich ihn ganz verzweifelt am Telefon: „Was soll ich nur machen? Du hast das doch schon durchgemacht und dich damit beschäftigt? Was meinst du?“

Als Nicht-Arzt darf ich ihm nicht empfehlen, was er aus meiner Sicht tun sollte. So fragte ich ihn, ob er seine Prostata in letzter Zeit in irgendeiner Form mechanisch beansprucht hätte, und ob er eine größere Aufregung gehabt hätte.

Der Tinnitus sei für ihn schon sehr schlimm. Er zerre sehr an seinen Nerven und er könne keine Nacht mehr richtig schlafen. Es sei regelrechter Dauerstress für ihn und er denke inzwischen sogar schon manchmal an Suizid.

Im weiteren Verlauf des Gespräches kam zufällig seine tablettenbedingte Hartleibigkeit (fester Stuhl) zur Sprache. Männer haben es ja bekanntlich sehr schwer, sich solchen Themen zu öffnen.

Er hat jedenfalls seine Hartleibigkeit mit Molke bekämpft und seinen Tinnitus etwas gelassener gesehen. Nach 14 Tagen ist er, diesmal zu seinem Hausarzt, gegangen und hat ihn um einen weiteren PSA-Test gebeten. Und siehe da, der PSA-Wert war nur noch 2,5 (!).

Stolz und freudig erregt wollte er das Ergebnis seinem Urologen mitteilen und erwartete, dass dieser sich ebenfalls freut. Doch schon die Schwestern machten ihm schwere Vorwürfe: Das sei ja ein ganz anderes Labor, welches diesen zweiten PSA-Test gemacht hatte!

Seine Frage, ob das Ergebnis des PSA-Testes denn laborabhängig sei, wurde nur mit weiterem Gezeter beantwortet. Noch schlimmer der Arzt. Anstatt sich zu freuen, beschimpfte er den armen Klaus auf das Übelste und lehnte jede weitere Behandlung ab.

Klaus ist unheimlich froh, sich nicht gleich unter das Messer begeben zu haben, denn dann sähe sein Lebensalltag heute sehr traurig aus.

Ob das Geschilderte wohl ein Einzelfall ist? Mitnichten! Es ist der Spiegel unseres Gesundheitsunwesens und der Regelfall.

Nicht nur aus diesem Einzelfall heraus sollte jeder betroffene Mann, wenn er überhaupt an den fragwürdigen PSA-Test glaubt, wenigstens einen zweiten Test in einem weiteren Labor durchführen lassen. In jeder größeren Stadt gibt es freie Labore, die man einfach so aufsuchen und testen lassen kann, was man möchte. Ein PSA-Test kostet um die 30,00 €. Was ist das schon im Vergleich zu lebenslanger Inkontinenz und Impotenz?

2.3. Die Biopsie - nur nicht so eilig!

Biopsie wird definiert als Untersuchung von Gewebe, das dem lebenden Organismus entnommen wird (Duden, 21. Auflage, 1996).

Es gibt viele Methoden der Gewebeentnahme. Ganz früher wurde eine Prostatabiopsie mit dem Skalpell durchgeführt. Das war bereits eine Operation, weil der Aufwand nicht viel weniger hoch war als bei einer Entfernung. Denn die Prostata ist schwer zugänglich. Die eigentliche Prostataoperation wurde deshalb meist auch gleich angeschlossen.

In den 1960er Jahren hat sich die Stanzbiopsie verbreitet. Hier ertastete der Urologe den Prostataknoten (soweit das möglich war) durch das Rektum und versuchte, mit der Kegel- oder Kelch-Stanze vom Dammbereich her den ertasteten Knoten zu treffen. Eine schauerliche Vorstellung. Trotzdem haben tausende Männer dieses Verfahren erdulden müssen!

Später wurde und wird teilweise heute noch mit der Travenol-Nadel transrektal, direkt am Tastfinger vorbei, durch die Darmwand biopsiert.

Heute sollte, wenn überhaupt, unter Verwendung der Ultraschallsonde mit integrierter Biopsienadel, also mit Sicht, punktiert werden. Die Trefferwahrscheinlichkeit liegt dennoch gerade einmal bei 80%. Das rührt daher, dass der Arzt auf dem Bildschirm nur zweidimensional sieht, aber dreidimensional hantieren muss.

Seit 1997 wird 3D-Ultraschall in der Medizin eingesetzt. Es wäre zu wünschen, dass dreidimensionale Ultraschallbilder auch bald in der Urologie breiten Einzug halten.

Doch nun weiter im Ablauf: Eine Betäubung ist je nach Männertyp nicht unbedingt nötig. In dieser Körperregion sind die Schmerzzellen nicht sehr dicht gesät. Ich persönlich habe damals auf eine Betäubung verzichtet, weil ich anschließend mit dem Auto fahren wollte.

Der Arzt führt die Sonde in den After ein, zielt entsprechend seines Ultraschallbildes und sagt „Achtung Schuss“. Dann gibt es einen leichten Knall und Ruck und man spürt ein unangenehmes Stechen im inneren Unterleib, 6- bis 12-mal (21-mal hat mir ein Leser genannt). Bei mir genügten 7-mal. Es fällt schwer, da noch entspannt zu sein.

Biopsie klingt einfach und sie ist es eigentlich auch. Nur: Den Mastdarm kann man nicht desinfizieren. Massenweise Koli- und andere Bakterien werden in die Prostata geschossen.

Man muss sich das einmal vorstellen: Angenommen, ein Arzt würde eine Einstichstelle zur Blutentnahme vorher mit Kot einschmieren. Das würde zu einem weltweiten Skandal führen, seine Approbation wäre lebenslänglich weg und er würde gerichtlich und öffentlich schwer verurteilt werden. Was äußerlich als Verbrechen gilt, ist innerlich offenbar alltägliche ärztliche Praxis. Man sieht es ja nicht.

Vier Tabletten eines starken Antibiotikums sollen jedenfalls einer Entzündung vorbeugen.

Bei mir ging es gut! Jedenfalls bekam ich kein Fieber und die Folgeschmerzen hielten sich in Grenzen, ganz entgegen den Erfahrungen von Leidensgefährten, die noch tagelang hohes Fieber hatten und stark aus der Harnröhre bluteten.

Was in der Prostata wirklich passiert, wer könnte es sagen?

Die Punktionsnadel wird also durch die Darmwand in die Prostata geschossen. Dort und in der Darmwand hinterlässt sie 6 bis 12 infizierte Schusskanäle, die einen Durchmesser von 0,5 bis 1 mm haben. Und das bei einer Prostatagröße von einer Kastanie!

Ein Krebsknoten von Stecknadelkopfgröße beinhaltet ca. sechs Millionen Krebszellen, einer von Erbsengröße bereits ca. 160 Millionen! Bei durchschnittlich neun Schusskanälen mit jeweils 1 mm Durchmesser und 10 mm Länge ergibt sich eine verletzte Prostataoberfläche von 282,6 mm². Eine Wunde von der Größe eines 10-Cent-Stückes! Wenn davon nur 5% in vorhandenes, ruhendes Krebsgewebe treffen sollten, so sind das immerhin noch 14,13 mm² verletztes, infiziertes, blutendes und Lymphe absonderndes Krebsgewebe. Offene Blut- und Lymphwege! Und da behaupten die Mediziner, das hätte keinerlei streuenden Effekt. Können wir das glauben und glauben das die Mediziner selbst?

„Ein Verschleppen von Tumorzellen durch die Biopsie ist durch die neuen dünnen Biopsienadeln und die Biopsietechnik nahezu ausgeschlossen.“ [19]

Na, prima! Da können wir wohl ganz beruhigt sein! Bei einer offenen Krebswunde von der Größe eines 10-Cent-Stückes? Diesen Gauben möchte ich haben! Ein Beweis für die Verdummung der Patienten.

Meine Blutungen im Stuhl waren jedenfalls erst nach zwei Tagen nicht mehr erkennbar, das Blut im Harn war etwa nach vier Tagen verschwunden. Sehr erschrocken war ich jedoch über mein Ejakulat, was nach acht Tagen immer noch dickflüssig und dunkel-rostbraun verfärbt war.

Heute bin ich der Meinung, dass die Biopsie auch bei mir den Krebs ganz wesentlich aktiviert hat, denn mein PSA stieg in den folgenden zwei Monaten trotz intensiver biologischer Krebsbekämpfung (siehe Ziffer 4.7.6.) um 0,9 ng/ml an. Das Hintergrundwissen über den PSA-Wert hatte ich damals noch nicht.

Dies alles machte mich zum Gegner einer Biopsie der Prostata. Die meisten Ärzte werden entschieden anderer Meinung sein. Wer will schon sein mühsam im Studium erworbenes Wissen über den Haufen werfen oder auf eine gut bezahlte Leistung verzichten?

Lassen wir uns trotzdem darauf ein, so sollten wir wenigstens mehr darüber wissen.

2.3.1. Wie sicher ist das Ergebnis der Biopsie?

Die feingewebliche Untersuchung der Bioptate (Gewebeproben) erfolgt in der Regel in einer pathologischen Einrichtung, weil die darauf spezialisiert ist und hier meist auch die nötigen Erfahrungen vorliegen.

Wenn wir uns in der Fachliteratur Fotos von Gewebeproben ansehen und die Erläuterungen lesen, sehen wir die Kompliziertheit eines derartigen Befundes. Krebszellen tragen kein Typenschild.

Der Diagnostiker sieht nur die innere und äußere Form der Zelle, ihre Lage im Gewebeverband und das umgebende Gewebe. Dabei können sich schon bei der Präparierung Handhabungsfehler einschleichen. Prof. Julius Hackethal schreibt:

„Als mikroskopische Merkmale des Krebses gelten verschiedene Formabweichungen der Zelle wie zum Beispiel Vergrößerung der Kerne, Verdichtung des Kerngerüstes, Vergrößerung und Vermehrung der Kernkörperchen, Verkleinerung des Zellleibes, Auflösung der Formelemente des Zellleibes.

Als Krebsmerkmale eines Zellverbandes werden gewertet: häufige Zellteilungsfiguren, Zellvermehrung, grenzüberschreitendes Zellwachs-

tum, Zellansammlungen in Lymphspalten, Änderung des typischen Gewebsstrukturbildes.

Den Ähnlichkeitsgrad des Zell- und Gewebsbildes zu normalem Gewebe nennen die Pathologen Reifegrad bzw. Differenzierungsgrad. Je ähnlicher die krebsentartete Zelle der Normalzelle, umso differenzierter bzw. reifer der Krebs, je unähnlicher desto undifferenzierter oder unreifer. Im Hinblick auf die Befundbeschreibung besteht eine geradezu babylonische Sprachverwirrung." [24]

Krebs ist pathologisch also äußerst schwierig von normalem Gewebe unterscheidbar. Die Aggressivität des Prostatakrebses ist unter dem Mikroskop nur bedingt über die Differenzierung erkennbar. Dabei helfen leider auch die modernsten Elektronenmikroskope nicht, von denen man sich eine erhebliche Verbesserung der Zelldiagnostik versprochen hatte.

Die Beurteilung durch den untersuchenden Pathologen hat zudem immer noch ein subjektives Moment. Deshalb muss seitens der Untersucher eine sehr große Erfahrung vorausgesetzt werden. Wer nach entarteten Zellen sucht, der findet auch welche.

Ein durchgeführtes Experiment mit gleichen Zellproben brachte bei unterschiedlichen Pathologen unterschiedliche Ergebnisse mit einer Fehlerquote von immerhin 2,7%.

Das ist scheinbar nicht viel, heißt aber im Klartext: Knapp drei von hundert Männern könnten völlig unnötig operiert werden. Hochgerechnet auf 70.000 Neuerkrankungen in Deutschland sind das rund 1.900 (!) unnötige, gefährliche Operationen mit 1.900 persönlichen und familiären Leidensgeschichten in jedem Jahr - alleine beim Prostatakrebs!

An diesen Zahlen hängt jedoch noch etwas anderes: Rund 30 Mio. Euro zusätzlicher Umsatz für die beteiligten Mediziner. Und 30 Mio. Euro zusätzliche Kosten für die Beitragszahler der Krankenkassen. Jedes Jahr! Und weltweit? Und natürlich ohne Berücksichtigung der Nachbehandlungen, deren Kosten um ein Vielfaches höher liegen.

Eine Biopsie ist also mit vielen Unsicherheiten behaftet. Und wenn überhaupt, dann besteht einigermaßen Sicherheit nur, wenn in einem Fall mindestens zwei Gutachter ohne Kenntnis voneinander tätig werden. Das wiederum verdoppelt nicht nur die Kosten, sondern, wegen der doppelten Biopsie, auch die Risiken. Ein Teufelskreis.

Seien wir also auf der Höhe der Zeit. Medizin ist leider zum Geschäft geworden. Handeln wir wie Geschäftsleute. Misstrauen wir zunächst jedem, der ein Geschäft mit uns machen will. Bevor wir eine Biopsie durchführen lassen, informieren wir uns gründlich über alternative Diagnoseverfahren.

2.4. Komplementäre Diagnoseverfahren

Liegt ein begründeter Verdacht auf Prostatakrebs vor, wird uns der behandelnde Arzt zur Abklärung und eventueller Ausbreitung des Krebses zu Spezialisten mit Spezialapparaturen überweisen.

Bei der Computertomografie (CT; Tomografie = Schichtaufnahme des Körpers) werden die in Frage kommenden Körperabschnitte mittels einer um unseren Körper rotierenden Strahlenquelle von allen Seiten bestrahlt und die durchgedrungene Strahlungsintensität gemessen. Das Computerprogramm kann daraus ein Bild erstellen, das Rückschlüsse auf Unregelmäßigkeiten in unserem Körper zulässt.

Die Strahlenbelastung ist relativ gering, kann aber wegen ungleichmäßiger Verteilung partiell recht hoch sein. Tumore oder Metastasen können erst ab einer bestimmten Größe erkannt werden, bei der es für uns schon nicht mehr so gut aussehen könnte.

Die Knochen-Szintigrafie, ebenfalls ein bildgebendes Verfahren, ist notwendig, um eventuelle Knochenmetastasen zu erkennen bzw. auszuschließen. Prostatakrebsmetastasen setzen sich erfahrungsgemäß zuerst am Skelett fest.

Anders als beim herkömmlichen Röntgenverfahren wird hier keine äußere Strahlenquelle benutzt. Aufgenommene (getrunkene oder gespritzte) radioaktive Substanzen verteilen sich im Körper. Dabei werden bestimmte Gewebearten unterschiedlich schnell angereichert, beispielsweise die Knochen zuerst.

Diesen Effekt macht man sich zunutze, indem die von der radioaktiven Substanz im Körper ausgehende Strahlung aufgefangen und sichtbar gemacht wird. Das gesamte Skelett wird in Vorder- und Rückansicht dargestellt.

Wir sehen dann auf den Szintigrafie-Bildern aus wie geröntgte altägyptische Mumien. Der Spezialist kann sehr eindeutig erkennen, ob sich bereits Metastasen abgesetzt haben. Natürlich erst ab einer Größe, die etwa 20 bis 30 Mio. Krebszellen entsprechen.

Die aufgenommene radioaktive Substanz kann verständlicherweise nicht wieder aus dem Körper entfernt werden. Sie muss zerstrahlen.

Damit ist die Strahlenbelastung recht hoch. Sie kann genau berechnet werden. Eine herkömmliche Röntgenuntersuchung des gesamten Skelettes würde uns jedoch wesentlich höher belasten und käme wohl gar nicht erst in Frage.

Einige verantwortungsvolle Mediziner lehnen beide Diagnoseverfahren ab, weil die Ergebnisse im Verhältnis zur Belastung in keinem vertretbaren Verhältnis stehen. Ich selbst habe beide Verfahren über mich ergehen lassen, weil ich damals keinerlei Zusammenhänge kannte und den Ärzten vertraute.

Natürlich kennen wir Patienten die Gefahren von Röntgenstrahlung. Inzwischen gehen wir aber genauso unbefangen damit um wie die Mediziner. Nur, dass im Gegensatz zu den Ärzten, unsere eigenen Körper betroffen sind. Die Folgen von zu hoher Strahlendosis und eventuelle Opfer beim medizinischen Röntgen sind bisher nicht populär geworden. Noch gehört das Röntgen zur Standarddiagnose. Jeden behandelnden Arzt würde eine Verweigerung des Röntgens sicher erheblich befremden.

Es gibt noch andere Verfahren, mit dem sich Tumore und Metastasen wesentlich besser aufspüren lassen, wie beispielsweise die MRT (Magnetresonanztomografie, auch Kernspintomografie).

Sie arbeitet ohne radioaktive Strahlung. Hierbei wird ausgewertet, wie unterschiedlich sich die verschiedenen Gewebearten, vor allem durch ihren unterschiedlichen Wassergehalt, gegenüber starken Magnetfeldern verhalten.

Weitgehend üblich sind noch die 1,5-Tesla-Geräte (Tesla = Maßeinheit für die magnetische Flussdichte; nach Nicola Tesla). Bereits Einzug gehalten haben 3-Tesla-Geräte, die ein wesentlich schärferes und kontrastreicheres Bild erzielen und deren Röhren zudem großzügiger für dickere Personen geeignet sind.

Für Patienten mit eisenhaltigen Metall-Implantaten (auch ein Piercing kann dazu gehören), ist die MRT nicht geeignet. Das Metall würde glühen und herausgerissen werden. Ebenso ist es ein ziemlich beklemmendes Gefühl, in einer so engen Röhre zu liegen. Mit meinen 90 Kilo Körpergewicht musste ich meine Schultern schon sehr einziehen, um hineinzupassen. Dabei ist der Magnetresonanztomograf sicher nicht nur für Japaner gebaut.

Die einzige optische Verbindung zur Außenwelt ist ein um 45° geneigter kleiner Spiegel über dem Kopf, mit dem man das Geschehen außerhalb des Rohrendes verfolgen kann. Wegen dem technisch bedingten lauten Knattern erhalten wir einen Gehörschutz. Unter ca. 30 Minuten, mit vielen Unterbrechungen, wird so eine MRT aber kaum dauern.

Es entstehen Schnittbilder der entsprechenden Körperregion. Durch Zusammensetzung der Schnittbilder ist eine dreidimensionale Darstellung möglich. In zusätzlicher Anwendung einer endorektalen (in den After einzuführende) Spule zur höheren Bildauflösung im Unterleibsbereich und einer Verabreichung eines Kontrastmittels ist es somit ein gut geeignetes bildgebendes Verfahren, auch bei der Prostatakrebsdiagnose. Ab 3-Tesla-MRT ist keine Analspule mehr notwendig, weil die Bilder in der hohen Eindringtiefe eine exzellente Qualität haben.
Die *Positronen-Emissions-Tomographie (PET)* ist wohl das neueste und präziseste Diagnosegerät zur Sichtbarmachung innerer Stoffwechselprozesse und gehört zur Nukleardiagnostik. Dieses Gerät - in Deutschland gibt es immer mehr - macht hoch aufgelöste 3-D-Aufnahmen innerhalb des Körpers möglich. Das funktioniert dem Grunde nach so:

Man fand heraus, dass in Krebsgeschwüren und Metastasen unter anderem ein erhöhter Zuckerstoffwechsel stattfindet. PET gründet sich nun auf die Idee, Körperpunkte mit erhöhter Glukosekonzentration während des Stoffwechselprozesses sichtbar zu machen, zu lokalisieren und deren Größe und Ausbreitung zu bestimmen.

Glukose selbst kann man im Körper nicht sehen. Also muss die Sichtbarmachung über einen Umweg geschehen. Man braucht ein Kontrastmittel, das sich an die Glukosemoleküle anhängt oder diese simuliert und einen Detektor, der auf das Kontrastmittel reagiert und es sichtbar macht.

Die dafür gefundenen Kontrastmittel sind Radiopharmakone, also radioaktiv markierte Präparate. Sie werden auch als Tracer bezeichnet. Genau genommen sind es radioaktive Isotope. Für die PET werden zurzeit, ^{13}N (Stickstoff), ^{15}O (Sauerstoff), ^{11}C (Kohlenstoff) und ^{18}F (Fluor) angewandt.

Radioaktive Isotope, so wissen wir aus der Schule, haben in ihrem Atomkern mehr Neutronen als ihr nichtradioaktives Grundelement. Diese radioaktiven Isotope sind nicht stabil. Sie zerfallen und senden dabei Elementarteilchen als Strahlung aus. In unserem Fall Positronen als ß+ -Strahlung.

Durch Injektion oder Inhalation wird dem Patienten nun dieses Radiopharmakon verabreicht und er wird dann in den Positronendetektor, also den PET, eingefahren. Der misst die emittierten Positronen und eine Software rechnet die Messwerte in 3-D-Bilder um, auf denen der Facharzt eventuelle Tumore oder Metastasen deutlich erkennen kann.

Im Gegensatz zu den herkömmlichen, bildgebenden Verfahren wird hier kein statischer Zustand, sondern ein dynamischer Prozess bildlich dokumentiert. Damit hätte man eine Möglichkeit gefunden, schon kleine, etwa stecknadelkopfgroße Gewebsanomalien zu finden und darzustellen.

PET erscheint mir aus schulmedizinischer Sicht zurzeit am besten geeignet, kleinste Krebsspuren bildlich zu orten, also auch Prostatakrebs früh zu erkennen. Die Behandlung dauert für den ganzen Körper inzwischen nur noch 15 Minuten und kostet um die 1.000,00 €. Die Kostenerstattung ist noch nicht eindeutig geregelt, also erst einmal beantragen.

Weil es in jedem Organismus mit seinen vielen Milliarden Zellen immer irgendwelche Spuren von knötchenartigen Verwachsungen gibt, ganz speziell auch in der Prostata, sollte man nicht gleich in Panik ausbrechen, wenn solche Spuren sichtbar werden.

Verdeutlichen wir uns noch einmal: Prostatakrebs ist nichts Schlimmes und für den älteren Mann „normal“, weil er fast bei Jedem im höheren Alter nachweisbar ist. Das entscheidende Kriterium ist einzig und alleine die Aggressivität des Prostatakrebses.

Diese ist sehr selten und lässt sich, wenn überhaupt, nur durch einen schnellen Anstieg des PSA-Wertes, oder mittels der DNA-Bildcytometrie (DNA-ICM) beurteilen, die aber an eine Biopsie gebunden ist.

Die Ärzte werden trotzdem auf einer sofortigen Operation bestehen und unseren Krebstod an die Wand malen. Inzwischen sind wir aber klug genug, alle diese Informationen in unserem Sinne zu bewerten.

Soweit zu den derzeit üblichen Diagnosemöglichkeiten von Prostatakrebs. Was wird hier die Zukunft bringen?

Vielleicht ist die Folgende eine bessere Früherkennungsmethode:

Zufällig erkannte man, dass Hunde mit ihren feinen Nasen Krebs erschnüffeln können und hat entsprechend geeignete Hunde speziell dafür ausgebildet. Die Trefferquote soll recht zuverlässig sein. Diese Methode ist allerdings noch weit von ihrer wissenschaftlichen Anerkennung, wenn überhaupt, entfernt. Viel versprechend sind auch derartige Versuche mit Ratten, die noch erheblich besser riechen können als Hunde.

Aus diesen Erfahrungen heraus hat man die elektronische Atemluftanalyse dahingehend modifiziert, dass auch sie - möglicherweise noch präziser und sicherer - Krebs analysieren kann. Im Lauf der Versuche konnte darüber hinaus festgestellt werden, dass unsere Atemluft tausende von analysierbaren Bestandteilen enthält. Sogar Stoffe aus gerade verwendeter Kosmetik lassen sich sicher in der ausgeatmeten Luft nachweisen.

Was die Schulmedizin allerdings zurzeit gar nicht wissen will: Woher kommt der Prostatakrebs oder der Krebs überhaupt?

Trotz weltweiter aufwändigster Forschung ist die Wissenschaft angeblich immer noch meilenweit davon entfernt, die Ursachen von Krebs zu kennen und so seine Entstehung zu verhindern.

Eine der großen Weltlügen! Spätestens seit 1902 ist das wesentliche über den Krebs bekannt! **[41]**

Das kann kein Zufall sein. Ist es auch nicht! Wer wäre denn so dumm, sich seinen eigenen Geldhahn zuzudrehen?

Tausende von Instituten müssten schließen, wenn man die Ursachen des Krebses offenlegen würde! Und die milliardenschweren Einnahmen aus der Chemotherapie würden wegfallen!

So lässt man sich lieber Jahr für Jahr die Budgets erhöhen und mit Geldern aus tränenrührigen Spenden-Galas zuschütten, stochert aber weiter „wissenschaftlich“ in dieser dunklen Brühe herum und spießt dabei gegebenenfalls den einen oder anderen einzelnen, aus dem Zusammenhang gerissenen Brocken auf.

Auffällig dürfte auch Ihnen die Formulierung in Publikationen und Fernsehdokumentationen geworden sein: *„Wissenschaftler glauben…"*

Aus Wissen ist auf einmal Glauben geworden! Es handelt sich also eigentlich um „Glaubensschaftler". Theologen mit pseudowissenschaftlichem Hintergrund?

Wissenschaften sind heute zu Institutionen mit Meinungsführerschaften und Doktrinen verkommen. Entdeckungen und Erfindungen werden gnadenlos unterdrückt, wenn sie einfachere, günstigere Lösungen zum Wohle der Menschheit anbieten.

Schauen wir uns trotzdem einmal an, was sich hier an gegenwärtigem Wissen zusammentragen lässt. Als Einstieg greife ich auf meine eigene Vorgeschichte zurück.

3. Mensch und Krebs

3.1. Meine eigene Krebsvorgeschichte

Geboren im 14. Nachkriegsmonat von einer vertriebenen, unterernährten Mutter, konnte sich mein kleiner Körper wohl nicht so optimal entwickeln. Zwar war ich gesund und recht kräftig, doch meinte später der untersuchende Militärarzt anlässlich meiner erheblichen Rückenprobleme, ich sei nicht aus dem besten Material.

Nach meiner Lehre und Beruf als Tiefbohrfacharbeiter in der Erdöl-Erkundung und meiner Militärzeit, entschied ich mich für ein Studium und war seit dessen Abschluss durchgängig als EDV-Chef in Großunternehmen tätig. Weil ich bis heute leider zu den Perfektionisten gehöre, hat mich diese Arbeit regelrecht aufgefressen. Stress auf höchstem Niveau!

Einerseits sah ich, als Generalist, damals schon die unerschöpflichen Möglichkeiten der EDV, andererseits musste ich mich mit dem kleinkarierten Denken der Funktionäre und den erbärmlichen technischen Möglichkeiten der DDR-Wirtschaft herumschlagen. Dieser Stress, so denke ich heute, hat sich als Verbitterung in meine Seele eingefressen, schon damals mein Immunsystem erheblich durcheinander gebracht und somit dem Prostatakrebs quasi den Boden bereitet.

Weil mein Direktionsbereich noch in der Wendezeit aufgelöst wurde, gehörte ich zu den ersten Arbeitslosen (noch mit Ost-Arbeitslosengeld!) überhaupt. Wieder eine erhebliche Überlastung durch Ängste vor der Zukunft, wenn auch eine Zukunft mit Chancen.

Ab Januar 1991 verdiente ich dann als Angestellter durch den Verkauf von EDV-Komponenten monatlich um die 10.000,00 D-Mark. Als dann nach wenigen Jahren die Polizei Wäschekörbe voller Akten aus der Geschäftsleitungs-Etage beschlagnahmte, war es damit allerdings vorbei. Und wieder kamen, inzwischen war ich 48 Jahre alt, die Demütigungen im Teufelskreis von Bewerbungen, Arbeitsamt, Akademiker-Fortbildung und Zukunftsangst.

Auch der Glaube, ich könnte als Selbständiger stressfrei leben, hat sich nicht erfüllt. Als Unternehmensberater, Dozent und Trainer hatte ich, wie gesagt ein Perfektionist, trotz guter Geschäftslage immer erheblichen inneren Frust bei der Umsetzung meiner Vorstellungen.

Ich kann es einfach nicht akzeptieren, wenn jemand nicht mitdenken kann oder will. So habe ich mich immer selbst getrieben und gegen meinen Körper gearbeitet. Dabei war mir mein Zustand voll bewusst und ich habe die Gelassenen beneidet. Heute weiß ich: die ständige Anspannung hat mein Immunsystem so sehr geschwächt, dass ein Ungleichgewicht der Abwehrkräfte ein Krebswachstum erst ermöglicht hat.

Das hängt damit zusammen, dass bei Stress die Leber den Körper mit Glukose überschüttet, um seine Urfunktion, nämlich die Rettung des Selbst durch Flucht oder Kampf, zu ermöglichen. Durch Flucht oder Kampf wird die Glukose wieder abgebaut und der Körper kommt nun in den natürlichen basischen Zustand zurück.

Im heutigen System ist der Glukoseabbau durch ständige Stresssignale kaum noch möglich, da hilft nur Bewegung in der Freizeit; angemessen, sei hier noch hinzu gefügt.

Heute weiß man:

90% aller Systemischen Krankheiten wie Diabetes mellitus, Rheuma, Psoriasis, Sarkoidose, Systemischer Lupus, Erythematodes, Sklerodermie oder Mukoviszidose und sogar AIDS und Parkinson aber besonders der Krebs haben eine sehr wichtige Ursache: die **Übersäuerung** unseres Körpers als Folge von Stress und schädlicher Falschernährung.

Dieser Stress wiederum führt zusätzlich zum Wunsch, uns etwas Gutes für unseren Körper zu gönnen, nämlich den Drang nach Befriedigung und Genuss. Und hier spielt in erster Linie der raffinierte Zucker, besser die Saccharose, die Hauptrolle.

Alle Körperzellen reagieren auf die Saccharose mit einer verminderten Leistung der Mitochondrien (Zellkraftwerke) bis um das 12-fache. Und noch schlimmer: alle Zellwände verlieren ebenso das Vielfache an Widerstand gegen Eindringlinge (Bakterien und Strahlung).

Bei einer fleischarmen und saccharosefreien Ernährung dauert die Entschlackung ein bis eineinhalb Jahre, wobei eine Besserung schon nach drei Wochen deutlich zu spüren ist. Bei mir selbst z.B. keine Knieschmerzen mehr. Die Zurückhaltung wird durch ein hohes Lebensalter in Gesundheit belohnt.

Ich schlage deshalb allen Menschen vor, spätestens mit Eintritt ins Rentenalter, einen gesundheitlichen Reset durchzuführen und ein bis zwei Mal im Jahr zu wiederholen: Drei bis vier Wochen Urkost, reichlich natürliches Wasser und reichlich Omega3-Fettsäuren, z.B. Leinöl usw. (ab Ziffer 7. mehr dazu).

Aus eigener Erfahrung mit dieser Methode: ich habe nie gehungert und nie etwas vermisst. Ein bis zweimal im Jahr vernünftig ernähren, für vielleicht 25 bis 30 Jahre beste Gesundheit im hohen Alter, sollte schon ein lohnender Grund sein!

3.2. Was ist, was macht Krebs? Die Interpretation der Schulmedizin, nicht meine

Für jeden, der von Krebs betroffen ist, stellt sich die Lebensfrage plötzlich auf eine ganz und gar andere, dramatische Art und Weise. Ging es bisher darum, den Lebensstandard zu sichern und die sozialen Beziehungen zu pflegen, so steht jetzt ohne Ankündigung unversehens der Tod vor der Tür.

Was, ich? Wieso denn ich? Wieso denn ausgerechnet ich? Ich bin doch noch so jung! Ich werde doch noch gebraucht! Was habe ich denn getan, dass ausgerechnet ich Krebs bekomme? Im Vergleich zu den anderen habe ich doch immer recht gesund gelebt! Die haben nichts und ich bekomme Krebs! Eine schreiende Ungerechtigkeit ist das!

So reagieren wir in unserer ersten Hilflosigkeit wohl meistens auf eine Krebsdiagnose. Neben uns geht es vielen tausend Menschen genauso. Und es werden immer mehr Fälle!

Dazu kommen noch die vielen Diagnosen an Lungenkrebs, Leberkrebs, Brustkrebs, Hautkrebs, Hirntumoren, Magenkrebs, Nierenkrebs, Unterleibskrebs, Kehlkopfkrebs und anderen, nicht so bekannten Krebsarten.

Woher stammt eigentlich die Bezeichnung „Krebs“?

Vermutlich hat bereits der alte Hippokrates diesen Begriff geprägt, weil ein Brustgeschwür einer Patientin an die Form von Krebsscheren erinnerte. Eine ähnliche Erklärung wird auch Galenos von Pergamon zugeschrieben.

Offiziell rechnet man (Zentrum für Krebsregisterdaten 2012) mit 252.000 Krebsfällen bei Männern und knapp 226.000 bei Frauen in Deutschland pro Jahr und die Anzahl wird weiter ansteigen. Demnach sind es gegenwärtig also ungefähr 234 Betroffene, die in jeder Stunde (während der üblichen Geschäftszeit der Praxen) ihr Krebsschicksal erfahren. Das ist leider so und keiner kann im Moment etwas daran ändern. Es ist für uns Betroffene schlimm, es ist furchtbar, es ist die Katastrophe, der GAU...

Wie kommt das? Und warum gibt es Krebs überhaupt? Wo finden wir eine Antwort?

Ziehen wir zunächst die Physik zu Rate. Meine Generation lernte noch das Atommodell von Niels Bohr als absolute und dogmatische Lehrmeinung kennen, obwohl wir eigentlich schon seit Max Planck wissen, dass ein Atom nur mit einer gewissen Wahrscheinlichkeit so aussieht, wie es der Forscher vor etwa 100 Jahren entworfen hatte.

Ähnlich ist es in der Biologie. Körperzellen, als Verbund hochkomplizierter Molekularorganisationen, sind nur mit einer gewissen Wahrscheinlichkeit normal ausgebildet. Bestimmte Gene im Körper sind für die Zellteilung verantwortlich und sorgen für die Weitergabe der Erbinformationen (DNA) an die folgende Zellgeneration. Bei einer Anzahl von vielen Milliarden Zellteilungen ist es also nur eine Frage der Wahrscheinlichkeit, wie oft Zellteilungen missglücken. So kommt es in einigen Fällen immer wieder zu Missbildungen in der Struktur der DNA.

> *Was viele wissen, jedoch in diesem Zusammenhang nicht bedenken: Hinzu kommt, dass wir permanent mit kosmischen Teilchen bombardiert werden. Eine Veröffentlichung ging davon aus, dass alleine deswegen jede unserer Körperzellen bis zu 14-mal pro Sekunde (!) vom Immunsystem repariert werden muss.*
>
> *Weil das schon zu Anfang des Lebens so war, gehört es zu den Tagesaufgaben der Natur. Sonst hätte es nie ein Leben auf der Erde geben können.*

Doch unser Körper hat ein As im Ärmel: Bestimmte Eiweißmolekülketten (Enzyme) werden unverzüglich als Reparaturkolonne ausgesandt, um den Schaden auszumerzen. In einigen Ausnahmefällen gelingt das nicht. Eine Ausnahme von Tausend ist eine seltene Ausnahme; bei einer Milliarde Zellteilungen ist die Summe der Ausnahmen aber gleich eine Million.

Somit wird es ernst. Jetzt haben diese Zellen eine abartige DNA und verfolgen unbeeinflussbar eine eigene Strategie. Die meisten der missgebildeten Zellen aus dieser Menge werden vom Immunsystem erkannt, vernichtet und als Zellmüll abgebaut. Nur die wiederum restlichen missratenen Zellen können überleben, werden zu Krebszellen und teilen sich nun schneller als normale Zellen, müssen aber permanent Lebensenergie, vorwiegend Glukose, aus den umgebenden gesunden Zellen abzapfen, indem sie in sie eindringen.

Die Krebszellen überleben also parasitär und sind außerdem noch in der Lage, die angezapften Zellen in das eigene parasitäre, aggressive Krebsgeschlecht umzuwandeln. Dies alles liegt aber noch tief im Dunkel der Erkenntnis. Und ob es überhaupt möglich oder gut und richtig ist, jeder einzelnen der Milliarden Zellreaktionen nachzuforschen, sei dahingestellt.

Es kommt noch schlimmer: Mikroskopisch kleine Klumpen solcher Krebsgebilde lassen sich nach der herrschenden Lehrmeinung auch noch durch den Blutstrom und die Lymphe in andere Körperregionen schwemmen, wo sie sich festsetzen, weiter wachsen und hier ebenso das umliegende Gewebe angreifen (Metastasen). So wuchern und wuchern diese Gebilde so lange weiter, bis die ersten Symptome bei uns auftreten und wir die Krebserkrankung bewusst wahrnehmen.

Abweichende Meinungen renommierter Wissenschaftler halten das für Unsinn, weil es noch nie gelungen ist, solche schwimmenden Zellentartungen im arteriellen Blut nachzuweisen - was ja nun wirklich ein krasser Widerspruch ist. Sie gehen davon aus, dass es sich bei den sogenannten Metastasen um eigene, selbständige Tumore und nicht um Tochtergeschwülste handelt.

Wenn die obige Theorie stimmt, so müsste es den Krebs schon seit Beginn der Menschheit geben. Falsch! Es gibt ihn schon seit den Anfängen des höher organisierten Lebens. Schon bei den fossilen Dinosauriern hat man eindeutige Krebsspuren gefunden. Und das nicht nur bei Tieren. Bei allen langlebigen Kreaturen kann Krebs zum Ausbruch kommen, sogar bei den Bäumen. Hier spielen wieder die Stressfaktoren die verantwortliche Rolle.

Wollen wir dieser Logik weiter folgen, so ist der Krebs keine Krankheit, wie sie heute fast ausschließlich von den Schulmedizinern gesehen wird, sondern ein physikalisch-biologisch bedingter Defekt im Bauplan der Natur, hervorgerufen durch eine Unterversorgung der Selbstheilungskräfte durch Stress.

In der Natur, die letztendlich nur eine Form spezieller physikalischer Vorgänge ist, treten mit einer gewissen Wahrscheinlichkeit immer wieder solche Effekte auf. Wenn wir dieser Erkenntnis weiter folgen, so müssen wir die ständige Existenz von Krebszellen im menschlichen Körper, schon von Geburt an, akzeptieren.

Es scheint aber noch einen zweiten biologischen Prozess der Krebsbildung zu geben.

Jede einzelne unserer Körperzellen hat von der Natur offenbar ein Notfallprogramm mitbekommen: Überleben auf jeden Fall und in jeder Form und Situation.

Geraten bestimmte Zellen unseres Körpers in die prekäre Lage, durch schlechte Durchblutung von der allgemeinen Versorgung mit Sauerstoff, Glukose, Mineralstoffen, Spurenelementen, Vitaminen, Hormonen, Enzymen usw. ausgeschlossen zu sein, so wird offenbar dieses Zellen-Notfallprogramm gestartet. Auf molekularer Ebene wird offenbar die DNS so verändert, dass ein gegensätzliches Zellengeschlecht entsteht: Krebs, der unter den am Ort herrschenden schlechten Bedingungen im Gegensatz zu gesunden Zellen als einziger überleben kann. Beispielsweise in einer Prostata auf dem Fahrradsattel die, stundenlang gequetscht, nicht mit frischem Blut versorgt wird.

Die Gründe und die veranlassenden Kräfte dafür liegen noch weit im Dunkel der Forschung. An irgendeiner oder mehreren Stellen unseres Körpers verfallen jederzeit einige Zellen in diesen Zustand. Hauptgrund dafür ist die schlechte Durchblutung in Mikrobereichen unseres Körpergewebes.

Prinzipiell kann jede Körperzelle zu einer Krebszelle mutieren. Sie steigt vor lauter Verzweiflung auf Eigenversorgung aus dem umliegenden gesunden Gewebe um und beginnt, sich schneller zu teilen und damit exponentiell zu vermehren. Dabei werden, wie oben beschrieben, wieder die angrenzenden Zellen angezapft und gleich mit in ihrer DNA umprogrammiert.

Es ist noch nicht bekannt, welchen Widerstand die gesunden Zellen dem Eindringen und einer Umprogrammierung durch die Krebszellen entgegensetzen. Sicher ist es auch davon abhängig, wie gut diese gesunden Zellen versorgt werden.

Bei den Zellen gibt es nicht nur Gesunde und Kranke, sondern eine gewisse Bandbreite an „relativer Gesundheit“. Eine kerngesunde Zelle wird der Krebszelle eher nicht unterlegen sein, wohingegen sich eine kränkelnde, schlechter versorgte Zelle leichter anstecken lässt. Wenn die Krebszellen zunächst vorwiegend die Sieger bleiben, sieht es nun gar nicht mehr so günstig für uns aus.

Zunächst! Das Immunsystem des gesunden Körpers lässt sich das nämlich nicht so ohne weiteres bieten und vernichtet regelmäßig genauso viele Krebszellen wie entstehen. Das Gleichgewicht „Gut gegen Böse" hält uns gesund. Wird unser Immunsystem instabil, und das über einen längeren Zeitraum, so können die Krebszellen schnell das Übergewicht erkämpfen.

Ein Beispiel: Wie leicht unser Immunsystem zu stören ist, zeigt sich an den „Schreckbläschen" (Herpes), wenn wir uns ekeln oder erschrecken. Unser Immunsystem wird nur Bruchteile von Sekunden gestört und schon gewinnt der im Körper vorhandene Virus Herpes Simplex die Oberhand und kommt an den Lippen zum Ausbruch.

Selbst das ist noch nicht so schlimm, denn nun aktiviert unser Immunsystem eine Waffengattung nach der anderen. Erst die motorisierten Schützen, dann die Artillerie, die Panzertruppen und gegebenenfalls noch die Luftwaffe - bis die Harmonie wieder hergestellt ist. Leider funktioniert das nur so lange wie sich die Krebszellen-Nester, die späteren Tumore, dem Blutkreislauf und somit dem Immunsystem nicht entzogen haben, vom Immunsystem also noch erkannt werden. Sonst nämlich gerät das Wachstum außer Kontrolle und die Krebskrankheit bricht aus.

Ein jederzeit starkes Immunsystem ist also die beste Versicherung gegen den Krebs, aber eben auch keine 100%-ige.

Leider gehören wir Älteren, aber noch mehr unsere Kinder, zu den Generationen, in der die schulmedizinische Ansicht galt, Antibiotika seien das gesündeste Medikament überhaupt und fast ein Lebensmittel. Bei jedem kleinen Infekt hat man uns, um Fieber zu verhindern, damit überfüttert und damit unser Immunsystem immer wieder zerstört.

Dass die Krankheitskeime dadurch auch resistent werden, hat man billigend in Kauf genommen. Heute sind fast alle Bakterienstämme resistent und verlangen immer kompliziertere Medikamente zu ihrer Bekämpfung. Für die Pharmakonzerne ist das ideal, für uns Menschen eher katastrophal.

Bei zahlreichen Krebserkrankungen sehe ich einen Zusammenhang mit dieser jahrelangen, unsinnigen und gefährlichen Immunzerstörung durch Überverordnung von Antibiotika.

Heute sind wir schlauer und verstehen das Fieber, wie auch schon einige Ärzte, als Zeichen eines aktivierten und gesunden Immunsystems, das unerwünschte Keime vernichtet und unser angegriffenes Immunsystem dabei stabilisiert und repariert. Die Abwehrwaffen werden durch das Fieber geschärft, die körpereigenen Verteidigungsarmeen wieder aufgefüllt und die Strukturen den neuen Erfordernissen bis zum nächsten Überfall angepasst. Je häufiger hohes Fieber, desto besser für den Körper und gegen den Krebs!

„Ich würde alle Krankheiten heilen, wenn ich nur Fieber erzeugen könnte", sagte Parmenides von Elea um 510 v. Chr.

In Milliarden von Jahren hat die Natur in uns Menschen und unseren biologischen Vorgängern diese ausgereifte Reparaturtechnologie des Fiebers entwickelt und milliardenfach erfolgreich erprobt. Und heute erdreistet sich die Schulmedizin, das alles in Frage zu stellen und einer Spritze oder Pille eine bessere Wirkung zuzuschreiben?

Alleine die Theorie, es gäbe gute und böse Bakterien und man brauche die Bösen nur weltweit auszurotten und schon wären alle Menschen gesund und glücklich, ist doch von vorn herein schon absurd. Die Hersteller von Antibiotika und Desinfektionsmitteln sehen das verständlicherweise anders und tun mit ihrem Geld und ihrer Macht alles, diesen Glauben zu erhalten und noch zu vertiefen.

Dabei strafen sie sich bereits bei der Produktion Lügen, denn Impfstoffe werden ja vom Immunsystem in tierischen Organismen hergestellt indem Antikörper erzeugt werden, die dann in manipulierter Form das Medikament bilden. Dem tierischen Immunsystem traut man, dem menschlichen nicht?

In Wahrheit ist es doch das biologische Gleichgewicht, das uns gesund erhält. Nur wenn unser wunderbares Immunsystem durch seelischen Stress aus dem Gleichgewicht gerät, dann werden wir krank. Und seelischer Stress kann schon eine permanente innere Angst vor angesagten Krankheiten sein.

Krankheiten sind nichts weiter als Ungleichgewichte in unserer Konstitution, die zu echten Schädigungen führen, wenn deren Ursachen nicht beseitigt werden. Schon der berühmte Chirurg Ferdinand Sauerbruch sagte bereits in den 1940er Jahren: „Der Chirurg entfernt nur die Resultate der Krankheit, nicht die Krankheit selbst."

Der südafrikanische Arzt Dr. Christiaan Bernard führte als Erster überhaupt eine Organtransplantation, durch. Sein zweiter Patient Philip Blaiberg verstarb 19 Monate nach seiner Herzverpflanzung.

Woran? Hatte Dr. Bernard einen Fehler gemacht? Nein! Blaibergs „neues" Herz zeigte die gleichen Symptome, die schon bei seinem natürlichen Herzen zum Versagen geführt hatten. Die Ursache seiner erneuten Erkrankung war ein gestörtes seelisches Gleichgewicht.

Deswegen werden beispielsweise geistig behinderte Menschen kaum von körperlichen Krankheiten heimgesucht, weil ihre Seele im Gleichgewicht ist. Krebs ist letztendlich, wie alle chronischen Krankheiten, nur die Folge negativer Stimuli.

Spritzen und Pillen sind starke Gifte, die sofort wirken und einen Heileffekt vorgaukeln, indem sie die Symptome unterdrücken. Langfristig wirken sie jedoch zerstörerisch.

„Drogen und Medikamente, seien sie verschrieben oder nicht, die jeden Tag Millionen Patienten und Süchtige überall auf der Erde einnehmen, besitzen unbegrenzte Kraft, das natürliche Abwehrgefüge des menschlichen Organismus zu zerstören, besonders sein Immunsystem. Chronisch-degenerative Erkrankungen, Krebs, AIDS, Morbus Alzheimer, Schizophrenie, Arthritis usw. sind nur Resultate solchen Zuwiderhandelns gegen das naturgegebene Abwehrverhalten unseres Organismus." [71]

Seit Beginn des Lebens gibt es den Prozess der Evolution. Sie ist die Anpassung der Erbmerkmale von Generation zu Generation, also der Wandel in der stammesgeschichtlichen Entwicklung.

Seitdem gibt es auch das Gleichgewicht zwischen Parasiten und Wirten. Die Schmarotzer, wie es auf Deutsch heißt, sind also genauso alt wie das Leben selbst.

Andererseits gäbe es ohne Parasiten keine Evolution. Beide, Parasit und Wirt, mussten und müssen sich permanent weiterentwickeln, wenn sie überleben wollen. Der Parasit muss immer wieder seine Angriffsstrategie verbessern und der Wirt muss seine Abwehr entsprechend verstärken. Sozusagen ein ständiges Wettrüsten in der Biologie, was uns zu dem gemacht hat, was wir heute sind. Wer sich nicht weiterentwickelt, egal ob Parasit oder Wirt, kann nicht überleben.

Die Schulmedizin versucht schon lange, die Natur zu überlisten.

Bereits aus dem Altertum sind Versuche von Immunisierungen durch absichtliche Infektionen mit schwachen Krankheitskeimen bekannt. Seit 1714 (Istanbul) gibt es „moderne" Massenimpfungen, die 1881 von Pasteur und Roux gegen Milzbrand ihren Durchbruch erzielten. Von Pocken über Tetanus bis hin zu Gebärmutterhalskrebs gibt es heute über 20 Krankheiten, gegen die Massenimpfungen durchgeführt werden.

Dagegen ist im Grunde nichts einzuwenden. Der Organismus erhält Entwicklungshilfe gegenüber dem oder den Parasiten und hat einen kurzfristigen Vorteil, bis sich der Parasit wieder angepasst hat.

Das funktioniert auch in der Praxis recht gut, denn die fürchterlichen Epidemien und Pandemien z.B. bei Pest und Pocken waren zeitweilig auf dem Erdball nahezu verschwunden. Hervorragende Leistungen der Schulmedizin, sollte man schlussfolgern.

Aber woher kommen dann inzwischen die vielen unspezifischen chronischen Krankheiten, die die Schulmedizin nicht einmal mehr diagnostizieren kann? Wer weiß denn, was heute noch so alles im Impfstoff enthalten ist? Formalin, Quecksilber und...? Ich lasse mich jedenfalls nicht mehr impfen.

Wenn wir die Anlagen für Krebs bereits ab unserer Zeugung in uns tragen, wie kommt es dann zum lebensgefährlichen Ausbruch des Krebses? Und bei wem?

Zum Ausbruch des Krebses kommt es, wenn unser Immunsystem durch Stress im Laufe unseres Lebens auf einem bestimmten Gebiet schwächer wird. Und er kommt dort zum Ausbruch, wo unser Körper am stärksten, egal wie oder wodurch, belastet wird, oder wo er am schwächsten ist. Der Spruch „Eine Kette ist immer so stark, wie ihr schwächstes Glied" bekommt hier seine schmerzliche Bedeutung.

Und bei wem bricht der Krebs aus? Bei dem, dessen Körper den Wucherzellen am wenigsten entgegenzusetzen hat. Ist doch logisch, oder?

Wollen wir diese Wirkungskette nun noch weiter verfolgen, so konzentriert sich alles auf die eine einzige Frage: Welche Faktoren können unser Immunsystem schwächen und den Krebs begünstigen?

Antwort: Eigentlich alles! Psychische Belastungen, Erbfaktoren, überstandene oder anhaltende Krankheiten, Medikamente, Nahrung, Klima, Strahlung, Lärm, Aerosole, Stäube, Chemikalien, einfach alles! Schauen wir uns das doch einmal näher an.

3.3. Psyche, Seele, Körper und Krebs

Unsere Psyche ist wohl zu 80% der ***Hauptauslöser*** von Krebs. Deshalb gewinnt sie für die Krebsbekämpfung immer mehr Bedeutung. International wird ihr zunehmend Beachtung geschenkt und immer mehr alternative Heilverfahren konzentrieren sich auf unsere Psyche.

Heute ist kaum noch umstritten, dass starke Gemütsbelastungen krank machen. Kopfschmerzen, Rückenschmerzen, hoher Blutdruck, Herzprobleme, Gastritis usw. sind überwiegend unmittelbare Folge psychischer Belastungen. Am schädlichsten jedoch sind Ängste, die sich ins Unterbewusstsein eingebrannt haben.

Kaum jemand kann heute ungesundem Stress aus dem Wege gehen. Lebensprobleme, denen wir uns, bewusst oder unbewusst, nicht gewachsen fühlen, bringen starke, lang anhaltende Überlastungen für unsere Psyche und unseren Organismus mit sich. Scheidung, Arbeitsplatzverlust, Kindes- oder Partnertod, Leistungsdruck, Mobbing, Schulden, Existenzangst, unglückliche Partnerschaften usw. bringen unser Wohlbefinden manchmal für lange Zeit zum Erliegen.

Die Auswirkungen auf unser Immunsystem sind auch aus energetischer Sicht entsprechend. Von unseren durchschnittlich 25 Watt physikalischer Körperleistung verbraucht das Gehirn wegen seiner Sorgen dauerhaft mehr als seine ihm zustehenden 8 Watt. Denn die aufgenommene und umgewandelte Nahrung (Zucker) wird, so ist es naturgemäß vorgesehen, zuerst unserem Gehirn verabreicht. Der Körper bleibt im Krisenfall energetisch unterversorgt.

Wer Sorgen hat, dem schmeckt oft das Essen nicht. Kaum zu glauben, dass es sich hiermit um eine natürlich richtige Reaktion handelt, die Reduktion der Zuckerzufuhr.

Schon seit langem vermuten die Menschen bei Krankheiten einen Zusammenhang zwischen Psyche und Körper. Die Schulmedizin hat das bis heute ignoriert. Erst seit kurzer Zeit hat sich eine Spezialisierungsrichtung mit diesem Untersuchungsansatz etablieren können, die Psychoneuroimmunologie.

Im Jahr 1981 oder 1985, hier streiten sich die Gelehrten, erschien die wohl erste neuzeitliche Veröffentlichung dieser Art von Robert Ader (USA) mit seiner „Eisernen Krebsregel“, die da lautet:

„Alle Krebs- oder krebsähnlichen Erkrankungen entstehen mit einem (...) allerschwersten, hochakut-dramatischen und isolativen Konflikterlebnisschock (...)“.

Was heißt das nun im Klartext? ***Krebs beginnt immer mit einem psychischen Schockerlebnis.*** Kaum war die Publikation erschienen, fiel die etablierte Medizin über Mr. Ader her und zerriss ihn in der Luft.

Irgendetwas von seiner Theorie schien aber doch Spuren in ihrem Denken hinterlassen zu haben, denn an einigen Kliniken wurden Arbeitsgruppen zu dieser Thematik gebildet. Sogar an der Charité in Berlin.

Fast zeitgleich entwickelte der Arzt Dr. Ryke Geerd Hamer aus einer schlimmen Erfahrung heraus seine „Germanische Neue Medizin“. Zwar mit dem gleichen Ansatz, aber wissenschaftlich auf eine völlig neue humane Denkweise gestützt.

Er wurde der Schulmedizin mit seinen erstaunlich klaren und beweisbaren Ergebnissen so sehr gefährlich, dass sie es schaffte, ihn sogar einzusperren. Ordinarien und Richter könnten im gleichen Club sein, denn da konstruiert man auch schnell mal einen Präzedenzfall. Hamers Anhänger jedenfalls, darunter viele verantwortungsvolle Ärzte, bilden inzwischen weltweit eine große Gemeinde, die täglich wächst. Dass in den sensationslüsternen Medien nichts davon erscheint, ist der Medizinlobby zu verdanken, die um ihre Pfründe fürchtet.

Für die vordringliche Funktion der Seele bei der Heilung nehme ich wieder ein Beispiel aus einem anderen Gebiet: Beim Computer ist jedem sofort die Einheit von Hardware, Software und Peripherie offensichtlich. Das eine kann ohne das andere nicht funktionieren.

Nur weil einige Mediziner in der Vergangenheit einige rein körperlich-physikalische Krankheitszusammenhänge entdeckt und daraus einige scheinbar erfolgreiche rein körperlich-physikalische Heilmethoden entwickelt haben, ist die ganze medizinische Wissenschaft prinzipiell einseitig beim Körper und seinen Einzelerkrankungen hängen geblieben. Wehe Demjenigen, der davon abweicht!

Dabei ist der Gedanke, unser Körper, unser Geist und unsere Gefühle existierten im Falle einer Krankheit jeweils völlig separat voneinander, schon von vornherein absurd. Schulmediziner behandeln eben immer nur die Krankheit, ganzheitliche Medizin heilt den Menschen.

Unseren wissenschaftlichen Schulmedizinern ist es bis heute nicht gelungen, ein gültiges Modell des Lebens zu entwerfen. Das Einzige, was sie zustande gebracht haben, ist eine lange Liste von erfundenen und definierten Krankheiten und den dazugehörigen fragwürdigen Beseitigungsvorschriften, die zu allem Überfluss erheblich differieren:

„3 Ärzte = 5 Meinungen!" Dazu der Erkenntnisfortschritt. So, wie wir heute behandelt werden, ist morgen bereits verworfen und erweist sich übermorgen schon als schädlich. Die Wissenschaft von heute ist der Irrtum von morgen.

Unser Körper ist eine hochsensible physikalisch-chemisch-biologisch-geistig-emotionale-soziale Einheit. Jeder Einfluss auf eine Komponente macht sich auch bei den anderen Komponenten bemerkbar.

Wie läuft denn eine krasse Einwirkung auf unsere Seele oder Psyche im Körper ab?

Nehmen wir an, mitten in einem halbwegs zufriedenen Leben trifft uns eine alles erschütternde Nachricht. Beispielsweise, dass unser geliebter Lebenspartner fremdgegangen ist. Der Schock lähmt schlagartig alle Lebensvorgänge in unserem Körper. Nicht von ungefähr sagt der Volksmund: „In diesem Moment ist mir das Herz stehen geblieben".

Wir wissen bereits, wie viele Millionen Zellen sich in einer Sekunde in unserem Körper bekämpfen. In dem kurzen Augenblick des Schocks setzen zwar unsere Lebensvorgänge und damit auch unser Immunsystem aus, keinesfalls aber das Krankheitskeim- oder Krebszellenwachstum.

Tausende Körperfeinde werden dann in Sekundenbruchteilen entfesselt. Das ist schon eine gravierende Verschiebung der Balance zugunsten der Krebszellen. Damit hat unser Körper aber noch lange keine Schlacht verloren, sondern nur ein Scharmützel.

Nun setzt der nächste schädliche Wirkmechanismus ein. Der Kummer über das Ereignis zerfrisst uns. Wieder hat der Volksmund eine Weisheit parat: „Ich kann keinen klaren Gedanken mehr fassen“. Auch körperlich fühlen wir uns schwach. Wir sind es tatsächlich. Das Gehirn braucht für seine nun einsetzende Verarbeitung (die bekannten „Endlosschleifen“ der Gedanken) übermäßig viel Energie in Form von Glukose.

Weil das Energieaufkommen in solchen Situationen meist noch nachlässt („Ich habe jetzt keinen Hunger“ oder „Ich bekomme jetzt keinen Bissen hinunter“), müssen die einzelnen Körperfunktionen, je nach Wichtigkeit, im Sparmodus gefahren werden. Auch unser Immunsystem ist, mit verheerenden Langzeitfolgen, davon betroffen. Je nach der mentalen Stabilität und dem Gesundheitszustand, kann der Krebs nach Angaben von Fachleuten 15 bis 20 Monate nach dem Ereignis spürbar ausbrechen.

Natürlich erkrankt bei weitem nicht jeder nach einem einschneidenden Ereignis gleich an Krebs. Die Gefahr ist allerdings gegeben.

Unsagbar viele kleine Seelenereignisse in unserem Leben bereiten dem Krebs lange vorher den Nährboden. Schon als Kind mussten wir tausende von Beschimpfungen und Demütigungen über uns ergehen lassen, bis wir endlich den Vorstellungen der Erwachsenen entsprachen. Das war jedenfalls in meiner Nachkriegsgeneration so. Erziehung ist ja im Prinzip auch richtig. Aber sind es auch die Methoden?

In Schule, Beruf und gesellschaftlichem Leben geht es mit den Nadelstichen weiter. Kleiner und großer Kummer drücken auf unsere Seele und machen uns allmählich schwächer. Den meisten Menschen sieht man diese Bürde auch an. All dies wird in unserem Unterbewusstsein gespeichert und bewirkt den späteren physiologischen Stress mit seinen verheerenden Folgen.

Stellen wir uns selbst doch einmal entspannt mit dem Rücken an eine Wand. Indem wir nun den Hinterkopf in Richtung Wand bewegen, können wir ermessen, wie weit uns das Schicksal von der aufrechten Haltung bereits „gebeugt“ hat. Außerdem atmen wir fast immer eingeschränkt und gepresst. Das alleine kann schon krank machen.

Ein glückliches Leben und eine gute Verarbeitungsfähigkeit schwerer Ereignisse sind also die beste Voraussetzung dafür, nicht an Krebs zu erkranken. Aber eben nur eine Voraussetzung.

Es gibt kaum Möglichkeiten, sich den negativen Einflüssen auf unsere Seele immer und überall zu entziehen. Das Leben besteht größtenteils aus Auseinandersetzungen. Dabei entwickelt jedes Individuum seine eigene Bewältigungsstrategie. Vielleicht sind unsere Seelen durch die Wohlstandsgesellschaft in unserem Kulturkreis ein wenig verweichlicht. Wir können nicht mehr so viel ertragen wie unsere Vorfahren.

Eine andere Betrachtungsweise führt wieder in die Frühzeit des Menschen zurück: Entwicklungsgeschichtlich, und somit genetisch, sind wir für das Leben in überschaubaren Menschengruppen sozialisiert.

Unsere Seele fühlt sich seit Jahrtausenden wohl in dörflichen Kleinzivilisationen. Alles im Alltag ist bekannt und vertraut, sogar eventuelle Bedrohungen durch Wetterextreme oder Feinde sind überschaubar. Der innere Frieden ist gewährleistet.

An die heutigen Anforderungen einer viel zu schnell gewachsenen Weltzivilisation durch Mobilität, Technologie und Information kann sich unsere tiefe innere Seele noch lange nicht gewöhnen. 90% der auf uns einstürmenden Informationen des Jetztlebens sind uns fremd, unverständlich, rätselhaft und bedrohlich. Und es wird, trotz Wohlstand, immer schwerer, die Bedrohungen zu erkennen und zu durchschauen. Vielleicht fühlt sich der Europäer deshalb in seinem Kleingarten so wohl, weil dieser temporäre Aufenthalt den ursprünglichen Kleinzivilisationen so ähnlich ist?

Wer weiß schon, was in der gegenwärtigen Wirtschafts-, Finanz-, Flüchtlings- und Gesellschaftskrise und durch den internationalen Terror noch alles auf uns zukommt? Auf jeden werden Einschränkungen und Verluste an Geld, Einkommen und Freiheit zukommen. Sogar die Existenz könnte gefährdet sein. All dies wird letztendlich auch zu immer mehr Krebserkrankungen führen, weil unsere Seele das nicht verkraften kann.

Zudem hat sich die gesellschaftliche Stellung des Mannes ganz gegen seine historische, genetisch geprägte Rolle gerichtet. Vom angesehenen, geachteten Versorger ist sein Geschlecht im öffentlichen Meinungsbild und in manchen Beziehungen zur Witzfigur gemacht worden. Welche Männerseele kommt denn damit zurecht?

Gefährlicher Stress durch Tatenlosigkeit, zum Beispiel beim Verlust des Arbeitsplatzes oder beim Eintritt ins Rentenalter, hat ebenso eine zerstörerische Wirkung auf unser Immunsystem. Der Mensch, besonders der Mann, ist für das Erkennen und Lösen von Herausforderungen programmiert und nicht für das Herumsitzen und Grübeln.

Bei mir persönlich haben zwei Scheidungen, permanenter Leistungsdruck, Existenzangst, erneuter Leistungsdruck und Versagensängste wohl mit dazu beigetragen, meinen eigenen Prostatakrebs zu aktivieren.

Ich glaube nicht an Gott - eher an Kräfte im Universum, die wir noch nicht kennen aber manchmal spüren. Mein Leben ist eben so verlaufen, dass ich zum kirchlichen Glauben nie eine Beziehung aufbauen konnte. Ich denke, gläubige Menschen finden eher zu ihrem inneren Gleichgewicht zurück, weil sie ihre Probleme im Dialog mit und im Vertrauen auf Gott, egal welchen Namen er in den verschiedenen Religionen trägt, schneller und besser verarbeiten können.

Wenn unsere Seele somit einen so schädlichen Einfluss auf unseren Körper haben kann, so sollte es im Umkehrschluss möglich sein, sie für unsere Heilung einzusetzen.

3.4. Interne und externe Gefährdungsfaktoren

Sehen wir uns zuerst einfach einmal den Einfluss unserer Vorfahren auf unseren Körper, die ***Erbfaktoren*** an. Bekanntlich erben wir je eine halbe DNA von Vater und Mutter, also je ein Viertel der DNA von beiden Großeltern, ein Achtel DNA von unseren Urgroßeltern usw.

Wenn ich die Mendelschen Gesetze der Vererbung richtig interpretiere, besteht vor allem eine akute Vererbungsgefahr des Prostatakrebses, wenn der Vater und/oder der Großvater väterlicherseits daran erkrankt waren. Ob die Mutter die Prostatakrebs-Gene ihres erkrankten Vaters auf den Sohn übertragen kann, ist offenbar noch nicht bekannt. Jedenfalls führen die Wissenschaftler jeden Prostatakrebs zu 30% auf eine Erbschaft an Genen zurück.

Es könnte aber auch sein, dass die Söhne durch den Prostatakrebs des Vaters ein kleines Pflänzchen eingepflanzt bekommen, das sich „Angst vor Prostatakrebs“ nennt.

Alles was lebt wächst entweder oder es stirbt! Stillstand gibt es für lebende Materie nicht. Wenn dieses Seelenpflänzchen nun wachsen sollte? Dann hat es auf das Immunsystem des Sohnes genau dieselbe fressende Wirkung und könnte zu einer Schwächung der Krebsabwehr beitragen.

Wenn es aber die Seelenbelastung des väterlichen Prostatakrebses ist, die den Söhnen ebenfalls Prostatakrebs beschert - was ich durchaus glaube - dann wäre der Heilungsansatz ein ganz anderer.

Die Erbfaktoren spielen natürlich auch bei der eigenen Konstitution und dem eigenen Gesundheitszustand eine große Rolle. Konstitution ist ja nicht nur, wie der Begriff vielfach verwendet wird, die äußere Gestalt, sondern die gesamte Lebenskraft eines Organismus. Allgemeine Schwäche durch Erbkrankheiten und ein instabiler Gesundheitszustand haben dem Krebs natürlich nicht viel entgegenzusetzen.

Selbst vergleichsweise kräftige und robuste Naturen können sich zeitweise körperlich und/oder seelisch so verausgaben, dass der Organismus überfordert und das Immunsystem geschwächt ist. Zudem kann ein gesund erscheinender Körper innerliche Mikroregionen mit schlechterer Durchblutung haben, die für Krebsnester anfällig sind.

Durch unsere moderne Lebensart, mit meist wenig Bewegung im Freien, sind wir von einer natürlichen Lebensweise, für die der Mensch über die Jahrtausende geformt wurde, weit entfernt. Die meist geringe körperliche Belastung und die hochwertige Kost lassen uns zudem immer älter werden, unsere Widerstandskraft gegen Krebs jedoch wird immer geringer.

Es ist millionenfach bewiesen: Die Menschen werden konstitutionell immer schwächer, je weiter sie sich von der natürlichen Lebensweise entfernen. Schon der alte Preußenkönig Friedrich Wilhelm I. beklagte sich bitterlich über die ***Verweichlichung der Menschen***, als er von seinen Generälen gezwungen wurde, endlich Unterwäsche für seine oft erkrankenden Soldaten einzuführen.

Und was sagt der große Sebastian Kneipp bereits 1889 (!) dazu:

"Die größten Übelstände (der Gesundheit; Anm. d. Autors) *rühren vorzüglich her von dem Mangel an Abhärtung. Die Verweichlichung der heutzutage lebenden Menschen hat einen hohen Grad erreicht. Die Schwächlichen und Schwächlinge, die Blutarmen und Nervösen, die Herz- und Magenkranken bilden fast die Regel, die Kräftigen und Kerngesunden die Ausnahme. Man fühlt sehr empfindlich jeden Wechsel der Witterung; der Übergang der Jahreszeiten geht nie ohne*

Schnupfen und Katarrh vor sich; selbst der schnelle Eintritt von der kalten Straße ins warme Zimmer bleibt nicht ungerächt.

Das war doch vor fünfzig bis sechzig Jahren (um 1830; Anm. d. Autors) *noch ganz anders; wohin sollen wir kommen, wenn, wie die allgemeine Klage der Besonnenen lautet, es mit der Menschenkraft und dem Menschenleben so rapid, so auffallend schnell bergab geht, wenn das Hinsiechen schon anfängt, ehe das kräftige Leben noch begonnen? Es ist hohe Zeit, dass man endlich zur Einsicht komme!"* [36]

Aus der Sicht von Sebastian Kneipp wären wir „modernen" Menschen heute alle siech.

So viele übergewichtige Kinder wie heute hat es noch nie gegeben. Viele davon sind schon jetzt in ärztlicher Dauerbehandlung. In welchem Gesundheitszustand werden sie dann im Alter ab 40 Jahren sein?

Erst kürzlich überraschte mich eine Meldung aus den USA: Statistisch sollen im Jahre 2005 erstmalig viele Eltern aus Gesundheitsgründen ihre Kinder überlebt haben.

Fettleibigkeit ist neben den Erbfaktoren die nächste Ursache für Krebs. Unsere Gesellschaft entwickelt sich nun einmal in diese Richtung und es wäre töricht, darüber zu klagen, weil es mittelfristig kaum zu ändern ist.

Die von der Lebensmittelindustrie initiierte, ernährungsphysiologische Lehrmeinung „Fett macht dick - Kohlehydrate machen schlank" ist so wohl nicht zu halten, weil die Bevölkerung in den Industrieländern statistisch immer weniger Fett zu sich nimmt und trotzdem immer dicker wird. Dafür freut sich die scheinheilige Schulmedizin über die explosiv wachsende Zahl der Diabetiker und die damit verbundenen Milliardeneinnahmen.

Welche Wirkungen könnte nun weiterhin unser soziales Umfeld auf eine mögliche Krebserkrankung haben?

Kummer, Ärger, Neid, Hass, aber auch Freude, Glück, Geborgenheit und Liebe sind Bestandteile unserer sozialen Beziehungen und wirken über unsere Seele auf unseren Körper ein. Eine glückliche Partnerschaft, ein guter Chef, aufgeschlossene Arbeitskollegen, ein wohltuender Freundeskreis, nette Nachbarn, eine angenehme Familie und ein ausreichendes Einkommen wären wohl die ideale Prophylaxe gegen einen eventuellen Krebs. Vielleicht zählt ein verständnisvolles Finanzamt mit dazu... Das Ergebnis wäre eine innere Harmonie, die unsere Selbstheilungskräfte zur vollen Entfaltung bringt.

Diesen Idealzustand hat wohl die WHO gemeint, als sie die Gesundheit als den „Zustand völligen körperlichen, geistigen, seelischen und sozialen Wohlbefindens“ definierte.

Die Praxis sieht leider anders aus, weil wir uns die wenigsten Beziehungen und Lebensbedingungen selbst aussuchen können. Hier kann der meistgesagte Spruch der Psychologen greifen: “Bestimmte Dinge in deinem Umfeld kannst du nicht ändern, also ändere dich selbst.“

Welche Bedeutung hat unsere Gesundheit denn überhaupt in unserem Leben? Die Fragestellung bringt es schon zum Ausdruck: *„In unserem Leben“*! Die Gesundheit ist daher nicht das Ziel unseres Lebens, aber die ***notwendige Voraussetzung*** für ein lebenswertes Leben. Das wird von vielen Apotheken-Umschau-Lesern gerne verwechselt.

Man muss nicht erst an Krebs erkranken, um eine völlig andere Lebenseinstellung zu bekommen. Umgekehrt, auch ohne Krebs die Lebenseinstellung zu ändern, wäre wesentlich besser für unsere Gesundheit.

Um uns vor plötzlichen psychischen ***Schockerlebnissen*** zu schützen, sollten wir uns ruhig einmal die schlimmsten Szenarien vor Augen halten, die in unserem Leben unter widrigsten Umständen eintreten könnten, zusammen mit unseren Reaktionen darauf.

Dann hat unser Gehirn ein solches Schicksalsszenario schon einmal durchlaufen und löst im Falle des tatsächlichen Eintretens nicht diesen Schock mit den verheerenden Langzeitwirkungen aus. Den Aberglauben „Wenn ich an so etwas denke, dann passiert es auch“ müssen wir dabei im eigenen Interesse einfach überwinden, wobei wir damit beim Thema „Selbsterfüllende Prophezeiung“ wären.

Anders ist es mit den physikalischen Umweltbedingungen. Sie wirken elementar und direkt auf unseren Körper ein, unabhängig davon, ob wir es wollen oder überhaupt erkennen. Wer kennt beispielsweise denn schon die Stärke von ***Elektrosmog***, dem er im Freien, auf Arbeit und in seiner Wohnung permanent ausgesetzt ist? Aber gehen wir systematisch vor. Welche physikalischen Größen können denn alle auf uns einwirken?

Zunächst einmal sind es die ***Klimafaktoren*** wie Wärme, Kälte, Luftdruck, Nebel, Regen, Sonnenstrahlung, Licht und Dunkelheit. Außerdem die Geschwindigkeit ihrer Änderungen, wie zum Beispiel schneller Luftdruckwechsel. Sie alle wirken auf uns, meist ohne dass wir es bemerken. Das natürliche Klima an unserem Heimatort wird uns kaum schaden. Darauf sind wir eingestellt. Besonders dann, wenn unsere Vorfahren schon hier gelebt haben.

Lediglich der Schutz gegen die Herbst- bzw. Wintergrippe ist äußerst ernst zu nehmen. Ein Schnupfen oder eine Erkältung sind zwar unangenehm, doch mit einer echten Grippe überhaupt nicht zu vergleichen.

Als 12-jähriger hatte ich eine echte Grippe. Noch heute denke ich nur mit Grausen daran zurück. An dauernde Blutstürze, Fieber bis zur Bewusstlosigkeit, Versagen der Motorik in Armen und Beinen und an die Unmöglichkeit der Nahrungsaufnahme kann ich mich noch gut erinnern.

Für unsere Krebsabwehr ist eine ganz andere Tatsache wichtig. Wenn wir nämlich an Grippe erkranken, verschreiben uns die Ärzte mit Sicherheit wieder starke Antibiotika, die unser Immunsystem schwer schädigen. Lassen wir uns vorher impfen, so wird unser Immunsystem auf den Grippevirus eingestellt, kann ihn erkennen und vernichten. Das ist ja eigentlich Prima, wenn man einseitig nur die Grippe betrachtet. Ein hohes Fieber hingegen würde unser Immunsystem wieder reparieren und stabilisieren und vielleicht auch noch den Krebs ausmerzen.

Inzwischen kann ich aber dieser ***Impf-Euphorie*** überhaupt nicht mehr unbefangen zustimmen. Zwar kann ein volles Ausbrechen der aktuellen Grippe vielleicht verhindert werden, was sich aber als gesundheitlicher und gefährlicher Langzeitnachteil erweisen wird.

Unser Immunsystem wird nämlich durch die Einnahme von Antibiotika auf alle Fälle aus dem so wichtigen Gleichgewicht geworfen, also erheblich geschwächt.

Wenn dann in Folge der dauernden Impfungen viele Autoimmunkrankheiten, Allergien, Kreislauf- und sonstige gesundheitliche Anomalien auftreten, wird kein Arzt den so offensichtlichen kausalen Zusammenhang mit diesen Impfungen auch nur in Erwägung ziehen, geschweige denn zugeben.

Noch viel schlimmer ist die Impfung von Kleinkindern. Deren Immunsystem ist noch gar nicht ausgeprägt und mit einer Impfung total überfordert. Schwerste Schäden mit Dauerbehinderung und -pflege sind nicht so selten, wie angenommen. Die Langzeitfolgen zeigen nur die Gesundheitsausgaben. Der Schutz vor speziellen, schlimmen Krankheiten wird hier so teuer erkauft, dass ich es schon als Körperverletzung bezeichnen möchte.

Insofern danke ich dem „Qualitätszirkel homöopathischer Ärzte" in K. und ganz besonders meiner lieben Brieffreundin Dr. med. Annette F., die mir mit ihrem „Impfbrief an verantwortungsvolle Eltern" hier die Augen geöffnet haben.

Kein Normalbürger kann ermessen, welcher „Dreck" im Impfstoff wirklich enthalten oder beigemischt ist, wie die Impf-Opfer immer wieder beweisen.

Belastende Faktoren sind auch schnelle und krasse ***Klimaveränderungen***, beispielsweise eine Reise in eine gegensätzliche Klimazone. Hier kann die Körperreaktion erheblich sein und das Immunsystem schwächen, besonders wenn der Körper untrainiert ist.

Kürzere Aufenthalte am Meer oder in den Bergen hingegen erzeugen für den Inlandbewohner eine Herausforderung, auf die das Immunsystem positiv mit einer Kräftigung reagiert.

Als gefährlich gilt seit einiger Zeit die ***UV-Strahlung*** der Sonne. Obwohl sehr wichtig für die autonome Vitaminbildung (z.B. Vitamin D3) und viele andere Lebensvorgänge, kann sie bei starker oder langwieriger Dosis zu Hautkrebs führen. Die vor einigen Jahren entdeckten sogenannten Ozonlöcher über den Polen lassen mehr UV-Strahlung auf die Erde und damit auf die Lebewesen treffen. Die Auswirkungen sind überhaupt noch nicht abzusehen.

Die einzigen, die durch eine kompromisslose Umweltpolitik Einfluss darauf nehmen könnten, die Politiker, haben andere Sorgen. Denen geht es um das Überstehen einer Wahlperiode, Posten und Dienstwagen, nicht um nachhaltige Politik, deren Früchte sie persönlich sowieso nicht mehr ernten werden.

Hier gibt es wieder gegenteilige Meinungen, die den Anstieg der Hautkrebserkrankungen nicht auf die Sonne, sondern auf die Korrelation der Hautkrebsfälle mit dem Verbrauch von Sonnenschutzmitteln (Sicher spielen hier die Wirkungen der Kosmetika und besonders die der Sonnenschutzmittel eine erhebliche Rolle), sondern auf die geschürte

Angst vor der Sonne schieben. Unsere Seele reagiert wieder mit der bekannten Selbsterfüllenden Voraussage.

Und welche Rolle spielen eigentlich die ***Kosmetika*** und besonders die Sonnenschutzmittel bei der Entstehung von Hautkrebs? Eine Minute nach dem Auftragen eines gängigen kosmetischen Mittels konnten in einem Test 160 (!) Giftstoffe im Blut nachgewiesen werden.

Der Verbrauch von Sonnenschutzmitteln korreliert mit der Anzahl der diagnostizierten Hautkrebse. Oder anders gesagt: Je mehr Sonnenschutzmittel verkauft werden, umso mehr verbreitet sich der Hautkrebs.

Heute verstehen wir es besser. Nicht die böse Sonne ist schuld und auch die Zecken sind nicht aggressiver geworden, sondern der übersäuerte westliche Mensch kann mit seinen geschädigten Zellen den nötigen natürlichen Widerstand nicht mehr aufbringen.

Bei überdurchschnittlicher langer Dunkelheit wiederum würde uns ein wichtiger Lebensfaktor fehlen. Arbeitsplätze unter Tage oder Expeditionen in die Polarnacht verlangen deshalb einen Ausgleich durch künstliches Licht, auch im UV-Bereich.

Kommen wir zu den Wirkungen der ***Industrieverschmutzung*** (Emissionen). In Deutschland und der EU existiert ein hoher gesetzlicher Schutz vor schädlichen Industrieverschmutzungen. Strenge Auflagen und Strafen drohen jedem, der dagegen verstößt. Trotzdem treten in der Nähe von Kernkraftwerken oder radioaktiven Bergbaugebieten immer noch statistisch erhöhte Krebserkrankungen oder Missbildungen auf. Offenbar ist die Langzeitwirkung von ***Radioaktivität***, auch unterhalb der zugelassenen Grenzwerte, unterschätzt worden. Auf Prostatakrebs scheint hier aber kein Einfluss zu bestehen.

Wir sollten hier wieder nicht den Einfluss unserer Seele unterschätzen. Atomkraft ist eine teuflische und eine verteufelte Kraft. Objektiv und subjektiv gelten Atomkraftwerke als sehr gefährlich und Strahlung darüber hinaus als Krebsrisiko.

Viele Menschen müssen im Angesicht eines Atomkraftwerks leben oder arbeiten. Ist es da ein Wunder, wenn unterschwellig permanent die Angst brodelt? Und Angst, so wissen wir, schwächt das Immunsystem; da braucht gar keine Strahlung auszutreten.

Schädlichen Dämpfen, Aerosolen, Stäuben und Chemikalien würde ich im Zusammenhang mit Prostatakrebs keine Bedeutung zumessen. Deren Abgabe in die Umwelt wird sehr streng überwacht und wer beruflich damit zu tun hat, verfügt über die entsprechenden Arbeitsschutzmittel.

Wie ist es um den ***Lärm*** bestellt? Lärm löst in unserem Körper ungesunden Stress aus. Lärm macht krank! Wer den ganzen Tag mit dem Presslufthammer arbeiten muss, wird den Lärm als Stressauslöser bestätigen. Der Gehörschutz verhindert zwar eine direkte Hörschädigung, kann aber die Lärmwirkung auf unser Nervensystem nicht verhindern. Im Prinzip sind wir, besonders die Stadtbewohner, permanent irgendwelchem Lärm ausgesetzt. Verkehrslärm, Arbeitslärm und die stete Beschallung in den Einkaufstempeln zermürben uns allmählich. Ungesünder geht es nicht mehr.

Dazu kommt noch der Vergnügungslärm, für wenige eine Freude, für viele aber Frust hoch drei. So werden in den wenigen, halbwegs ruhigen Nachtstunden manchmal Open-Air-Veranstaltungen genehmigt, die ganze Stadtviertel bis früh in die Morgenstunden mit Wahnsinnslautstärken zudröhnen. Die Menschen haben die leisen Töne leider aus dem Bewusstsein verloren.

Dieser durch Lärm ausgelöste Dauerstress hat auf unseren Körper verheerende Wirkungen. Wir sind uns dessen nur kaum bewusst. Seelischer Dauerstress, ob selbst wahrgenommen oder nicht, schwächt in jedem Fall unser Immunsystem. Kopfschmerzen, Rückenschmerzen, Magen-Darm-Probleme, Hörstürze, Tinnitus und Nervosität sind nur die äußeren Zeichen für ernsthafte körperliche Probleme.

Elektromagnetische Felder umgeben uns praktisch ständig und überall, natürliche und vom Menschen erzeugte. Selbst auf freiem Feld und im Wald sind elektromagnetische Felder vorhanden. Wenn wir ein Radio einschalten, können wir einen winzig kleinen Anteil aus diesem ganzen Spektrum sogar hören.

Die Erde selbst hat ein kräftiges Magnetfeld, das an jedem Ort wegen der vielen Einflüsse unterschiedlich ist. Wahrsager und Scharlatane sprechen von unheimlichen Erdstrahlen, die bisher aber nicht gefunden wurden.

Was es aber gibt, ist ein unterschiedlich ausgeprägtes Magnetfeld an jedem Ort der Erde. Wir Jetzt-Menschen können es nicht mehr wahrnehmen. In der Tierwelt ist das Organ dafür bei manchen Arten noch nicht verkümmert. Trotzdem wirkt es auf uns. So schlafen wir besser, wenn der Kopf nach Norden ausgerichtet ist, und permanent schlechter, wenn unter unserem Haus eine Wasserader verläuft und das Magnetfeld stört.

Jede Zelle in unserem Körper wirkt wie ein kleiner Dipol und ist bestrebt, sich nach dem Magnetfeld auszurichten. Diese Kräfte sind natürlich unmessbar schwach, aber vorhanden. Auswirkungen auf eine Krebserkrankung werden daher nur intensive, lang wirkende elektromagnetische Felder haben können.

Sendeanlagen, große Generatoren, Hochspannungsleitungen und nicht abgeschirmte Erdkabel sind die Einrichtungen, in deren Nähe man sich nicht lange aufhalten sollte.

Was ist mit dem Handy oder dem schnurlosen Telefon? Wir telefonieren manchmal stundenlang. Unter einer speziellen Wärmebildkamera kann während des Telefonierens eine deutliche Erwärmung der jeweiligen Kopfhemisphäre nachgewiesen werden. Trotz relativ geringer Sendeleistung ist eine deutliche Reaktion vorhanden. In den USA laufen einige Prozesse gegen Handy-Hersteller, weil das langzeitige Telefonieren mit dem Funktelefon angeblich Hirntumore ausgelöst hat.

Vielleicht haben auch geänderte ***Verhaltensweisen beim Pinkeln*** einen Einfluss auf die Prostata. Ich selbst kann meine Blase im Sitzen nicht vollständig entleeren. Ich fühle eine Verklemmung im Dammbereich, obwohl ich keine Prostata mehr habe. Erst wenn ich mich erhebe, kommt das letzte Drittel des Blaseninhaltes hervor.

Ich kann mich nicht erinnern, dass in meiner Jugend je ein Mann im Sitzen gepinkelt hätte. Wohl mit den Feministinnen wurde das „Sitzpinkeln“ der Männer eingeführt. Auf Wunsch meiner Frau habe ich mich zu Hause dieser Methode gebeugt, obwohl ich fühle, dass es mir nicht gut tut.

Es gibt auch Meinungen über die Gefährlichkeit des Handytragens am Gürtel oder in der Hosentasche. Die Entfernung zur Prostata ist hier recht kurz und die Feldstärke nimmt bekanntlich quadratisch zur Entfernung zu oder ab. Weil das Handy an diesem Ort nur in den kurzen Augenblicken des Klingelns oder der Stationssuche aktiv ist, kann diese Gefahr wohl vernachlässigt werden.

Sorgen mache ich mir über den Krebseinfluss der Land- und Ernährungswirtschaft. Dabei sehe ich den Einsatz von ***Schädlingsbekämp-***

fungsmitteln (Pestiziden) trotz strenger staatlicher Kontrolle als recht kritisch an. Viel Obst und Gemüse wird außerdem importiert, auch aus Ländern, in denen die EU-Richtlinien nicht gelten.

Wenn man 60 Jahre lang davon gegessen hat, findet man in der Leber schon ein erkleckliches Häufchen dieser Gifte - und nicht nur dort.

Noch schlimmer sehe ich die Behandlung von Schlachttieren mit ***Antibiotika und Wachstumshormonen***. Natürlich will der Landwirt einen gesunden Tierbestand und hohe Fleischerträge. Antibiotika wirken aber bei den Tieren genauso wie beim Menschen. Im kurzen Lebenszyklus der Schlachttiere nehmen diese selbst keinen Schaden daran, denn die Folgen überleben sie ja sowieso nicht. Aus dem Fleisch und den Produkten (Eier, Milch) solcher Tiere kann man die Spuren dieser Medikamente nicht entfernen, genauso wenig die Wachstumshormone. Sie gelangen in den Nahrungskreislauf und so auch in unseren Körper, wo sie abgeschwächt genauso wirken wie selbst eingenommene Medikamente.

Als besonders schlimm finde ich die ***Genmanipulation***. Die Folgen stelle ich mir weitaus katastrophaler vor, als deren Anwendung Nutzen bringen könnte.

Bekanntlich gleicht sich in unserer Natur alles aus. In Jahrmillionen hat sich eine Balance zwischen Pflanzen, mit ihnen in Symbiose (Zusammenleben zum gegenseitigen Nutzen) lebenden Organismen, Insekten, Mikroorganismen und Krankheitskeimen herausgebildet.

Auch der Mensch hat sich in einem langen Prozess auf die molekularen Bestandteile der Pflanzen eingestellt. Werden die Pflanzen jetzt verändert, kommt alles aus dem Gleichgewicht.

Die anderen Eigenschaften der manipulierten Pflanzen wirken auf alle Lebewesen ein, für die diese Pflanzen zum Lebensraum gehören. Durch den unvermeidbaren Pollenflug und dem Eindringen deren Bestandteile in Boden und Grundwasser entsteht ein unkontrollierbares Ungleichgewicht und ein unüberschaubares Geflecht an Spätfolgen.

Eine weitere Gefahr für den Krebs aus medizinischen Wirkungen sehe ich in der unkontrollierten ***Röntgenpraxis***. Schon seit Jahrzehnten ist dieses Problem selbst in den höchsten Hierarchien des Gesundheitswesens bekannt.

Um dem gerecht zu werden, wurde schon vor vielen Jahren der Röntgenpass eingeführt. Das hatte zwar für die Gewissensberuhigung der Gesundheitspolitiker eine wohltuende Wirkung, praktisch hat sich jedoch nichts geändert. Oder hat sich schon einmal ein Mediziner für die Eintragungen im Röntgenpass interessiert? Und ist deswegen schon einmal eine unnötige Röntgenuntersuchung unterblieben?

Das Ergebnis ist nach wie vor eine überhöhte Strahlenbelastung vieler Patientengruppen, die eine akute Krebsgefahr in sich birgt.

Ich selbst habe viel zu viele Röntgenaufnahmen der Lendenwirbelsäule über mich ergehen lassen. Die Hoden wurden dabei zwar geschützt, die empfindliche Prostata hat allerdings die volle Dosis erwischt. So wäre es kein Wunder, wenn auch das ein entscheidender Auslöser meines Prostatakrebses gewesen ist.

Eine weitere Tücke ist die unsinnige Einnahme und Überdosierung von ***Medikamenten***. Als hochgefährlich sehe ich darüber hinaus die bedenkenlose Kombination mehrerer Medikamente. Wir sollten uns darüber im Klaren sein, dass der beste Mediziner oder Pharmakologe selbst nach wochenlangen Recherchen niemals in der Lage sein kann, alle Wirkungen und Nebenwirkungen und ihre gegenseitigen Beeinflussungen zu überschauen.

Selbst unsere ehemalige Gesundheitsministerin eröffnete uns im Fernsehen, dass die Zahl der Sterbefälle wegen falscher Medikation die Anzahl der Verkehrstoten übertreffe. Dabei kann man jedoch davon ausgehen, dass nur ganz wenige Fälle dieser Todesursache überhaupt festgestellt und bekannt werden. Bei einer 80-jährigen Frau zum Beispiel, die die letzten 40 Jahre täglich 7 bis 15 Tabletten zu sich genommen hat, wird wohl kaum ein Gericht an der Todesursache „Altersschwäche“ zweifeln und einen Verdacht auf Vergiftung hegen.

Die Ärzte arbeiten bei der Medikamentenverordnung nach der Trial-and-Error-Methode (Versuch und Irrtum). Schlägt ein Medikament nach Aussagen des Patienten an, ist alles OK. Schlägt es nicht an oder es verursacht stärkere oder andere Symptome, so zeigt der Arzt erst einmal Verärgerung über den Patienten und verschreibt nach derselben Methode ein anderes Medikament, in der Hoffnung, dass der Patient, nun bitte sehr, zufrieden ist.

Mit mir haben viele tausend Zuschauer die Meinung eines verantwortungsvollen Arztes in einer Fernsehsendung gehört, der sinngemäß sagte: „Wenn die Patienten wüssten, auf welch dünner Wissensbasis viele Ärzte einfach Medikamente verschreiben, würden sie überhaupt nichts mehr einnehmen und den Arzt generell meiden." Jedes Medikament zieht einen langen Schwanz an Nebenwirkungen (die ja eigentlich neue Krankheiten sind) hinter sich her. Weil wir die meisten davon kaum unmittelbar zu spüren bekommen, machen wir uns auch keine Gedanken darüber. Unser Körper hingegen merkt sich alles, ein Leben lang.

Viele Studien weltweit haben sich mit dem Einfluss der Nahrung und den Nahrungsgewohnheiten auf die Krebserkrankungen beschäftigt. In den USA geht man davon aus, dass 30 bis 40% aller Krebsfälle durch die ***Ernährungsweise*** zumindest begünstigt werden.

Besonders ***Fettleibigkeit*** ist ein maßgebendes Kriterium, welches unseren Körper energetisch und versorgungsseitig so überlastet, dass wichtige Körperfunktionen nur noch eingeschränkt funktionieren. Gerade die Durchblutung und damit auch unser Immunsystem leiden sehr darunter. Eine ausgewogene Frischkost mit vielen Ballaststoffen, Vitaminen, Mineralien und Spurenelementen, am besten aus echtem Bio-Anbau, unterbindet diese Gefahr am ehesten.

Das Gleichgewicht zwischen Omega3 (Linolensäure = mehrfach ungesättigte Fettsäuren) und Omega6 (Linolsäure = gesättigte Fettsäuren) ist in unserer Ernährung überaus wichtig. Unsere frühen Vorfahren hatten hier noch das richtige Verhältnis von 1 zu 2-3. In Mitteleuropa ist das Verhältnis heute 1 zu 15-20, was die Ursache vieler chronischer Krankheiten ist.

Auch der Proteinüberschuss in unserer modernen Ernährung ermöglicht erst die Verkalkung der Blutgefäße, was die Natur mit einem höheren Blutdruck auszugleichen versucht, um die feinsten Kapillaren noch durchgängig zu halten. Infolge dessen sind blutdrucksenkende Medikamente unbedingt angesagt, die dann unsere Gesundheit vollständig ruinieren. Bei den Urmenschen dagegen wurde der Proteinüberschuss durch periodische Hungerzeiten immer wieder ausgeglichen.

Bei übernatürlich ***nitrathaltigen Lebensmitteln*** aufgrund von Düngung und Konservierung sowie bei Lebensmittelschimmel besteht sogar eine direkte krebsauslösende Wirkung.

Die polyzyklischen aromatischen Kohlenwasserstoffe sind die dritte bekannte Gefahr bei der Ernährungsweise. Alles, was mit unvollständiger Verbrennung zu tun hat oder mit Überhitzung beim Backen, Braten und Grillen (Acrylamid) und auf irgendeine Art und Weise von unserem Körper aufgenommen wird, ist als krebsgefährdend einzustufen.

Es wird wohl nie dazu kommen, individuell genau zu benennen, was Ursache und Auslöser des persönlichen Krebses gewesen ist. Über die oben beschriebenen allgemeinen Ursachen hingegen gibt es kaum Kontroversen. Krebs ist also allgegenwärtig und letztendlich die Verknüpfung zufälliger Ereignisse, die wir kaum beeinflussen können.

Prostatakrebs ist heute keine tödliche Gefahr mehr. Die gängigen Therapien haben aber, im Gegensatz zu den Behauptungen der Schulmediziner, fast immer Impotenz, Inkontinenz, Zeugungsunfähigkeit und Penisentstellung sowie einen sehr eingeschränktes Orgasmusgefühl zur Folge. Die anfängliche Inkontinenz, also das unkontrollierte Abgehen von Urin, wird in heutiger Zeit eher und häufiger überwunden, aber längst nicht von allen.

Um bei wirklich aggressivem Prostatakrebs (und den gibt es viel, viel seltener, als er diagnostiziert wird, nämlich nur bei etwa 2% der Operierten) die Potenz zu erhalten oder wiederzugewinnen, bleibt uns Männern nur das aufmerksame Abwarten (Watchful Waiting) oder die schulmedizinische Behandlung übrig. Welche für den Einzelnen jeweils die beste ist, müssen wir selbstbewusst herausfinden.

Unter sehr günstigen Umständen, viel Eigeninitiative und viel, viel Glück kann die Impotenz auch nach einer Operation wiedererlangt werden. Ich habe deshalb alle derzeit bekannten Therapiemethoden in ihren Einzelheiten dargestellt und sie insbesondere auf ihre Potenzerhaltung hin untersucht.

Wie wir uns selbst behandeln und heilen können, um uns das alles zu ersparen, lesen Sie ab Ziffer 7.

4. Potenzerhaltung: Therapien im Vergleich

4.1. Mein Operationserlebnis mit nEERPE

nEERPE ist die Abkürzung für beidseits nerven- und gefäßerhaltende endoskopisch extraperitoneale radikale Prostataovesikulektomie. Umgangssprachlich könnte man sie bezeichnen als „Nerven und Gefäße schonende vollständige Entfernung der Prostata und der Samenblasen mittels Knopfloch-Operation". Leider kann auch sie nicht heilen, sondern nur zum Preis der Verstümmelung den vermeintlichen Krebs mit Organ entsorgen.

Wie ich die nEERPE erlebte, kann ich verallgemeinernd so darstellen:

In der Regel ist es ein Urologe, der uns Männer nach einer Prostatadiagnose in eine Klinik zur Operation einweist. Meistens in die Einrichtung, in der er selbst ausgebildet wurde oder in der er selbst operiert oder dorthin gute Beziehungen pflegt.

Bei mir hat es nicht so funktioniert, weil ich auf keinen Fall mit Bauchschnitt operiert werden wollte. So kam es zum Zerwürfnis und zur Beendigung unserer Arzt-Patient-Beziehung. In meine Wunschklinik Universität Leipzig hat mich ein anderer Urologe eingewiesen. Aber erst nach einem heftigen Streitgespräch. Auch diesen Arzt habe ich später nie wieder aufgesucht.

Zum Termin in Leipzig bin ich dann mit dem Auto angereist und habe mich mühsam bis zur Station durchgefragt. Nachdem ich mich vorgestellt und ein Bett zugewiesen bekommen hatte, war ich gerade beim Einräumen meiner Habseligkeiten, als ich schon zur ersten medizinischen Handlung, der ärztlichen Voruntersuchung, gebeten wurde.

Eine sehr junge, hübsche Ärztin im Praktikum nahm meine Krankengeschichte (Anamnese) auf und untersuchte mich auf meinen Allgemeinzustand hin. Dann wandte sie sich intensiv meinen Genitalien zu, was ich mit ziemlich gemischten Gefühlen ganz gut ertragen habe. Zum Schluss bekam ich die obligatorischen gelben Frage- und Belehrungsbögen für die Anästhesie und die Operation zum Ausfüllen.
Prostatakrebspatienten mit schwerwiegenden Vorerkrankungen, wie z.B. Herz-Kreislaufproblemen, Diabetes oder Nierenschwäche, werden erst einige Tage medizinisch und medikamentös auf die Operation

eingestellt. Als gesunder Mann wurde ich dann schon einige Stunden später zum Operationsgespräch zu einer Fachärztin gebeten.

Routinemäßig erläuterte sie mir die Vorgehensweise bei der Operation und meine Detailfragen. Nur weil ich mich vorher ausreichend informiert hatte, war ich hier überhaupt in der Lage mitzureden und noch Einfluss auf meinen Therapieweg und somit auf meine männlich-sexuelle Zukunft zu nehmen!

Bei der Operation sollten zuerst üblicherweise die nächstliegenden Lymphknoten (hier im Unterbauch) entfernt und sofort begutachtet werden. Bei Anhaltspunkten für einen Krebsbefall würde die Operation sofort abgebrochen werden, weil sich dann bereits Metastasen abgesetzt und eine Operation keine kurative Wirkung mehr hätte.

Weil ich aber über erhebliche spätere Probleme mit den Lymphgefäßen in den Beinen gelesen hatte, lehnte ich das zu ihrem Entsetzen rundweg ab. Auf eigene Verantwortung - was sonst! Natürlich bin ich damit ein Risiko eingegangen, aber meine Angst vor dicken Beinen war zu groß.

> *Viel später lernte ich Martin kennen, einen Leser. Er hat etliche Jahre nach der gleichen OP immer noch erhebliche Lymphflüssigkeit im Unterbauch, die zwar mit Lymphdrainage behandelt, aber nicht mehr beseitigt werden kann. Zum Glück ist er ein lustiger, geselliger Optimist, der das Leben so nimmt, wie es gerade ist.*

Ohne meine energische Einforderung einer gefäß- und nervenerhaltenden schonenden Operation hätte ich wohl auf Dauer mit absoluter Impotenz rechnen müssen. Die Möglichkeit einer potenzerhaltenden Operation wurde erstaunlicherweise in diesem Gespräch ärztlicherseits überhaupt nicht erwähnt, wie meine damaligen Leidensgefährten bitter erfahren mussten. Dabei war es gerade dieses Faktum, das die Klinik in einer Fernsehsendung so herausragend publizierte und das mich nach Leipzig gezogen hatte.

Im Laufe des Tages erschien dann noch ein Anästhesist am Bett, um über die Art der Narkose zu reden. Zum Glück wird diese Operation in der Urologie der Uni-Klinik Leipzig standardmäßig in Vollnarkose operiert. Diese stressfreie Methode ist mir persönlich am liebsten und ich vertrage sie ganz gut.

Das Frühstück am Vortag der Operation wird meine Henkersmahlzeit. Abends darf ich zum letzten Mal etwas trinken. Natürlich nur Wasser oder nicht anregende Tees. Irgendwann kam dann der Ruf einer Schwester: „Herr Weitzel?“ - „Ja, hier!“ - „Zur Rasur!“

Die Schwester macht Stress. Ich beeile mich auf die Pritsche zu kommen. In rasender Geschwindigkeit ist zwischen meinem Bauchnabel und Schambein kein Haar mehr. Ein Mann würde bedächtiger rasieren. Eine regelrechte Angst, dass sie meinen Bauch dabei schon jetzt aufschlitzt, kann ich nicht unterdrücken.

Dann geht es zurück ins Bett. Konzentriertes Lesen ist nun nicht mehr möglich. Eine Unterhaltung mit meinem sonst so lebenslustigen Bettnachbarn kommt nur schleppend zustande. Und über die noch mutig hervor gekramten Witze können wir beide nur noch gequält grinsen. Später entlocken wir der Nachtschwester noch eine Einschlaftablette. Unsere Operationshemdchen liegen schon bereit. Wir wissen bereits, dass wir morgen beide operiert werden, aber nicht, in welcher Reihenfolge. Ein mulmiges Gefühl ergreift immer mehr von mir Besitz. Noch einmal ein Check, auch an alles gedacht zu haben.

Spät am Abend telefoniere ich wieder mit meiner Frau. Ein trauriges Telefonat! Ich habe Angst, sie versucht mir Kraft zu geben. An Schlaf ist an diesem Abend nicht mehr zu denken. Der Lebensfilm läuft einmal mehr im Kopf ab...

Irgendwann schrecke ich auf. Also bin ich doch noch eingeschlafen. Inzwischen wird es schon hell. Die Schwestern erscheinen gleich rudelweise, um die Betten herzurichten. Also raus aus dem Bett und duschen.

Als ich wiederkomme bin ich allein. Ich schlüpfe in die Ärmel des Operationshemdchens. Draußen herrscht Kaiserwetter. Personal, Patienten, Studenten, Handwerker und Lieferverkehr gaukeln mir eine intakte Welt vor. Ruhig ist es im Uni-Klinikum Leipzig nicht, nur hier drin. Beängstigend ruhig.

Warten, warten, warten. Träge Müdigkeit und innere Aufregung halten sich die Waage. Klack, klack. Die Laufrollen meines Bettes werden entriegelt. War ich wieder eingenickt?

Unter dem Hallo der anderen Patienten im Durchgangszimmer und einigen hochgestreckten Daumen manövriert mich ein Azubi mit dem

Bett aus dem Zimmer. Flau im Magen aber mutig strecke ich ebenfalls den Daumen nach oben.

Viele grüne, vermummte und mit Hauben bedeckte Gestalten umschwärmen mich jetzt geschäftig im OP-Trakt. Injektionen, Infusionen, Schläuche, Blutdruckmessgerät, EKG und, und, und... Die Decke hängt voll mit Lampen, Monitoren und mächtigem medizinischem Gerät…

...piep, piep, piep. Ganz langsam erscheint - zunächst fühle ich es mehr als dass ich es sehe - ein schwaches Licht. Unter den geschlossenen Augenliedern wird es gemächlich heller. Ich bin noch so entsetzlich müde. Die Augen sind einfach nicht zu öffnen. Ich versuche, noch ein wenig zu schlafen. Piep, piep, piep... immer wieder.

Einfach ignorieren geht nicht, es ist zu nervig. Langsam kann ich meine Umwelt akustisch sondieren. Im Bett schräg gegenüber gibt es Probleme. Mehrfach muss der Arzt ran.

Noch vor dem Öffnen der Augen checke ich meinen Körper. Mit den ersten vorsichtigen Bewegungen kommt das Gefühl für die Gliedmaßen und den Körper zurück. Alles an mir ist verkabelt. Der Blutdruckmesser spricht alle 15 Minuten an und presst meinen rechten Oberarm zusammen. Auf meinem linken Mittelfinger, inzwischen völlig taub, steckt eine Klammer, wohl der Sensor für die Pulsmessung. Infusionsnadeln und Schläuche lassen nur kleine Bewegungen zu. Die gesamte Verkabelung ist noch nicht überschaubar. Ich habe auch keine Lust, sie jetzt zu erforschen. Es wird schon alles seine Ordnung haben.

Bis auf die tiefe Müdigkeit fühle ich mich ganz gut. Nur der Drang, mich auf die Seite zu legen, ist groß. Zwischen den Beinen spüre ich gar nichts. Wenn ich mich leicht bewege, ist an der Innenseite der Schenkel kühl ein Schlauch zu erfühlen. Wohl der Katheter. Die Beine sind unangenehm warm. Man hat mir Kompressionsstrümpfe gegen eventuelle Thrombosen angezogen.

Ich liege im Aufwachzimmer, in der sogenannten Wachstation. Hier ist Platz für jeweils drei gegenüberliegende Betten. Noch nicht alle Plätze sind belegt. Die große Scheibe zum Nebenraum ist zugezogen. Die Schwestern wollen uns nicht sehen und vor allem nicht gesehen werden! Wir piepen ja, wenn es Probleme gibt.

Als es gegenüber wieder piept, bemerkt eine herbeieilende Schwester meine offenen Augen. Nachdem sie den „Pieper“ gegenüber versorgt hat, befeuchtet sie meine Lippen mit einem nassen Tupfer. Sie sind ein wenig spröde.

Die Schwester führt meine rechte Hand zu einem Kabel mit Druckknopf, was lose auf meinem Bauch liegt. „Hier ist eine Schmerzpumpe dran“, sagt Sie, „Wenn Sie drücken, wird ihnen jedes Mal eine kleine Dosis Schmerzmittel infundiert. Aber gehen Sie sparsam damit um und nicht öfter als 5-mal hintereinander drücken!“

Eine tolle Erfindung! Selbstbedienung bei Schmerzen! Es lebe die Automatenmedizin! Auch wenn ich die Schmerzpumpe nicht benutzt habe: Ein wenig mehr Zuwendung und ein paar liebe Worte hätten mir gut getan.

Schwestern sollten sich wenigstens in hilflosen Situationen des Patienten wirklich wie Schwestern verhalten. Doch die verstecken sich in jedem Krankenhaus lieber in ihren Aufenthaltsräumen oder hinter ihren Papieren und überlassen das Notwendigste am Patienten den Hilfskräften und den Azubis.

Als ich den Professor während der seltenen Chefvisite zum Entsetzen der anwesenden Ärzteschar um ein vertrauliches Gespräch darüber bat, hatte ich nach zehn Minuten die gesamte Schwesternschaft auf dem Hals nach dem Motto: Was hätte ich eigentlich gegen sie vorzubringen? Da bin ich dann deutlich geworden. Geholfen hat es nicht. Wirklich ein sehr „vertrauenswürdiger“ Professor und „fähiger“ Klinikleiter...

Glas und Tupfer lässt die Schwester auf dem Rollschränkchen stehen. Mit dem rechten Arm, über Kopf, gelingt es mir nach einiger Zeit, das Glas zu erreichen. Die Schläuche lassen diesen Radius gerade noch zu. Ich nehme nur so viel Wasser, um Gaumen und Zunge leicht zu benetzen. Nach dem Schluckreflex kommt im Magen nichts mehr an. Ich darf ja noch nichts trinken.

Nun fühle ich mich eigentlich schon ganz wohl. Nur das dauernde Liegen auf dem Rücken und die Kompressionsstrümpfe sind unangenehm. Immer wieder verlagere ich das Gewicht ein wenig nach rechts oder links.

Die folgende Nacht ist unruhig. Das laufende Piepen von gegenüber geht auch die ganze Zeit weiter - eine Nierenoperation mit Komplikationen. Ich schlafe nur streckenweise. Die Oberarm-Manschette meines Blutdruckmessers verrichtet routiniert ihr viertelstündiges Werk.

Schmerzen habe ich erstaunlicherweise nicht, aber das Liegen wird immer unangenehmer. Vorsichtig wälze ich mich so gut es geht immer wieder ein wenig auf die rechte Seite. Auf der linken Seite geht es wegen der Schläuche und Kabel noch weniger. Ich höre noch den Frühgesang der Amseln: Erst mit verschlafenen, krächzenden Stimmen, dann mit immer kräftigeren, reinen Tönen. Kurz darauf bin ich noch einmal eingeschlafen.

Rege Geschäftigkeit weckt mich nun vollständig. Eine Schwester unterstützt mich beim Aufrichten, eine andere schüttelt das Kopfkissen auf. So gut es geht wird das Bett hergerichtet und mein Gesicht abgewaschen. Mit einem angenehm kühlenden Gel bekomme ich sogar noch den Rücken eingerieben. Das belebt mich wieder etwas. Nach der Visite bekomme ich einen heißen Tee. Der tut gut!

Etwa 20 Stunden sind seit der Operation vergangen. Einen quälenden Durst hatte ich nicht. Jetzt, wo die Zunge und die Schleimhäute wieder glatt sind, macht die Unterhaltung wieder Spaß. Die Stimmung wird mit den wiederkehrenden Kräften zusehends besser. Der Tropf und das EKG werden nach und nach abgenommen. Nun fangen wir schon wieder an herum zu blödeln. Ein guter Bettnachbar ist schon die halbe Therapie!

Nachmittags kommen wir endlich in unser Zimmer zurück. Heute gibt es wieder die erste Mahlzeit. Über einen quälenden Hunger kann ich mich nicht beklagen, deshalb stürze ich mich nicht gerade auf das Essen. Ich kaue langsam und schlucke bedächtig. Anders würde es auch gar nicht gehen. Nun ist die Welt schon fast wieder normal. Gegen Abend kommt eine hübsche Azubi und verkürzt unsere Drainagen.

Zwei Schläuche mit Auffangtaschen trage ich wie alle frisch Operierten mit mir herum. Einer gehört zum Katheter, der andere zur Wunddrainage, die aus der unteren Narbe der rechten Bauchdecke kommt. Gelb und rot. Der Drainageschlauch ist mit dem Faden der Wundnaht gegen das Herausrutschen gesichert.

Jetzt löst die auszubildende Schwester den Faden, zieht den Schlauch etwa 6 cm heraus und bindet ihn wieder fest. Es tut nicht weh, löst aber ein unangenehmes Fremdkörpergefühl im Unterbauch aus. Zwischen Bauchdecke und Innereien ist noch etwas Luft oder Stickstoff von der Operation, was unangenehm drückt, die im Gegensatz zu natürlichen Blähungen aber keinen Ausgang finden.

So dauert es mehrere Tage, bis es aufhört. Zudem läuft immer ein wenig Flüssigkeit außen am Katheter vorbei, was durch einen Mullbinden-Knoten drum herum aufgefangen werden soll. Trotz dauerndem Wechsel kommt es immer wieder zu unangenehmen blutigen Spuren am Hemd und an der Bettwäsche.

Ich staune immer wieder, dass ich keine oder nur ganz geringe Schmerzen spüre. Immerhin habe ich ja erhebliche Schnittflächen im Unterleib. Außer den obligatorischen Schmerzmitteln während der Operation waren keine weiteren erforderlich.

Inzwischen kann ich wieder aufstehen. Das nutze ich gern, denn das ständige Liegen wurde langsam lästig. Gleich mir laufen noch mehr Gestalten auf dem Flur herum. Badelatschen, weiße Kompressionsstrümpfe, ein hinten manchmal offenes, weil bandloses Nachthemd und die Katheter- und Drainagebeutel in der Hand, ergeben, je nach Mentalität, ein lustiges oder makabres Bild. Ich fasse es eher lustig auf, denn alle haben nach einer gefühlten Krebstod-Prognose nun gute Aussichten auf ein langes, allerdings ziemlich eingeschränktes, Leben.

Ich interessiere mich für jedes Prostatakrebsschicksal. Nur wenige sprechen nicht gern über ihre Leidens- und Lebensgeschichte. Fast durchweg gibt es Klagen über unzureichende Fähigkeiten oder fehlenden Behandlungswillen der Heimaturologen.

Am Folgetag wird die Drainage schließlich entfernt. Mit einem wasserfesten Pflaster auf der letzten offenen Narbe kann ich nun endlich wieder duschen. Abermals ein großer Schritt in die Normalität. Erst mal runter mit den lästigen Kompressionsstrümpfen und die Beine kräftig reiben.

Der Katheterschlauch, mit dem Auffangbeutel am Ende, ist lang genug, um ihn beim Duschen an die Mischbatterie zu hängen. So habe ich die Hände frei, mich abzuseifen.

Schnell erlerne ich den Umgang mit dem Urinbeutel. Jeder Fehler macht sich nämlich sehr schmerzhaft bemerkbar. Das Katheterende in der Blase bildet einen kleinen Ballon, der das Rausrutschen des Katheters verhindert. Jeder kleine Zug am Katheterschlauch ruft einen ziehenden Schmerz in der Blase hervor. Da der Blasenboden frisch mit der Harnröhre vernäht ist, besteht hier leicht die Gefahr des Narbenbruches. Für den Patienten und die Ärzte wäre das der Super-GAU.

Manfred, ebenfalls ein Leser, hat diesen GAU erlebt. Bei Ihm ist die Operationsnaht zwischen Blase und Harnröhre gerissen. Zunächst von den anwesenden Ärzten falsch gedeutet, konnte ihn nur noch eine Notoperation durch den von zuhause herbeieilenden Professor im letzten Moment retten.

Obwohl ich schnell lerne, sehr achtsam mit dem Katheterbeutel umzugehen, kommt es doch immer wieder zu solch schmerzhaften Versehen, z.B. beim Essen. Üblicherweise hänge ich den Urinbeutel an die Seitenstrebe des Stuhles. Habe ich etwas vergessen, springe ich meist spontan auf, natürlich ohne an den Beutel zu denken...

Das Entleeren des Urinbeutels obliegt zunächst dem Personal, weil die ausgeschiedene Menge in den Krankenunterlagen registriert wird. Über die zugeführte Flüssigkeitsmenge muss von uns selbst, auf Tassengenauigkeit, eine Strichliste geführt werden. Später hielt ich den Beutelinhalt möglichst klein, um das lästige Gewicht zu reduzieren.

Viel zu trinken ist enorm wichtig, vor allem um die sich ständig bildenden Krankheitskeime schnell auszuspülen. Je heller der Harn im Auffangbeutel, umso besser. Wie ich durch den Katheterschlauch sehen kann, werden ständig kleine Gewebestückchen und Gerinnsel ausgeschieden. Der Körper säubert jetzt die Operationswunden und baut nunmehr unnötiges Gewebe ab. Größere Stücke kündigen sich durch ein Ziehen in der Harnröhre an. Bisher für mich unerklärlich, da ja der Katheter passiert wird und nicht die pure Harnröhre. Da es aber eindeutig und auch bei den anderen auftrat, ist es mit Sicherheit keine Empfindungsstörung.

Ich lerne außerdem schnell, den Urinbeutel unter der Jogginghose am Gürtel zu tragen. So kann ich mich in die Parkanlagen begeben und kleine Spaziergänge unternehmen. Selbst ein kleines Bier in der Uni-Gastronomie brauche ich mir nun nicht mehr zu versagen. Ich nehme wieder am richtigen Leben teil.

Am achten Tag nach der Operation wird mein Katheter gezogen. Dazu wird im Operationssaal auf dem Röntgentisch erst einmal die Dichtheit der Blase geprüft. Nach Entfernung der Prostata wurde das verbliebene Harnröhren-Ende kreisrund direkt an den Blasenboden angenäht. Über den Katheter spritzt der Arzt mit etwas Überdruck ein Kontrastmittel in die Blase. Sollte die Naht undicht sein, so kann er auf dem Röntgen-Monitor das entweichende Kontrastmittel sehen.

Bei mir ist alles in Ordnung. Leicht angespannt erwarte ich das Ziehen des Katheters. Zuerst wird das Wasser aus dem Ballon am Katheterende mit einer Spritze durch einen zweiten Kanal im Katheter abgesaugt. Ganz sanft spüre ich den Katheter entgleiten.

Spontan, ohne jede Möglichkeit der Unterdrückung, kommt natürlich der restliche Blaseninhalt hinterher und bildet eine kleine Pfütze auf dem Röntgentisch. Den Zellstoff hätte mir die Röntgenschwester besser vorher geben sollen, denn das war zu erwarten.

Erst jetzt tritt mir schlagartig die tatsächliche Konsequenz der Operation, mit ihren furchtbaren Folgen vor Augen. Es läuft und läuft und ich kann es nicht aufhalten! Als gestandener Mann in Familie und Beruf bin ich plötzlich in Windeln! Die Ärzte sagen: „Das gibt sich wieder." Aber längst nicht bei jedem, weiß ich inzwischen!

Um noch eins draufzulegen: Mein Penis ist deutlich kürzer als vorher. Um die Peniswurzel herum zeichnet sich eine ringförmige Vertiefung ab. Zu sehen ist nur noch ein Stummelchen.

Empört weist die Visite-Ärztin später jegliche Penisverkürzung zurück. Erst nach und nach wird mir klar, dass der Penis operativ natürlich nicht kleiner gemacht wurde. Mit der Prostataentfernung ist aber auch das sie durchziehende Stück Harnröhre verschwunden. Mit dem Annähen des verbliebenen Harnröhren-Endes an die Blase, fehlen nun 20 bis 40 mm Harnröhre. Somit ist mein Penis zwar nicht kürzer geworden, er wird aber tiefer in den Körper hineingezogen. Das Ergebnis ist allerdings das Gleiche.

Selbst wenn jemals wieder eine Erektion eintreten sollte, so wird es nie mehr so sein wie vorher. Mein Penis ist für alle Zeiten entstellt. Dadurch stellt sich nun noch ein weiterer Effekt ein: Die Vorhaut ist nun doppelt so groß wie vorher und bei meinem kürzeren Glied beim Urinieren recht schwer zu handhaben.

Depressionen und Ängste fangen an, sich ernsthaft in mein Wohlbefinden einzunisten. Was soll denn jetzt werden? Soll ich wirklich zeitlebens in Windeln herumvegetieren? Für jeden, der genauer hinsieht, auch sichtbar? Und der Geruch, den ich verbreiten werde? Ich kann mich ja nicht an jedem Ort und jederzeit frisch verpacken! Und im Beruf! Seminare, vorwiegend vor Frauen! „Scheiße, Scheiße, Scheiße!", möchte ich schreien! Dick verpackt in Damenbinden! Vorlagen für Männer gibt es zwar, sie waren jedoch damals in Kliniken nicht vorgesehen und wurden von den Kassen nicht bezahlt.

Muss ich nun Tag für Tag und Nacht für Nacht so mein Dasein fristen? Die scheinbar düstere Perspektive lässt mich die Operation plötzlich in ganz anderem Licht und sogar fragwürdig erscheinen. Lieber noch ein paar Jahre kräftig drauflos gelebt?

Aber da sind noch meine Frau, die Familie, die Freunde, die Kollegen und Bekannten. Langsam kommt der Kämpfer in mir wieder durch. Ich schaffe es, schlimmer kann es im Moment nicht kommen! Aus dem tiefsten Tal geht es nach allen Seiten nur bergauf. Körperlich fühle ich mich fit. Nur bei den geringsten Bewegungen spüre ich einen warmen Strom zwischen den Beinen.

Für die Klinikpsychologen soll ich einen langen Fragebogen ausfüllen. Gespräche wären für mich wohltuender gewesen, werden aber abgelehnt. „Dafür sind wir nicht zuständig!“, heißt es. Nur Datenerfassung! Die Dame von der Psychologie hält Ihre Mappe mit verschränkten Armen krampfhaft vor der Brust. Schöne Psychologen!

Ich werde immer unruhiger. Die Klinik wird bald hinter mir liegen. Wie soll ich unter diesen Umständen mein Leben meistern? Der sozialmedizinische Dienst meldet sich an. Anschlussheilbehandlung, Folgekuren und Härtefälle sind das Thema; und Schwerbehinderung.

S c h w e r b e h i n d e r t, ich? Bei Prostatakrebs wird man das automatisch! 50%! Anträge, Formulare: „Wenn Sie mich brauchen: Meine Nummer ist...“

Die letzten zwei Tage kommt eine Krankengymnastin zum Beckenbodentraining. So richtig gelingen die Übungen noch nicht. Das „Hineinfühlen“ in den Körper und das gerichtete Anspannen der zuständigen Muskulatur braucht seine Zeit. Über meine hilflosen Fragen und Bemerkungen zum Beckenboden ist die Dame sehr erbost. Patienten haben mitzumachen und keine Fragen zu stellen. Basta! Leipzig. Nicht anno 1850 sondern 2003.

Am 10. Tag „bei Fieber- und Beschwerdefreiheit“ und mit zwei Briefen an Hausarzt und Hausurologen werde ich aus der stationären Behandlung entlassen. Untenrum dick verpackt, verstaue ich mein Gepäck im Auto und fahre zu einem Kunden zur Besprechung nach Dresden...

Jetzt stellen sich plötzlich Schmerzen genau dort ein, wo die Prostata gesessen hat. Immer, wenn ich einige Zeit stehe oder sitze, kündigen sie sich an und werden unerträglich stark. Der Arzt spricht von einer schweren Operation und ich solle mir deshalb keine Sorgen machen.

Es würde schon wieder. Nur wenn ich eine Weile liege, fühle ich Erleichterung.

Es ist tatsächlich nur die Überlastung des untrainierten Beckenbodens, der sich in aufrechter Haltung reflexartig anspannt, um den Urin zu halten. Nach intensivem Beckenbodentraining in der Reha verschwanden alle Schmerzen und Verkrampfungen vollständig.

Soweit mein subjektives Empfinden der Operation. Viele Fragen waren damals noch offen und suchten nach einer Antwort: Bin ich nun geheilt oder nur behandelt worden? Wie geht es in der Partnerschaft und beruflich weiter?

Noch dringender waren allerdings die Fragen nach der Überwindung von Inkontinenz und Impotenz, weil sie das Lebensgefühl bestimmen. Also untersuchen wir diese Gesichtspunkte einmal genauer.

4.2. Was ist männliche Potenz? Warum Potenzerhaltung?

Welche Bedeutung hat denn die sexuelle Potenz für einen Mann überhaupt, vor allem wenn es dabei Probleme gibt?

Das Wort Potenz kommt aus dem lateinischen und bedeutet: Macht, Vermögen, Fähigkeit. Im allgemeinen Sinn auch Leistungsfähigkeit und Stärke. Somit ist die Potenz zunächst einmal ein Indikator für die Gesundheit des Mannes überhaupt.

Evolutionsgeschichtlich ist die männliche Potenz eine Voraussetzung für die Arterhaltung, also die Fortpflanzung der menschlichen Spezies, und somit neben Durst und Hunger ein sehr starker Drang. Die Befruchtung innerhalb des weiblichen Körpers macht ein männliches Organ erforderlich, welches in der Lage ist, in das weibliche Geschlechtsorgan einzudringen.

Weil sich der weibliche Leib vor körperfremden Stoffen, vor allem Mikroben, schützen muss, setzt er den potentiellen Eindringlingen, neben einem ausgeklügelten chemisch-biologischen Schutzwall der Schleimhäute, auch erhebliche mechanische Verschlusskräfte entgegen. Damit soll vor allem das Eindringen von Wasser verhindert werden, das keimbeladen sein kann und den chemisch-biologischen Schutz aus dem Gleichgewicht bringen könnte.

In einem biologisch-seelisch-sozialen Komplex unterliegen diese Kräfte während der Paarung einem ständigen Wechselspiel, bei dem sich diese Schließmuskulatur-Kräfte abschwächen, verstärken oder sogar umkehren. Das männliche Paarungsorgan muss also ganz erhebliche Kräfte überwinden können, um den Befruchtungsakt erfolgreich zu absolvieren. Es gehört wohl zu den vielen kleinen Naturwundern, dass unter bestimmten Bedingungen aus zartem, weichem Gewebe kurzzeitig ein fast knochenharter Gewebeverbund entstehen kann, den ja das männliche Glied repräsentiert.

Die meisten Männchen der Landraubtiere sowie einiger Affen- und Walarten haben es da wesentlich besser. Sie sind von der Natur mit einem vom Skelett unabhängigen Penisknochen (Baculum) ausgestattet, der ein Eindringen auch ohne Erektion ermöglicht. Die Schwellkörper aktivieren sich dann erst im weiblichen Paarungsorgan.

Beim Mann hat die Natur so etwas normalerweise leider nicht vorgesehen. Nur in Ausnahmefällen, aber dann zählt es als krankhaft und heißt lateinisch „induratio penis plastica“. Eine Verkalkung des Penis bis hin zur Verknöcherung und mit sehr schmerzhaften bis unmöglichen Erektionen.

Zurück zum Thema. Dem gesunden, potenten Mann wird gar nicht bewusst, welche Kräfte in diesem herrlichen Wechselspiel wirken, ist er doch mit seiner Manneskraft noch vollkommen darüber erhaben.

Ganz anders, wenn die Potenz nachlässt oder durch plötzliche Ereignisse schlagartig verschwindet. Männliche Potenz ist also die Fähigkeit, eine ausreichende Gliedsteife zu erreichen, um in die weibliche Vagina einzudringen und diese bis zum eigenen Orgasmus zu halten. Der weitaus größten Zahl der wegen Prostatakrebs behandelten Männer gelingt das nicht mehr, selbst wenn der Potenz-Erhaltungsgrad in den Statistiken der einzelnen Kliniken gegenseitig überboten wird.

Warum unbedingt Potenzerhaltung? Wie lange ist denn ein Mann überhaupt potent? Ist die Potenz in diesem meist schon fortgeschrittenen Lebensalter überhaupt noch wichtig? Welche sexuellen Bedürfnisse hat der Mann im Alter? Was erwartet die Ehefrau, Partnerin oder Freundin noch vom Sexualleben?

Auf diese Fragen kann es nur individuelle Antworten geben. Trotzdem gibt es einige allgemeine Tatsachen und Entwicklungen, mit deren Hilfe wir den Antworten vielleicht etwas näher kommen.

Der allgemeine Trend meiner Generation zeigt in Richtung immer höherer Lebenserwartung. Dabei bleibt auch der Gesundheitszustand im höheren Lebensalter zunehmend besser. Genealogen sprechen sogar schon vom „Methusalem-Effekt". Leider nicht bei allen. Die Rollator-Läufer/-Innen scheinen immer zahlreicher zu werden.

Die höhere Lebenserwartung hat neben den gesellschaftlichen natürlich weit reichende individuelle Auswirkungen. Schon ein großer Teil der Älteren lebt heute gesundheitsbewusst und ist am gesellschaftlichen Leben durchaus interessiert.

Die Zahlen der eingeschriebenen Senioren-Studenten an den Universitäten sind kaum noch zu verkraften. In den Urlaubsgebieten erhalten wir ebenfalls den genaueren Eindruck: Omas und Opas im Urlaub auf einem Kamel in der Sahara sind heute keine Seltenheit mehr. Auch die Zahl der Älteren mit Zugang zum Internet steigt rapide an.

Das zu erwartende höhere Lebensalter führt natürlich zu einer veränderten individuellen Lebensgestaltung. Viele Menschen erleben sich trotz fortgeschrittener Jahre als relativ gesund und fit. Verständlich, dass dadurch höhere Ansprüche an die Lebensqualität gestellt werden.

Ein weitgehend sorgenfreies Leben in einer harmonischen Partnerschaft bei guter Gesundheit und Fitness wird immer mehr das Leitbild der Älteren. Natürlich spielt da die Sexualität in der von Prostatakrebs bedrohten Lebensepoche zwischen 40 und 80 Jahren eine stark zunehmende Rolle. Wenn auch die Intensität mit 80 vielleicht verhaltener ist.

Sexualität im Alter gab es schon immer. In der Vergangenheit leider ein Tabu, über das man den Mantel des Schweigens breitete. Heute sind die Menschen und die Gesellschaft, zumindest im westlich orientierten Kulturkreis, zum Glück und mit positiver Tendenz offener geworden. Dennoch erscheint es wohl den Meisten von uns noch immer als Peinlichkeit, wenn sich ältere Menschen offen über Sexualität unterhalten.

Den gestandenen Urologen geht es da nicht besser. Nur so ist es zu erklären, dass Sexualität im Zusammenhang mit Prostatakrebs von ärztlicher Seite noch kaum Beachtung und noch weniger Berücksichtigung findet.

Die „herausgeschnittene“ Potenz ist nicht nur für den Betroffenen eine Katastrophe, sondern auch für die Partnerin. Und das nicht nur in Bezug auf den reinen Geschlechtsverkehr.

Einem impotenten Mann wird es immer schwerfallen, auch andere Arten von Zärtlichkeiten zu geben und zu empfangen, weil er instinktiv immer erwarten muss, bei der gesunden Partnerin tiefere Sehnsüchte zu wecken, die er nicht erfüllen kann. Schleichend verschwindet so auch die Libido, der Sexualtrieb.

Nicht weniger dramatisch für den Betroffenen sind die seelischen Auswirkungen der Impotenz. Worüber sind denn Mann und Frau definiert? Über das Geschlecht natürlich! Was wären wir biologisch, wenn wir keine Frau und kein Mann mehr sind?

Solche immer wiederkehrenden Gedanken kann ein Betroffener nicht unterbinden. Bei manchem Mann, besonders wenn er sich von einer leidenschaftlichen Partnerin oder dem Umfeld unter Druck gesetzt fühlt, führen sie sogar bis zum Suizid. Andere leben ihr Leben weiter, als sei gar nichts gewesen, zumindest nach außen hin. Erst wenn sie sich zum Beispiel in einer Selbsthilfegruppe treffen, wird deutlich, wie sehr diese Männer wirklich leiden. Vielfach haben die Betroffenen niemanden, der sie wirklich versteht, auch den Arzt nicht. So spielen sie sich und ihrem Umfeld Normalität vor und verdrängen ihre Probleme.

Bei der professionellen psychologischen Hilfe sind die Erfahrungen unterschiedlich. Mit großen Erwartungen habe ich auch das versucht bis ich mir sagte: „Was soll ich hier überhaupt? Der Nutzen steht in keinem Verhältnis zum Aufwand.“

Weil diese geistige Belastung enorm viel Energie bindet, wird diese unserem Immunsystem entzogen. Es können nicht mehr so viele Krebszellen vernichtet werden, wie entstehen. Damit ist dieses Gleichgewicht wieder gestört. So ist es kein Wunder, wenn zudem der umstrittene PSA-Wert erneut steigt und sich ggf. ein Rezidiv ankündigt.

Gerade die Belastung der Seele ist Gift für jeden Krebskranken. In fast allen Fällen von Prostatakrebs wird es zu Änderungen des bisherigen Verhaltens kommen, weil nur wenige Männer derartig stabil sind, eine solche Belastung einfach so wegzustecken. Verhaltensänderungen des Betroffenen ziehen immer Verhaltensänderungen in der Familie oder Partnerschaft nach sich.

Leider gehen die potentiellen Prostatakrebspatienten aus Unkenntnis recht leichtsinnig mit ihren Potenzproblemen um, weil sie sich einerseits schämen und andererseits den Ärzten zu leichtfertig vertrauen.

Ich habe mit vielen Urologen gesprochen. Selbst bei langer urologischer Tätigkeit ist meistens ein deutliches Unbehagen oder eine Peinlichkeit bei den Ärzten zu spüren, wenn die Potenz angesprochen wird. Die Unkenntnis der heutigen medizinischen Möglichkeiten beiderseits spielt hier erheblich mit hinein. So kommt es, dass die schonenden - also die Potenz erhaltenden - bzw. alternative Therapien weitgehend noch nicht eingefordert oder in Anspruch genommen werden.

Der Mann definiert sich über seine Potenz. Nicht nur die reine Lebensqualität, sondern auch seine Psyche, sein ganzes Wesen werden durch seine Sexualität essentiell mitbestimmt. Deshalb hat jeder Mann im Falle eines Prostatakarzinoms das Recht, bei der Therapie seine Potenzerhaltung einzufordern. Je früher der Krebs erkannt wird, desto besser sind die Aussichten im Hinblick auf die Potenz. Alternative Therapien sind die beste Potenzerhaltung.

Nach der Operation hat mich die drohende Impotenz mehr belastet als der Krebs selbst. Nur deshalb habe ich mich so ausführlich mit diesem Thema befasst und in dessen Folge dieses Buch geschrieben. Jedenfalls hat mich eine wahnsinnige Angst vor dauernder Impotenz immer wieder motiviert, alles über Prostatakrebs und Potenz zu erfahren, Wege zu deren Überwindung zu suchen und alles auszuprobieren, was mir helfen könnte.

Ich werde weiterhin nicht lockerlassen, meine natürliche sexuelle Leistungsfähigkeit zurückzugewinnen. Durch einzelne, enttäuschende Rückschläge werde ich mich nicht entmutigen lassen. Mit Hoffnung, Initiative und Tatkraft lässt sich fast alles erreichen.

Im Folgenden will ich aufzeigen, welche schulmedizinischen Therapien unter welchen Bedingungen eine Potenzerhaltung am wahrscheinlichsten machen und bei welchen Therapien die Heilungschancen am höchsten sind.

4.3. Watchful waiting

Watchful waiting ist keine Therapie. Im Gegenteil, es bedeutet eigentlich Untätigkeit, nämlich „wachsames (Ab-)Warten" und ist im Zusammenhang mit Prostatakrebs über eine schwedische Studie in den 1980er Jahren ins Gespräch gekommen. Was steckt dahinter?

Der Streit der Gelehrten über die beste Therapie des Prostatakrebses geht ja schon lange und hält nicht nur bis heute an, sondern wird sich auch noch lange Zeit fortsetzen.

Einer gar nicht so kleinen Gruppe von Wissenschaftlern sind die Ergebnisse aller Prostatakrebstherapien im Verhältnis zum Überhauptnichtstun einfach zu ungenügend, um die enormen Aufwendungen und die Leiden der Behandelten zu rechtfertigen. So sollte durch eine Studie die Unsinnigkeit von Operation und Bestrahlung belegt und ein kontrolliertes Abwarten als Alternative angeboten werden.

Hierbei wird die Auffassung vertreten, dass zwar die meisten Männer mit Prostatakrebs sterben, aber nur etwa 2% an Prostatakrebs, weil dieser langsamer wächst als der natürliche Alterungsprozess beim Mann abläuft.

Urologen, die diesen Standpunkt vertreten, empfehlen ihren Patienten mit gesichertem Krebsbefund, den es so gar nicht gibt, eine regelmäßige Prostatauntersuchung mit Abtastung und PSA-Check und sonst weiter nichts als Abwarten. Nur, und wirklich nur dann, wenn ein rapides Ansteigen des PSA-Wertes registriert wird und das Ultraschallbild deutlich schnell wachsende Krebsstrukturen zeigt, erfolgt gegebenenfalls eine Behandlung.

> *Verbunden mit selen- und zinkreicher veganer Nahrung und besonders mit dem weitgehend unbekannten Vitamin B17 und ggf. einer Thermotherapie ist dies die weitgehend beste Methode, den Krebs zu besiegen und die Lebensqualität zu erhalten. Dazu später ausführlich ab Ziffer 7.*

Diesen mutigen Urologen bezeuge ich meine Hochachtung, denn sie schwimmen gegen den schulmedizinischen Strom und verzichten eventuell sogar auf eine Menge Einkommen.

In den weitaus meisten Fällen ist diese Handlungsweise durchaus gerechtfertigt. Eine halbjährliche Kontrolle ist für die bereits Betroffenen nämlich voll ausreichend, um eine plötzliche Krebsaggressivität zu erkennen, und beinhaltet dazu zeitlich sogar noch einen gewissen Sicherheitsfaktor.

Eine Verdoppelung des umstrittenen PSA-Wertes innerhalb eines Jahres könnte aber vielleicht zur gründlichen Sonografie anregen.

> *Kürzlich (welch ein Zufall) äußerte ein Arzt in einer Sendung des MDR-Fernsehens die Ansicht, der jährliche Anstieg um einen (!) PSA-Punkt wäre bereits ein Operationsgrund. Dieser Arzt sollte den Marketingpreis der Schulmedizin bekommen!*

Rein körperlich hat das Watchful Waiting keinen Bezug zur Sexualität und somit auch keine Auswirkungen. Unsere Seele wird aber nach einem positiven Prostatakrebsbefund mit Sicherheit reagieren. Ein Pflänzchen "Angst vor Prostatakrebs" sollte man aber gar nicht erst wurzeln lassen. Zum Glück gewöhnt man sich recht schnell an sehr schlechte Nachrichten und so wird die Potenz über kurz oder lang wiederkehren.

4.4. Active Surveillance

Active Surveillance, also eine aktive Überwachung, wird im Zusammenhang mit der DNA-Bildcytometrie (DNA-ICM) als Testverfahren für einen harmlosen Prostatakrebs ins Feld geführt, was ich oben schon ausführlich beschrieben habe.

Sie soll für eine radikale Therapie geeignete, sonst gesunde Betroffene mit insignifikantem Prostatakrebs einschließlich Kontrollbiopsie genau überwachen, um die rechtzeitige kurative Behandlung so lange aufzuschieben, bis sich die Tumorbiologie oder der Wunsch des Patienten ändert.

Das Kontrollregime bei Active Surveillance beinhaltet die ersten zwei Jahre eine vierteljährliche PSA-Messung plus rektaler Untersuchung, was danach halbjährlich weitergeführt wird. Nach 12 Monaten werden 10 bis 12 Stanzen entnommen, danach alle drei Jahre.

Nimmt die PSA-Verdopplungszeit auf weniger als drei Jahre ab, wird dies als Tumorprogression gewertet und eine sekundäre Therapie eingeleitet. [12]

Wie oben schon gesagt, warne ich sehr vor diesen vielen Stanzungen. Wenn die kastaniengroße Prostata insgesamt über 100-mal gestanzt wird, dann ist sie so zerfetzt, dass sie ihre Aufgaben nicht mehr erfüllen kann.

Wir sollten uns hier keine Angst machen lassen und lieber mit Watchful waiting leben, als uns einer solchen Prozedur zu unterziehen.

4.5. Als heilend (kurativ) angesehene Therapien

4.5.1. Operationen

Ein führender Universitätsprofessor der 1930er Jahre, dessen Namen ich heute nicht mehr recherchieren kann, begann seine Vorlesungen vor den angehenden Medizinstudenten sinngemäß mit den Worten: „Weil wir Ärzte nicht heilen können, müssen wir operieren".

Bin ich geheilt, wenn ich anstelle eines kleinen Knötchens in der Prostata, was mir mit 98% Wahrscheinlichkeit nie Probleme bereiten würde, von Ärzten inkontinent, impotent, mit einem entstellten Penis, verkümmertem Orgasmus und zeugungsunfähig operiert wurde? Ich muss also mit ***fünf***, selbst schweren Krankheiten, weiterleben?

Zur Prostataoperation kommen wir Männer oft schneller als die Jungfrau zum Kinde. Für die weitaus größte Zahl der Urologen wird sie als rasche und Erfolg versprechende Heilmethode favorisiert, obwohl inzwischen viele alternative Behandlungen zur Verfügung stehen, bei denen die Heilungschancen nicht schlechter sind und die Lebensqualität nicht eingeschränkt wird.

Dass es sich hierbei um eine ausgeprägte Übertherapie handelt (man spricht von über 90% unnötiger Eingriffe), tritt im Bewusstsein der meisten Urologen wohl hinter dem angeblichen Heilerfolg zurück.

Sicher werden auch einkommensspezifische Betrachtungen eine Rolle spielen, denn eine Operation bringt immer gutes Geld ein. Ob es ökonomische Geflechte zwischen überweisendem Arzt, einweisendem Urologen und ausführender Klinik gibt, ist inzwischen öffentlich bekannt und sogar höchst richterlich legitimiert. Aufgefallen sind mir in meiner Leidensgeschichte jeweils immer der Eifer und die glänzenden Augen auf der anderen Seite, wenn es um eine Operation ging.

Wie schon erwähnt, sollte eine Operation immer das letzte Mittel darstellen, eine Heilung herbeizuführen. Wer schon einmal einen Erklärungsbogen vor einem operativen Eingriff gelesen und unterschrieben hat, der weiß, worauf er sich hierbei einlässt. In der Möglichkeitsform werden alle Risiken und Komplikationen akribisch aufgezählt und die Verantwortung für ein eventuelles Eintreten dem - wie sollte es anders sein - Patienten zugeschoben. Motto: „Wir können nichts dafür! Der Patient hat es so gewollt!“

Ich möchte nun den Blick zunächst auf die gängigen Operationstechniken lenken. Doch vorher dazu noch eine grundsätzliche Aussage, denn es wird sich die Frage erheben: Haben wir überhaupt eine Wahl?

Ob ein Patient mit Prostatakrebs durch einen Bauchschnitt, Dammschnitt oder eine andere Therapie behandelt wird, möchte, meistens sogar sofort, der zuerst konsultierte Urologe festlegen. Er wird uns Betroffenen unter Berücksichtigung unseres medizinischen Befundes immer diejenige Methode empfehlen, mit der er am besten vertraut ist oder von der er sich die meisten Vorteile erhofft.

Sind wir aber gut informiert und bevorzugen eine andere Therapie, wird es in der Regel zur Abkühlung und vielleicht sogar zum Abbruch der Beziehungen zu diesem Urologen kommen. Wir werden uns dann eine Einrichtung suchen, in der nach unseren Wünschen therapiert wird und einen Urologen finden, der uns dahin überweist. Gegebenenfalls empfehlen uns Kliniken, die unsere gewünschte Therapie praktizieren, einen entsprechend ausgebildeten Urologen in unserer Nähe. Das Internet ist hierbei eine nicht zu unterschätzende Hilfe.

4.5.1.1. Die Bauchschnitt-Operation

Die Operation mittels Bauchschnitt ist auch heute noch die weitaus am meisten angewandte Operationsmethode beim Prostatakarzinom. Die Literatur geht von einer Rate um 90% aus. Sie ist, trotz inzwischen bekannter und weitaus schonenderer Methoden, die Standardmethode bei der Ausbildung zum Urologen. Und sie wird es sicher noch lange Zeit bleiben.

Der hoch verdiente, weltberühmte Physiker Max Planck sagte schon vor etwa 90 Jahren verbittert sinngemäß: Neue Erkenntnisse in der Wissenschaft setzen sich nicht durch Überzeugung durch, sondern nur durch das Aussterben der Anhänger der veralteten Lehren.

So wird es wohl noch lange dauern, bis sich die meisten Männer an einer zeitgemäßen Therapiemethode erfreuen können, wenn die dann überhaupt noch nötig sein sollte.

Bei der Operation wird die Bauchhöhle unterhalb des Nabels bis zum Schambein geöffnet, nachdem bereits ein Harnröhrenkatheter in der Blase stationiert wurde. In der Regel werden zunächst die nächstliegenden Lymphknoten entnommen und einer schnellen Krebszellenanalyse durch einen bereitstehenden Pathologen unterzogen. Sind sie entgegen den Erwartungen aus den Voruntersuchungen bereits befallen, so hat sich die Operation als sinnlos erwiesen, weil sich schon Metastasen abgesetzt haben.

Die Operation wird nun abgebrochen und die Bauchdecke wieder geschlossen. In solch einem Fall sind nun die alternativen Therapien gefragt, deren Chancen auf Heilung oder zumindest Verzögerung heute nicht weniger gut anzusehen sind.

Früher sagte man: Wenn Luft an den Krebs kommt, ist es in wenigen Monaten vorbei. Heute wird das nicht der Luft zugeschoben, sondern dem Skalpell, das den Krebs aktiviert. Ich denke, es ist wieder unsere Seele, die nach einer missglückten Operation alle Hoffnung verliert.

> *Ja, es gab auch schon Chirurgen, die, gründlich dokumentiert, mit flachen Schnitten eine Operation nur vorgetäuscht haben und die Patienten trotzdem schnell gesund wurden und kein Krebs mehr nachweisbar war. Abfällig wird dann von einem Placebo-Effekt gesprochen, als wenn diese vollständige Heilung als minderwertig anzusehen wäre.*

Mit ca. 15 cm Länge ist der Bauchschnitt eine erhebliche Wunde, die das Muskel- und Bindegewebe in Mitleidenschaft zieht und eine entsprechend lange Verheilungszeit erfordert. Den Zugang zur Prostata verschafft sich der Operateur je nach der individuell vorgefundenen Lage und seiner Fertigkeiten vor der Blase (retropubisch) oder durch die Blase (suprapubisch).

Nach der älteren Methode werden nun die umliegenden größeren Blutgefäße abgesperrt und die Operation mit direkten Schnitten durchgeführt.

Bei der blutarmen Methode wird mit feinsten Schnitten gearbeitet und das Gewebe vor jedem Schnitt erst elektrisch koaguliert (verschmort). So gibt es auch bei den feinsten Gefäßen kaum einen Blutaustritt. Der

Operateur hat dadurch eine bessere Sicht und kann durch den Wegfall des ständigen Tupfens konzentrierter und zügiger arbeiten.

Die Prostata wird zwischen dem Blasenboden und äußerem Schließmuskel um das Katheter herum herausgetrennt, die Samenkanälchen abgebunden, die Samenblasen entfernt und die verbliebene Harnröhre direkt an den Blasenhals angenäht. Damit ist der innere (unwillkürliche) Schließmuskel unwiederbringlich verloren. Die versehentliche Entfernung oder Verletzung des äußeren (willkürlichen) Schließmuskels während dieser Operationsmethode möchte natürlich jeder Operateur vermeiden. Weil es jedoch individuelle Unterschiede beim Sitz desselben gibt und er optisch kaum abzugrenzen ist, kommt es doch öfter als gewünscht zu dessen Verletzung, mit der Folge der längeren oder dauernden Inkontinenz.

Die Operation mittels Bauchschnitt dauert drei bis vier Stunden, je nachdem was der Operateur vorfindet und wie geschickt er ist.

Seit 1981 ist auch endlich der Zusammenhang zwischen dem die Prostata umschließenden Nervengeflecht und dem männlichen Erektionsvermögen einigermaßen bekannt.

Dem amerikanischen Arzt Patric Walsh gelang 1983 der Durchbruch mit der ersten, dieses Nervengeflecht schonenden Operation. Seitdem kann nervenschonend operiert werden, wenn der Krebs noch in der Kapsel sitzt, das heißt, wenn er die Prostatawand noch nicht erreicht hat. Wichtig ist, dass der Operateur diese Methode wirklich präzise beherrscht und mit höchster Vorsicht ausführt.

Die für die Potenz wichtigen Nervenstränge (nervi erigentes) kommen nämlich von der Wirbelsäule, laufen entlang der Samenblasen und dann beidseitig eng an der Prostata vorbei, wo sie sich verzweigen. Noch feinere Nerven zweigen wiederum von diesen ab, durchdringen die Prostatahülle und steuern die Vorgänge in der Prostata. Dummerweise bevorzugt es der Prostatakrebs, genau an diesen feinen Nervendurchgängen (Perineuralspalten) aus der Prostatahülle herauszuwachsen.

Will der Operateur diese für die Erektionsfähigkeit verantwortlichen Nerven erhalten, muss er sie mit allerhöchster Sensibilität und filigraner Handwerksarbeit von Prostata und Samenblasen trennen.

Die extreme Empfindlichkeit dieser Nerven macht den Erfolg der nervenerhaltenden Operation immer ein wenig fragwürdig. Der Grad der

Verwachsung der Nerven mit der Prostata ist außerdem individuell verschieden. Somit ist die Sorgfalt bei der Operation nicht zu unterschätzen. Es kommt maßgeblich darauf an, die Nerven möglichst bis in die feinsten Verästelungen zu retten. So können wir uns leicht vorstellen, dass selbst eine vom Operateur angestrebte Nervenschonung nicht immer in dem gewünschten Ausmaß gelingen muss.

Sollte der Krebs die Prostata einseitig schon überschritten haben, können die Erektionsnerven der anderen Seite unter Umständen noch gerettet werden. Erstaunlicherweise beeinflusst es eine eventuell mögliche, spätere Erektionsfähigkeit angeblich kaum, ob die Erektionsnerven einseitig oder beidseitig erhalten geblieben sind.

Entgegen alten Lehrmeinungen wissen wir heute, dass sich Nerven in gewissen Grenzen regenerieren können. Nur ist die Regenerationszeit von Nerven gegenüber anderem Gewebe unvergleichlich länger. Wichtig ist die häufige Reizung dieser Nerven, um zum Wachstum anzuregen. Bei einer nervenschonenden Operation kann man heute unter günstigen Bedingungen davon ausgehen, dass eine Erektionsfähigkeit innerhalb einer Spanne von zwei Jahren vielleicht wieder erreicht werden kann.

Die Erhaltung der nervi erigentes alleine scheint es nicht zu sein, was die Potenz ausmacht. Sonst müsste ich bei beidseitig vollständiger Erhaltung kräftige Erektionen haben.

Daher dürfen wir selbst bei einer Erhaltung der nervi erigentes nicht von einem Automatismus ausgehen. Die Erektion findet vor allem im Kopf statt und sollte wegen der Funktionserhaltung der Schwellkörper von der dritten Woche nach der Operation an körperlich regelmäßig trainiert werden. Aber das sagt uns leider kein Arzt, obwohl es für den Rest des Lebens für uns und unsere Partnerinnen von höchster Bedeutung ist.

Die gefürchtete Tatsache, Patienten mit einer nervenschonenden Operation hätten ein höheres Rezidivrisiko, also einen Krebsrückfall, weil die Schnitte hierbei nicht weit genug vom Krebsknoten gewählt werden, ist ein beliebtes Argument für diejenigen Ärzte, die der Entwicklung nicht folgen konnten. Das hat sich aber praktisch nie bestätigt. Diese Ausrede jedoch hat sicher tausenden von Männern unsinnigerweise die Potenz geraubt. Ist sie bei uns in Deutschland schon überwunden? Kaum! Siehe den Ausspruch von Max Planck!

In diesem Zusammenhang erhebt sich die Frage, warum die Samenblasen standardmäßig immer mit entfernt und die Samenleiter unterbrochen werden. Die rein technische Möglichkeit, die Samenkanälchen nunmehr direkt in die Harnröhre einzubinden, sollte doch bei den heutigen Möglichkeiten der Mikrochirurgie bei einem noch in der Kapsel sitzenden Tumor gegeben sein.

Bekanntlich reichern die Samenbläschen (eigentlich eine irreführende Bezeichnung) die Samenflüssigkeit mit einem Fruchtzuckersekret als Energiespender für die Samenzellen auf ihrem langen Weg an. So könnte vielleicht eine eingeschränkte Form einer Ejakulation, aber auf alle Fälle die Fortpflanzungsfähigkeit erhalten bleiben.

> *Wenn ein Kinderwunsch besteht, die Hoden noch intakt sind und keine Hormonbehandlung erfolgte, dann ist die Möglichkeit der Samenzellengewinnung noch gegeben. Sie ist aber weitaus komplizierter, aufwändiger und teurer.*

Über Risiko und Erfolg eines Samenblasenverbleibs liegen meines Wissens bisher keine Daten vor. Jedenfalls liefen meine Recherchen ins Leere. Die Urologen sehen wohl keinen Sinn darin, sonst hätten sie es sicher längst versucht.

Die Prostata, die das Sekret zur Verflüssigung des Samens liefert, mit dem Sekret der Samenbläschen vermischt und durch ihre Kontraktionen während des Orgasmus mit für den Überdruck für das Herausschleudern der Samenflüssigkeit sorgt, ist zwar unwiederbringlich verloren. Trotzdem kann der Mann auch ohne Prostata beim Orgasmus noch heftige Kontraktionen haben, die in der ersten Zeit und bei gefüllter Blase sogar Urin kräftig ejakulieren lassen. Die Kontraktionen bleiben allerdings - abgesehen vom Austritt einiger Tropfen klarer, sämiger Flüssigkeit aus den Cowperschen Drüsen (sogenanntes Vorsekret) - für immer trocken.

Für einige operierte Patienten läge aber ein Stück Lebensqualität in der Erhaltung der Fortpflanzungsfähigkeit, selbst wenn sie dann nur eingeschränkt möglich wäre. Gesetzt den Fall, man würde die Samenbläschen über deren Ausführungsgänge nun direkt in die Harnröhre einbinden, so könnten sicher einige Samenzellen auf einfachem Wege für eine künstliche Befruchtung entnommen werden. Eine natürliche Schwängerung wäre wohl auszuschließen aber theoretisch immerhin möglich. Es wurde ja noch nie probiert.

Wegen der recht großen äußeren und inneren Wunden beim Bauchschnitt ist eine Verweilzeit im Krankenhaus von zwei bis drei Wochen üblich. Der Katheter verbleibt in der Regel 14 Tage und wird manchmal sogar mit nach Hause genommen. Leidensgefährten sprachen über Schmerzen unterschiedlicher Ausprägung. Konstitution, Gesundheitszustand und subjektives Empfinden spielen hier eine große Rolle, wobei der Schmerz natürlich objektiv von vielen weiteren Faktoren, wie z.B. die Lage des Prostatakarzinoms, Schnittführung des Operateurs, getroffene Nervenbahnen, Stärke der eigenen Heilkräfte, Art, Dosierung und Verträglichkeit von Schmerzmitteln usw. abhängig ist.

Allgemein herrscht bei den Betroffenen das Bewusstsein vor, eine schwere Operation durchgemacht zu haben. Neben den oben bereits aufgezeigten rein psychischen Folgen sind längere Inkontinenz und Impotenz die traurigen Begleiter.

Natürlich veröffentlicht jede Klinik ihre „Erfolgszahlen“ in Form von hoffnungsvollen statistischen Werten bei der Potenzerhaltung. Diese werden in der nachoperativen Zeit meist quartalsweise durch Fragebögen erhoben, deren Wahrheitsgehalt nur der Befragte kennt. Wir gehen auch weiterhin davon aus, dass diese „Erfolgsstatistiken“ das Aushängeschild einer Klinik sind und letztendlich die Nachfrage nach Operationen beeinflussen. Und Operationen bringen Geld!

Wenn also davon die Rede ist, dass 35% der Männer sechs Monate nach der Operation wieder potent sind, so lohnt es sich schon, genauer hinzusehen. Schon der alte Winston Churchill sagte: „Traue keiner Statistik, die du nicht selbst gefälscht hast.“

„Wie ist die Grundmenge zusammengesetzt?“, „Wie sind die Aussagen zu werten?“, „Unter welchen Bedingungen kamen die Aussagen zustande?“ usw. sind nur einige Fragen in diesem Zusammenhang. Von den ganz seltenen Ausnahmen abgesehen, bei denen frisch Operierte noch mit dem Katheter in der Blase eine kräftige Erektion bekamen, ist die langwierige bis dauerhafte Impotenz eher die Regel.

Seltsamerweise haben einzelne Männer ihre Sexualfunktionen wieder erlangt, obwohl sie nicht ausdrücklich nervenschonend operiert wurden. Gerade in der Zeit vor 1983, als man die Zusammenhänge noch gar nicht kannte und die Prostata ohne Rücksicht auf das Nervengeflecht entfernt wurde, gab es einige solcher Fälle.

Hinsichtlich der Kontinenz brauchen wir die Hoffnung selbst nach ein bis anderthalb Jahren noch nicht aufzugeben. Nicht wenige haben nach so langer Zeit noch ihr trockenes Dasein gefunden. Mit der sogenannten Stressinkontinenz, zum Beispiel beim Heben, Bücken, Niesen und Pressen müssen wir allerdings längere Zeit leben.

Wer allerdings über die Zeit hinaus „zur Sicherheit“ weiterhin Vorlagen trägt, stellt seinen Körper unbewusst auf diese Sicherheit ein. Dann kann die Inkontinenz schnell dauerhaft werden. Frühzeitiges „Entwöhnen“, mit einem vertretbaren Risiko hingegen, lässt uns schneller trocken werden, weil der Körper intensiveres Vermeidungsbestreben realisiert. Außerdem ist die tatsächliche Abgangsmenge erfahrungsgemäß viel geringer als die gefühlte, was die Unterwäsche meist noch gut kompensieren kann. Lieber drei Herrenslips als eine Vorlage mitführen!

Wie fast alles im Leben, ist die Überwindung von Inkontinenz und Impotenz maßgeblich vom eigenen Willen, von der eigenen Initiative und Beharrlichkeit abhängig. Wer bedingungslos vom Krebs geheilt werden will, auch wenn dieser bereits die Prostatawände erreicht hat, für den ist die Bauchschnittoperation recht aussichtsreich.

Wer potent bleiben will und bei dem der Krebs noch in der Kapsel sitzt, sollte erst einmal weiterlesen.

4.5.1.2. Die Dammschnitt-Operation

Die Operation mittels Dammschnitt ist längst nicht so verbreitet wie der Bauchschnitt, obwohl sie für den Patienten in vielerlei Hinsicht für das Allgemeinbefinden schonender ist. In nur 10% der Fälle wird heute auf diese Weise operiert und es werden immer weniger.

Ein Grund für die Zurückhaltung bei dieser Methode ist die eingeschränkte Flexibilität bei Komplikationen. Der Bauchschnitt bietet hier eine bessere Übersicht und die Möglichkeit, das Operationsgebiet gegebenenfalls auszuweiten. Manchmal erweist sich der Tumor nämlich doch größer als er nach den Voruntersuchungen anzunehmen wäre.

Andererseits ist wegen der geringen Anzahl dieser Operationen der Erfahrungsschatz der Urologen begrenzter - oder umgekehrt. Nicht viele Operateure haben sich darauf spezialisiert.

Die Dammschnitt-Operation ist weiterhin nur für ein frühes Stadium geeignet, bei dem das Karzinom noch in der Prostatakapsel sitzt. Das umliegende Gewebe darf außerdem nicht durch frühere Bestrahlungen vorgeschädigt sein, weil dann wegen der Zellzerstörung im Bindegewebe die Nähte schlechter halten und schwerer heilen. Ein Radiologe sagte bei dieser Thematik einmal zu mir: „Versuchen Sie mal, zwei faulende Apfelhälften miteinander zu vernähen!"

Wie wir inzwischen wissen, liegen die der Prostata nächsten Lymphknoten unter der Bauchdecke im Unterbauch. Eine bereits erfolgte Streuung des Prostatakrebses in den Körper lässt sich per Bauchschnitt am ehesten erkennen. Über den Dammschnitt sind diese Lymphknoten nicht erreichbar. Man wird sie also vorher extra mit einem relativ harmlosen laparoskopischen (Knopfloch-) Eingriff entnehmen, um sie auf Krebs zu begutachten.

Stellt sich bereits Krebsbefall heraus, braucht mit der eigentlichen Operation gar nicht erst begonnen zu werden. Dann sind alternative Heilmethoden angesagt. Das wäre also ein gewisser Vorteil gegenüber dem Bauchschnitt.

Der Patient liegt bei der Dammschnitt-Operation auf dem Rücken. Die Beine sind nach oben gespreizt, die Knie angewinkelt und in dieser Haltung arretiert - so, wie das beim Frauenarzt üblich ist. Wenn ältere Männer in den Knien oder Hüften erheblich eingeschränkt beweglich sind, kommt diese Methode aber nicht in Frage.

Durch einen bogenförmigen Schnitt zwischen Hodensack und After verschafft sich der Operateur Zugang zur Prostata. Wie beim Bauchschnitt wird die Prostata nach der Fixierung des Katheters unterhalb der Blase und vor dem äußeren Harnröhren-Schließmuskel abgetrennt und mitsamt den Samenbläschen total entfernt. Nun wird wieder die Harnröhre direkt mit der Harnblase vernäht und der Schnitt verschlossen.

Da weniger aufwändig und durch den Wegfall der gleichzeitigen Lymphknotenanalyse dauert diese Methode nur etwa eineinhalb Stunden, was die Belastung des Organismus gegenüber dem Bauchschnitt doch erheblich senkt.

Ganz wichtig ist bei dieser Operation der vorsichtige Umgang mit dem Darmausgang und der Schließmuskulatur. Eine Schonung des für die spätere Erektion zuständigen Nervengeflechtes ist bei dieser Methode nicht so verbreitet, weil der Zugang zum Nervengeflecht komplizierter ist. Letztendlich entscheiden also auch hier wieder der Wille und die Geschicklichkeit des Operateurs über unsere Lebensqualität.

Da die Wunde kleiner ist als beim Bauchschnitt, brauchen die Patienten nicht so lange im Krankenhaus zu verweilen. Zehn Tage beträgt der Durchschnittsaufenthalt. Auch der Katheter verbleibt nur etwa sieben Tage. Die wesentlich geringere Gesamtbelastung ermöglicht ein früheres Verlassen des Bettes und eine schneller verlaufende Gesamterholung. Die zuverlässige Kontinenz tritt im Durchschnitt ebenfalls früher wieder ein.

Einen schweren Nachteil hat die Dammschnitt-Operation dennoch: Es dauert lange, bis man wieder beschwerdefrei sitzen kann. Ursprünglich als Alternative zum Bauchschnitt gedacht, sind hier Patienten mit nicht so gutem Allgemeinzustand und Vertrauen auf diese Methode wohl die optimale Zielgruppe. Allerdings hat mit der Entwicklung der laparoskopischen Methoden der Dammschnitt eher seine Berechtigung verloren.

Also sehen wir uns die weiteren Möglichkeiten an.

4.5.2. Minimal invasive Operationen

4.5.2.1. Die Laparoskopische Radikale Prostatektomie (LRP)

Zuerst die Begriffe: „lapara“ bedeutet weich und steht medizinisch für Bauchhöhle; „skopein“ steht für beobachten, spähen. Ob die Mediziner schon im Altertum die lateinische Ausdrucksweise nur darum gewählt haben, damit sie der Normalbürger nicht versteht und sie umso herausragender dastehen?

Naja, ganz so ist es wohl nicht. Latein war die Sprache der Römer und damit die Weltsprache der Antike. Noch bevor in Germania das erste Steinhaus gebaut wurde, war ein Großteil der wissenschaftlichen Begriffe schon geprägt. Im Mittelalter wäre eine länderübergreifende wissenschaftliche Kommunikation ohne Latein gar nicht möglich gewesen.

Trotzdem ging es damals und geht es heute um Geld und Machterhalt. Mit der lateinischen Ausdrucksweise wirkt ein mystischer Nimbus auf den Nichtmediziner ein, der ihn verunsichert, ängstigt und ausliefert. Und genau das ist so gewollt. Schon im (Original-) Eid des Hippokrates werden die Ärzte zur Geheimhaltung ihrer Heilkunst verpflichtet. Warum wohl?

Laparoskopische Operationstechniken wurden in den 1980er Jahren entwickelt und haben sich inzwischen in fast allen chirurgischen Fachgebieten etabliert. Die Methode wird auch minimal invasiv genannt, weil der kameraüberwachte Eingriff nur über dünne Instrumente durch kleine Hautschnitte hindurch erfolgt und die großen offenen Schnitte unterbleiben. Volkstümlich hat sich dafür der Begriff “Knopfloch-Operation“ verbreitet.

Diese Technik der Operation ist zwar in der Handhabung recht kompliziert und verlangt lange Übung und Erfahrung, hat aber für den Patienten bedeutende Vorteile. Der Blutverlust kann auf ein Minimum reduziert werden und somit auch die HIV- oder Hepatitis-Gefahren einer Bluttransfusion. Die kleinen Wunden verheilen viel schneller, wodurch man sich nach der Operation in kürzester Zeit erholt.

In die Urologie ist diese Operationstechnik inzwischen auch eingezogen und so war es nur eine Frage der Zeit, bis die krebskranke Prostata auf diese Weise entfernt wurde. Im Jahr 1998 wurde in Frankreich mit dieser Operationsweise begonnen. Seit 1999 wird sie an der Berliner Charité praktiziert.

In den urologischen Fachbüchern ist bisher davon kaum etwas zu finden. So werden die auszubildenden Ärzte eher über die klinische Praxis an die laparoskopische Technik herangeführt. Das heißt aber auch: Alle vorher ausgebildeten Urologen kennen diese Methode nur aus den aktuellen Fachveröffentlichungen oder vielleicht aus der Weiterbildung.

Durch die Medien haben inzwischen viele potentielle Patienten davon erfahren und fordern, wenn schon eine Operation, dann eine laparoskopische. Ein besonderer Vorteil ist nämlich die kürzere Verweilzeit des Katheters, was das Leben eher wieder angenehm macht. Man fühlt sich früher wieder fit als ein Patient mit Damm- oder gar Bauchschnitt.

Ich habe bei meiner Anschlussheilbehandlung (Reha) den Patienten die verschiedenen Operationstechniken nahezu angesehen. Die laparoskopisch Operierten bewegten sich freier und strahlten deutlich mehr - oder früher - Optimismus aus.

Wie ist nun das Prinzip der LRP in seiner Anwendung? Zunächst wird ein Endoskop mit Beleuchtung und Kamera unterhalb des Bauchnabels in den Unterbauch eingeführt und der Bauchraum mit Stickstoff aufgebläht. Je zwei Trokare (spezielle laparoskopische Operationsinstrumente) werden anschließend von rechts und links durch die Bauchdecke geschoben; je ein Paar für den Operateur und den Assistenten.

Mit Hilfe des Monitors kann das Operationsteam nun mit bis zu 20-facher Vergrößerung die Operation vollziehen, wobei im Regelfall wieder mit der Entfernung und Untersuchung der nächsten Lymphknoten begonnen wird. Damit ist dieses System der herkömmlichen Operationsweise mit der Lupenbrille zudem optisch weit überlegen, denn mit der besseren Erkennbarkeit können viel feinere Schnitte gezogen werden.

Die laparoskopische Operationsweise eröffnet damit auch der Potenzerhaltung eine neue Dimension.

Inzwischen verbreitet sich die laparoskopische Prostataoperation in ganz Deutschland. Kliniken in vielen Großstädten wenden sie bereits an. Die LRP war ein Riesenschritt in Richtung einer neuen Operationsepoche. Heute ist sie wohl eher als eine Zwischenstufe zu noch präziseren Methoden zu betrachten, die wir uns im Folgenden etwas näher bringen wollen.

4.5.2.2. Die nEERPE-Operation* - Operationsablauf

Die nEERPE-Operation, wie ich sie selbst erlebt und mein Operationserlebnis oben bereits geschildert habe, ist eine weitere Spezialisierung und Verbesserung der LRP und heißt vollständig: ***E***ndoskopisch ***E***xtraperitoneale ***R***adikale ***P***rostatovesikul***E***ktomie. Das kleine „n“ davor steht für nervenschonend und bedeutet eine zusätzliche, die Nerven und Gefäße schonende Anwendung.

Ich selbst erfuhr davon aus dem Fernsehen (kurz nach meiner Diagnose; jedes Ding hat eben seine Zeit) und wusste sofort, dass ich, wenn schon eine Operation, dann so und nicht anders operiert werden wollte. Diese Operationsmethode wurde in der Urologie des Uni-Klinikums Leipzig von einem Team unter Oberarzt Dr. med. habil. J.-U. Stolzenburg (inzwischen Professor und Chefarzt) entwickelt, eingeführt und angewandt und ist dabei, sich weltweit zu verbreiten.

Ich hatte das Glück, von ihm selbst operiert zu werden. Als ich im Juni 2003 meinen Termin hatte, lagen in Leipzig bereits die Erfahrungen aus über 300 Operationen nach dieser Methode vor, was mir ein gewisses Gefühl von Sicherheit gegeben hatte.

---

* frei nach einer Beschreibung des Operations-Teams der Klinik für Urologie im Universitätsklinikum Leipzig um Dr. med. habil. Jens-Uwe Stolzenburg, dem Urheber dieser revolutionären Methode.

Ich werde nun versuchen, anhand der Bezeichnung „endoskopisch extraperitoneale radikale Prostataovesikulektomie“ den Gang der Dinge nachzuvollziehen.

Ein Endoskop ist ein mit einer Lichtquelle gekoppeltes Instrument zur Untersuchung von Körperhöhlen und zur gezielten Gewebeentnahme. Das heißt zunächst, die Operation wird ohne offenen Schnitt endoskopisch durch die Bauchdecke (Knopfloch-Operation) vollzogen. „Extraperitoneal“ bedeutet außerhalb des Bauchfelles.

Unter radikal versteht man in der Chirurgie vollständig, gründlich, ohne Rücksichtnahme. Radikale Krebsoperationen gehen in der Regel mit tiefen Schnitten weit in das gesunde Gewebe hinein, um die vollständige Krebsentfernung sicher zu gewährleisten.

Beim Prostatakrebs ist eher die vollständige Entfernung gemeint, denn tief in das umliegende Gewebe zu schneiden, ist hier ja nicht möglich, weil die Organ- auch die Operationsgrenzen darstellen. Schlimmstenfalls müssen Teile der Blase mit entfernt werden. Das lateinische Synonym „vesicul“ deutet auf die Samenbläschen hin und „Ektomie“ bedeutet herausschneiden. Die deutsche Bezeichnung dieser Operationstechnik wäre also:

Nerven- und Gefäßschonende, vollständige Entfernung der Prostata und der Samenblasen mittels Knopfloch-Operation.

Jedenfalls wird der Patient nach der Vollnarkose auf dem Operationstisch in eine rückwärtige Schräglage von 15° gebracht und die operationstechnische Apparatur mit dem Monitor (Laparoskopieturm) zwischen seinen leicht gespreizten Beinen platziert. Unterhalb des Nabels, leicht rechts versetzt, beginnt die Operation mit dem Einsetzen eines Ballon-Trokars durch einen 1,5 cm langen Schnitt zum Aufblasen des Bauchraumes. Dadurch werden die Bauchorgane und Därme zurückgedrängt, um einen freien Raum für die Operation zu schaffen.

Nun wird der Ballon-Trokar gegen einen optischen Trokar mit Licht und Kamera ausgewechselt. Ebenfalls werden wieder zwei weitere Trokare für den Operateur und den Assistenten durch je zwei ganz kleine Bauchschnitte rechts und links eingesetzt.

Jetzt wird mit der Entnahme der Lymphknoten begonnen, die sofort auf Krebsbefall untersucht werden. Liegt kein positiver Befund vor, verschafft sich der Operateur zunächst Zugang zur Prostata und beginnt nach der Katheterfixierung mit dem Abtrennen des von der Prostata umschlossenen Harnröhrenendes von der Harnblasenseite aus.

Sollen die Potenznerven erhalten werden, so müssen kurz vor der vollständigen Abtrennung bei 6 Uhr (Positionsbestimmung gemäß dem Zifferblatt einer Uhr, also senkrecht unten) die Faszien (dünne Organ- oder Muskelhäute) seitlich der Prostata ganz vorsichtig unterschnitten werden, damit sie bei der späteren Prostataentfernung nicht verletzt werden.

Nun werden die Samenkanälchen durchtrennt und die Samenbläschen herausgezogen. Dabei wird nicht wie beim sonstigen Schneiden elektrisch koaguliert, weil die hochempfindlichen Potenznerven sehr dicht an den Samenblasenspitzen vorbei laufen und so leicht Schaden nehmen könnten. Daher wird hier ein Ultraschall-Skalpell verwendet.

Anschließend wird die Prostata unter Beachtung der vorsichtig beiseite geschobenen Potenznervenbündel aus ihrem peripheren Haltegewebe vollständig ausgeschält. Unterhalb der Prostata erfolgt die Durchtrennung der Harnröhre, wobei der äußere Schließmuskel soweit als möglich zu schonen ist.

Um ein Streuen der Krebszellen zu vermeiden, wird klugerweise die abgetrennte Prostata noch im Körper mit Hilfe der Instrumente in einen Kunststoffbeutel verpackt und zunächst nur dessen Öffnung ein Stück nach außen gezogen. Jetzt gilt es „nur noch“, die verbliebene Harnröhre mit dem Blasenhals zu vernähen, die Katheter zu fixieren und die Dichtheitsprüfung vorzunehmen.

Der linke untere Schnitt im Unterbauch wird auf 4 bis 5 cm erweitert, um den Beutel mit der Prostata endgültig zu entnehmen. Alle Trokare werden entfernt. Außer dem Harnröhrenkatheter wird noch ein weiterer Wundkatheter angelegt und die kleinen Bauchschnitte vernäht.

Der Unterschied zur allgemeinen laparoskopischen radikalen Prostatektomie liegt in der noch höheren Präzision. Neueste anatomischer Erkenntnisse können berücksichtigt werden, wie z.B. die operative Beachtung der Denonvillierschen Faszie. Das ist eine filigrane Organhaut um die Prostata herum mit Durchgängen der feinen Enden der Potenznerven (Geben Sie sich keine Mühe: Selbst in den neuesten medizinischen Wörterbüchern finden Sie diese Begriffe noch nicht).

Außerdem sind viele neue operative Tricks möglich, die eine bessere Übersichtlichkeit bieten und einen besseren Zugang zum Operationsobjekt gestatten. Und alles bei maximaler Patientenschonung und minimalem Blutverlust.

Wenn rechtzeitig operiert und Nervenschonung praktiziert werden kann, sind die Erfolgsraten für Kontinenz und Potenz im Vergleich zu allen anderen Operationstechniken hier am höchsten. Deshalb haben die Medizinische Hochschule Hannover und viele weitere Einrichtungen diese Technik ebenfalls übernommen, beziehungsweise an deren Entwicklung mitgewirkt.

Eine schnelle Verbreitung der Leipziger Operationsmethode ist anzunehmen, denn sie stößt inzwischen in vielen Teilen der Welt auf großes Interesse. Wichtig für den Patienten sind das unbedingte Streben nach Nervenschonung sowie die Fertigkeiten und die Erfahrungen des Operationsteams.

Die heutige nEERPE-Operation ist aber schon nicht mehr die nEERPE Operation wie tausend Operationen früher, denn sowohl der theoretische Erkenntnisgewinn durch weitergehende Forschungsarbeit als auch die permanente technische Verbesserung und der Erfahrungsgewinn machen erhebliche Fortschritte.

Noch ein Wort zu den Operations-Bezeichnungen selbst. Neuerdings scheinen sich die Fantasienamen gegenseitig überbieten zu wollen. Das ist allerdings nichts weiter als reines Marketing.

4.5.2.3. Die Da-Vinci-Methode

Die Da-Vinci-Methode ist eine „Computer-Roboter"-Operation mit höchster Präzision. In Wahrheit handelt es sich dabei lediglich um vom Operateur ferngesteuerte Manipulatoren (Maschinen-Hände), die demzufolge auch nicht besser arbeiten können als der Operateur selbst. Der Medizinexperte Dr. Bliemeister meint dazu:

„Im Konkurrenzkampf um Patienten werben die Zentren zunehmend mit dem Einsatz des DaVinci-Roboters. Ein Roboter assistierter Eingriff erzielt zwar keine besseren Ergebnisse gegenüber den herkömmlichen Operationstechniken, erzeugt aber exorbitant hohe Kosten von 1,5 Mio. Euro für das Gerät und weitere 150.000 Euro pro Jahr für die laufende Unterhaltung. Mit den Fallpauschalen der Krankenkassen lässt sich kein DaVinci finanzieren." [12]

Einen „Vorteil“ hat dieses „Da-Vinci-Gerät“ allerdings: Der Operateur arbeitet entspannt im Sitzen und kann, gemäß einer Chirurgen-Aussage in einem TV-Bericht, nun fünf statt drei Operationen am Tag schaffen. Da ist die Millioneninvestition schnell wieder drin.

Kettensäge statt Handsäge. Die Bäume wird es freuen.

4.5.2.4. IRE - Irreversible Elektroporation / NanoKnife®

IRE / NanoKnife® wurde im Jahr 2011 in der Klinik für Prostata-Therapie in Heidelberg deutschlandweit erstmals standardisiert in den klinischen Alltag der Prostatabehandlungen aufgenommen. Die Entwicklung des Verfahrens stammt von dem amerikanischen Unternehmen AngioDynamics (New York).

NanoKnife®, gesprochen „nanoneif“, heißt „Nanomesser“ (wie Gabel, nicht wie Messgerät) und verwendet starke elektrische Felder zur Zerstörung des Krebsgewebes.

Mit dieser Operationstechnik kann sehr fein gearbeitet werden, sodass bei entsprechender Sorgfalt relativ wenig gesundes Gewebe geschädigt wird.

Was hat der Patient von dieser neuen Methode für Vorteile und wie spielt sie sich in der medizinischen Praxis ab?

Laut der Klinik für Prostata-Therapie im Medizinischen Zentrum Heidelberg können Nebenwirkungen wie Impotenz und Inkontinenz bei dieser Behandlung ***in den meisten Fällen***, also mindestens 51%, vermieden werden.

Ich habe dort angerufen und gleich eine kundige Person am Hörer gehabt. Als Reaktion auf mein Lob der hohen Erfolgsrate bei dieser Methode hörte ich am anderen Ende der Leitung einen Ton, der wie „tzt, tzt“ klang.

Neugierig fragte ich natürlich nach: „Ist dem etwa nicht so?“

Naja, besser als die herkömmlichen Methoden sei das Ergebnis hinsichtlich der Impotenz und Inkontinenz nicht, aber das Verfahren sei sehr schonend, war die Antwort.

Gerne hätte ich einen direkt beteiligten Arzt gesprochen, aber das wäre nur mit Einreichung meiner eigenen Befunde möglich.

„...in den meisten Fällen ***nicht*** vermieden werden“ kann man ja nirgendwo veröffentlichen, weil dann die dringend benötigten Patienten ausbleiben würden.

Zur Ejakulationsfähigkeit, zu Gefühlsirritationen beim Orgasmus und zur Fertilität liegen keine Aussagen vor. Eine Penisverkürzung oder -verstümmelung durch den Verlust eines Teils der Harnröhre, wie bei einer herkömmlichen Prostataoperation, sei aber auszuschließen.

Was passiert bei der IRE mit der Prostata konkret?

In einem aufwendigen Vorbereitungsverfahren muss zunächst die präzise Lokalisation des Tumors mit multiparametrischen MRT-Untersuchungen, PSMA-PET-CTs und adäquaten Verfahren zur bildgebenden Diagnostik durchgeführt und eventuell zusätzlich durch eine 3D-Biopsie (!) abgesichert werden.

Mit spezieller Software wird der Tumor in den MRT-Bildern in 3D sichtbar und mittels Simulation das Behandlungsfeld geplant. Zum Behandlungstermin werden die Daten dann auf den OP-Computer überspielt.

Die eigentliche Behandlung ist gegenüber dem Planungsaufwand zeitlich viel kürzer.

Nach einer Vollnarkose zur Ruhigstellung und der Einführung des Katheters werden dem Patienten zwei bis sechs (eventuell noch mehr) Nadeln transperineal, also durch den Damm, eingestochen, die auf einer Schablone nach der Operationsplanung ausgerichtet sind.

Nach genauer Platzierung erfolgt erneut eine Simulation, um alle Parameter genau einzurichten.

Bei der folgenden Behandlung werden im Mikrosekundenbereich elektrische Impulse mit einem Potential von -1.500 bis +1.500 Volt je Nadelpaar, also 3.000 Volt, von Nadel zu Nadel ausgelöst, die die Krebszellen zum Aufplatzen und Absterben bringen. Das Ganze dauert nur wenige Minuten.

Der Zellmüll wird später durch das Immunsystem abgebaut und ausgeschieden. Das Befinden des Patienten soll nach dem Aufwachen nicht beeinträchtigt sein.

Als Vorteile werden von der Heidelberger Klinik weiterhin angeführt:

- gewebeselektiv,
- ultrascharfe Ränder,
- induzierter Zelltod,
- ohne Einschränkung für Folgebehandlungen,
- schmerzfrei und minimalinvasiv,
- schnell und einmalig und
- breites Einsatzspektrum.

Das alles klingt erst einmal besser, als man es je von einer anderen Prostataoperation gehört hat.

Welche Schlussfolgerungen lassen sich hier ziehen?

Die Methoden der Prostatakrebs-Behandlungen sollen ja, wie schon erwähnt, danach bewertet werden, wie die Lebensqualität erhalten bleibt und wie der Betroffene unter der Therapie zu leiden hat.

Schulmedizinisch betrachtet ist NanoKnife® sicher ein fortschrittliches Verfahren, das aber teuer, unnütz und überflüssig im Vergleich zur natürlichen Heilung ist.

Auch bei diesem relativ schonenden Verfahren ist die Wahrscheinlichkeit von Inkontinenz und Impotenz doch ziemlich hoch und damit inakzeptabel.

Die IRE ist, wie alle Operationen, ein erheblicher Eingriff und heißt nicht nur so, sondern ist in seiner Konsequenz auch wirklich irreversibel.

Die Frage, die keiner beantworten kann, ist in diesem Falle, ob die ***kritische Menge*** der Krebszellen entfernt wurde, und ob das Immunsystem den Rest erledigen kann.

Das Verfahren wird übrigens von der Konkurrenz inzwischen in der Luft zerrissen, weil es *„ungerechtfertigt und gefährlich ist, da der Wert dieser Behandlung noch völlig ungesichert ist.“*

4.5.2.5. Das Tookad®-Verfahren

Das Tookad®-Verfahren (blutgefäßgerichtete, photodynamische Therapie (Vascular-targeted Photodynamic Therapy - VTP) wurde im israelischen Weizmann Institut entwickelt. Prof. Manfred Wirth vom Carl Gustav Carus Universitätsklinikum Dresden hat es im Rahmen einer multizentrischen Studie in der Klinik für Urologie im Mai 2018 erstmalig praktisch angewandt. Seitdem gehört es zur Regelversorgung am Dresdener Universitätsklinikum.

Zielgruppe des Tookad®-Verfahrens, einer angeblich risikoarmen minimalinvasiven Operationsmethode, sind Patienten mit einem ***Niedrig-Risiko-Prostatakarzinom***, bei denen die Bestrahlung oder Entfernung der Prostata wegen der gravierenden Nebenwirkungen (noch) nicht gerechtfertigt wäre. Man spricht auch von PK im Frühstadium, wobei überhaupt nicht klar ist, ob sich aus den harmlosen Knötchen wirklich Krebs entwickelt.

Wie funktioniert nun die Tookad®-Methode?

Zunächst erhält der Patient das Medikament Tookad® intravenös injiziert, welches den fotosensitiven Wirkstoff Padeliporfin enthält und Körpergewebe und Organe lichtempfindlich macht. Weil die Haut und die Augen dann ebenso mit dem Padeliporfin durchsetzt sind, muss der Patient während der eineinhalbstündigen Operation komplett verhüllt werden, damit die OP-Lampen keine ungewollte Reaktion auf der Haut auslösen.

Unter Vollnarkose werden dem Patienten dann über den Dammbereich unter einem bildgebenden Verfahren und mit Hilfe einer Behandlungsplan-Software sogenannte Laserfasern in die sichtbaren Knötchen der Prostata eingeführt. Mit Laserfasern gemeint sind Glasfasern, die den Laserstrahl zum Zielpunkt am Ende der Faser leiten.

Die lichtempfindliche Substanz Padeliporfin hat sich auch in der Prostata mit ihren Knötchen ausgebreitet und wird nun vom Laserlicht getroffen. Dabei gibt es bei jedem Intervall bzw. jedem Laserschuss eine kleine Explosion, die nach und nach das kranke Gewebe zerreißt. Die Zellreste werden vom Immunsystem abgebaut und ausgeschieden.

Schon am dritten Tag nach der OP kann der Patient das Krankenhaus wieder verlassen. Neun bis zwölf Monate später soll mittels einer Biopsie eine Nachkontrolle Gewissheit über den Erfolg der Behandlung erbringen.

Beim Tookad®-Verfahren sollen Impotenz sehr selten und Inkontinenz überhaupt nicht auftreten. Andere mögliche Nebenwirkungen werden bisher nicht genannt.

Im ***„Tookad® Patientenleitfaden - V 2.0 - 10 April 2018“*** dagegen ist zu lesen:

Erektile Dysfunktion *(Schwierigkeiten eine Erektion zu bekommen oder beizubehalten): Bei 60 Patienten (30,5%) aus der Tookad®-VTP-Gruppe traten Erektionsstörungen auf.*

Wenn das sehr selten ist, was ist dann oft?

Harninkontinenz *(Urinabgang beim Husten, bei Belastung oder vor dem Toilettengang): Bei 25 Patienten (12,7%) mit Tookad®-VTP-Therapie trat eine Harninkontinenz auf.*

Keine Inkontinenz?

Harnretention / Harnröhrenverengung: *Die Harnretention (keine (vollständige) Blasenentleerungmöglichkeit) kann als Folge des Anschwellens der Prostata nach einer VTP-Therapie mit Tookad® auftreten. In der wichtigsten klinischen Studie trat bei 15 Patienten (7,6%) eine Harnretention auf.*

Also sind möglicherweise weitere Behandlungen von Beschwerden erforderlich, die ohne VTP-Therapie mit Tookad® überhaupt nicht aufgetreten wären.

Photosensibilität *(Hautrötung und Augenschäden): Tookad® ist ein Photosensibilisator, d.h. die Substanz lässt Haut und Augen auf Licht reagieren. Daher müssen Sie sich nach der VTP-Therapie mit Tookad® 48 Stunden lang vor Licht schützen.*

Zur Bewertung der Therapie kann ich deshalb nur sagen: Vorsicht!

Die möglichen Folgen stehen in überhaupt keinem Verhältnis zum Nutzen. Alleine schon die Zielgruppe „Patienten mit Niedrig-Risiko-Prostatakarzinom“ zielt auf Männer ab, bei denen wohl nie ein aggressiver PK aufgetreten wäre und die, wie bereits erwähnt, vielleicht ***mit*** Prostatakrebs sterben werden, aber nicht ***an*** Prostatakrebs.

Den Preis für diese Behandlung konnte ich nicht ermitteln. Die Kosten werden jedenfalls zurzeit nicht von den Kassen übernommen.

Jetzt aber weg von den unsäglichen Operationen. Denn es gibt inzwischen eine Vielfalt von weiteren sogenannten Heilverfahren bei Prostatakrebs, deren Verfechter zumindest die Heilungschancen nicht schlechter bewerten als diejenigen bei den konservativen Operationen. Schauen wir mal.

4.5.3. Die Bestrahlungstherapien bei Krebs

Auf der Suche nach Alternativen zur invasiven und blutigen Operation bieten sich natürlich auch beim Prostatakrebs die Möglichkeiten der Strahlentherapien an (Radioonkologie). Für Patienten, für die aus gesundheitlichen oder anderen Gründen eine Operation nicht in Frage kommt, sind sie für die Schulmedizin in jedem Stadium die nächstliegende Möglichkeit der Behandlung. Gerade im fortgeschrittenen Stadium, wenn der Krebs über die Organgrenzen hinausgewachsen ist oder sich bereits Metastasen abgesetzt haben, kommt diese Möglichkeit zum Tragen.

Es war ein Meilenstein für den medizinischen Fortschritt, dass Konrad Röntgen seine X-Strahlung am 08.11.1895 bei Experimenten mit einer Kathodenstrahlröhre zufällig entdeckte, als er bei der Umstellung des Versuchsaufbaus plötzlich das Skelett seiner eigenen Hand sehen konnte. Tausende Wissenschaftler und Ingenieure haben die Strahlentherapie seitdem immer weiterentwickelt und sie gilt heute für die Medizin als nahezu ausgereift.

Die Apparate und Methoden wurden immer spezieller und schonender. Heute kommt die externe Bestrahlung besonders den bisher eher hoffnungsarmen Fällen zugute, deren Krebs relativ spät erkannt wurde. Auch größere und schmerzhafte Metastasen lassen sich damit einigermaßen unter Kontrolle halten. Was bewirken die Röntgenstrahlen in unserem Körper genau?

Zunächst ist die Röntgenstrahlung immer hochenergetisch, selbst bei schwächster Dosierung. Strahlung hat zudem einen sogenannten Doppelcharakter: Einmal besteht sie aus elektromagnetischen Feldern, die sich wellenförmig umeinander bewegen, zum anderen hat sie Korpuskularcharakter. Das heißt, sie beinhaltet kleine, hoch beschleunigte Teilchen. Laut Quantentheorie werden auch Teilchen zu Wellen und Wellen zu Teilchen und wenn man sie im Versuch beobachten will, verhalten sie sich wieder anders als erwartet. Das nennt man dann die Heisenbergsche Unschärferelation.

Bei einer Bestrahlung von biologischen Zellen, die bekanntlich aus Eiweißmolekülen bestehen, findet durch die einwirkenden elektromagnetischen Wellen eine Erwärmung statt, wie wir sie etwa von der vergleichsweise langwelligeren Mikrowelle kennen. Eiweißmoleküle werden dabei bereits bei ca. 45 °C zerstört.

Anders wirken die Korpuskeln in der Strahlung. Sie schlagen beim Auftreffen Elementarteilchen aus den Eiweißmolekülen heraus und verändern oder zerstören sie somit ebenfalls.

Weil auch die DNA zerstört oder beschädigt wird, verliert oder verfälscht die Zelle außerdem ihre Erbinformationen und kann diese bei der Teilung nicht weitergeben, was dem Aussterben gleich kommt. Wird die DNA nur in einer bestimmten Weise beschädigt, kann es zu Mutationen kommen, was größtenteils ebenfalls zum Aussterben dieser Zelllinie führt.

Mutationen sind der Grund, warum gesundes Gewebe bei einer Überdosis an Strahlung (Tschernobyl und Fukushima fallen uns da sofort ein) in Krebsgewebe ausarten kann. Der Zerstörungseffekt befallener Regionen ist in der medizinischen Strahlentherapie natürlich gewollt.

Krebsgewebe ist dichter und dynamischer als biologisch gesundes Gewebe, sodass die Bestrahlung auf die Krebszellen wesentlich zerstörerischer wirkt, besonders dann, wenn sie sich gerade im Teilungsprozess befinden. Das heißt aber nicht, dass sie auf gesundes Gewebe gar keine Wirkung zeigt, wie es in den zahlreichen, gesponserten Broschüren immer wieder übertrieben optimistisch dargestellt wird. Der Patient sollte schon ehrlich informiert werden, welchem Risiko er sich hier aussetzt.

Trotz geringerer Dichte und Atombewegung in den gesunden Zellen werden diese natürlich mit erwärmt und es werden auch hier durch die Korpuskularstrahlung Elementarteilchen aus den Molekülen herausgeschlagen. Die Folgen für eine Anzahl gesunder Zellen sind also zumindest eine leichte, wahrscheinlicher aber eine mittelschwere Schädigung. Schlimmstenfalls drohen die Zerstörung oder sogar eine Entartung und damit eine neue Quelle für Krebs.

Das ist aber immer noch nicht alles. Auch unser Blut, unsere Lymphflüssigkeit und unser Immunsystem bestehen aus einer Vielzahl von Zellen und Enzymen, also Eiweißmolekülen. Bewegen sich diese gerade in dem bestrahlten Areal, und dort konzentrieren sie sich ja, weil sie „reparieren" wollen, so werden sie ebenfalls beschädigt, verändert oder zerstört.

Eine computergestützte Berechnung der Dosisverteilung im und um den Tumor herum, exakte Ausrichtung und Bewegung der Strahlenquelle, gezielte Auswahl der Strahlenart und -energie, ausgeklügelte Bestrahlungsgeometrie und genaue Verteilung der Gesamtdosis sollen einem qualifizierten und gewissenhaften Radiologen heute ein durchaus der Operation gleichwertiges Mittel der Tumorbekämpfung in die Hand geben. Die Nebenwirkungen sind aber erheblich und nicht zu verniedlichen, denn die Gesetze der Physik gelten nun einmal immer und überall.

Natürlich sind auch nach einer intensiven Bestrahlung noch Krebszellen im Körper. Sie sind immer vorhanden und bilden sich immer wieder neu, werden aber laufend von unserem Immunsystem wieder zerstört. In welchen Ausmaßen das stattfindet ist für uns kaum vorstellbar. Ich habe einmal gelesen, dass im gesunden menschlichen Organismus pro Minute etwa 1.600.000 (!) Krebszellen entstehen und genauso viele vom intakten Immunsystem vernichtet werden. Somit ist es uns wiederum einfacher vorstellbar, dass bereits kleine Belastungen des Immunsystems zu einem Ungleichgewicht führen und schlimmstenfalls eine Krebserkrankung auslösen können.

Speziell zur Strahlenbehandlung des Prostatakrebses wurden inzwischen mehrere verschiedene Verfahren mit dem gleichen Ziel entwickelt.

Allen Bestrahlungstherapien ist eigen, dass sie das Leben des Patienten nicht verlängern, sondern die Gesundheit ruinieren.

4.5.3.1. Die äußeren Bestrahlungstherapien

Die beschwerdenarme, äußere (externe) Bestrahlungstherapie kann heute unter Computeranwendung individuell genau geplant und durchgeführt werden.

Aus einer vorherigen Computertomografie wird eine dreidimensionale computergestützte Bestrahlungsplanung für genau den einen persönlichen Tumor oder einzelne Metastasen erstellt und auf der Haut markiert. Die Lage des Patienten, die Bestrahlungsrichtung, die Größe der Bestrahlungsfelder und die Intensität werden so festgelegt, dass vier verschiedene Richtungsstrahlen nacheinander genau die Prostata treffen und sie somit insgesamt das Vierfache an Strahlung erhält wie das gesunde Gewebe.

Voraussetzung ist die absolut präzise Vorbereitung und Durchführung durch das Bestrahlungs-Team. Aber das sind ja auch nur Menschen.

Es ist leider nicht mit einer Sitzung getan. Zügig hintereinander sind um die 40 Sitzungen erforderlich, um das gleiche Ziel wie bei einer Operation, nämlich die Zerstörung der Prostata, zu erreichen. Die zwischenzeitlichen Pausen sollten nicht länger als ein Wochenende sein, weil sich auch Krebszellen sofort wieder zu reparieren versuchen.

Hinsichtlich der Genauigkeit in der Abgrenzung zum gesunden Gewebe geht die ***intensitätsmodulierte externe Strahlentherapie*** noch einen Schritt weiter. Die Bestrahlungsfelder haben nur noch Punktgröße. Dafür werden die Strahlen nacheinander aus vielen verschiedenen Richtungen mit genauer Dosierung Punkt für Punkt genau auf die befallenen Areale gerichtet. Von Vorteil ist die mikroskopisch genaue Begrenzung der Strahlungsareale.

Soweit so gut. Aber ohne Nebenwirkungen geht auch hier nichts. Blase, Darm und Schließmuskeln leiden erheblich. So kommt es bei manchen Patienten, wenn auch gegebenenfalls nur zeitweilig, zu Impotenz, Inkontinenz, Fisteln und Entzündungen sowie zu Schädigungen des Enddarmbereiches. Die werden aber durch die Gabe von Antibiotika behandelt, welche wiederum das Immunsystem schädigen.

Gravierend ist die Schädigung des Bindegewebes. Eine spätere Operation wäre nach erhaltener Strahlentherapie beim heutigen Erkenntnisstand definitiv ausgeschlossen. Die Prostata könnte zwar entfernt werden. Die Wunden würden aber nicht mehr heilen und die Nähte nicht mehr halten. Man denke an das Beispiel mit den faulen Äpfeln (siehe Ziffer 4.5.1.2.)

Nach einer Bestrahlung wird gerne eine Kontrollbiopsie durchgeführt. Was davon zu halten ist, habe ich oben unter Ziffer 2.3. ausführlich beschrieben. Regelmäßige PSA- und Ultraschallkontrollen würden hier vollkommen ausreichen.

4.5.3.1.1. Ulli, Beispiel für eine fragwürdige Bestrahlungstherapie

Ulli ist ein Bär von einem Mann. Als er in der Klinik zur Tür hereinkam, wurde es heller im Zimmer... und enger. Ich hielt ihn für einen Geschäftsführer eines kleineren Betriebes. Seine Frau hat ihn begleitet. Eine überaus fürsorgliche und angenehme, liebe Frau. Ingeburg durfte ich sie bald nennen.

Ulli und seine Frau sind echte Freunde, wie man sie so auf Anhieb selten trifft. Wir besuchen uns gegenseitig und telefonieren viel, fast wöchentlich. Mit Ulli zu telefonieren tut gut. Die ausgelassene, eigentlich verrückte Stimmung im gemeinsamen Zimmer vor und nach der OP schwingt in den Telefonaten und bei den Besuchen weiter fort. Dabei ist es nur einfacher, harmloser Männer-Humor, aber von einer Herzlichkeit getragen, die froh macht.

Ulli und Ingeburg tun unsere Begegnungen auch gut, sonst würden sie sich nicht so auf uns freuen. Unsere beiden Frauen fanden schon auf dem Parkplatz vor der Uniklinik zueinander, als mich meine Tochter und meine Frau in Leipzig besuchten. Ohne zu wissen, dass ihre Männer im gleichen Zimmer liegen und sich glänzend verstehen, plauderten sie fröhlich miteinander und waren sehr überrascht, als Ulli und ich vor dem Aufzug die Arme ausbreiteten - jedenfalls einen Arm, denn mit dem anderen hielten wir unsere Urinbeutel. Später lernten wir, die Beutel an der Hüfte unter der Freizeithose zu deponieren. So hatten wir die Hände frei. Für einen Uneingeweihten war es wohl kaum zu bemerken.

Ullis PSA-Wert war 12. Ziemlich hoch, glaubten wir damals. Ich hatte „nur" 10. Später traf ich Männer, die hatten 800 und mehr.

Ulli wurde am 02.06.2003 unmittelbar nach mir operiert. Gegen 16:00 Uhr wurde er in seinem Bett in die Intensivüberwachung links neben mich geschoben. Ingeburg war bei ihm. Er plapperte munter drauflos und ich, der ich nach etwa dreieinhalb Stunden gerade langsam mein Bewusstsein wiedererlangte, wunderte mich nicht wenig, wie gut er schon wieder drauf war.

Ein Bär von einem Mann, wie gesagt. Er selbst hat davon allerdings nichts mitbekommen, denn später konnte er sich an nichts mehr erinnern. Ich bin Ulli sehr dankbar, denn durch ihn habe ich eine quietschfidele und sorgenfreie Krankenhauszeit gehabt. Krebs, quietschfidel und sorgenfrei? Kann man so empfinden?

Man kann! Immerhin liegen lange Monate einer wahnsinnig angespannten Zeit hinter einem. Angst, Verzweiflung, Hoffnung, Sorgen und Frust waren seit der Diagnose unsere ständigen Begleiter. Unser und unserer Angehörigen Schicksal hat uns Tag und Nacht beschäftigt.

Ist man erst einmal im Krankenhaus, so sind die Würfel gefallen. Die Entscheidung ist getroffen, unser Schicksal liegt nun in anderen Händen. So ist es nur natürlich, dass sich die Spannung löst und der Körper (oder die Seele?) nun übermäßige Erleichterung empfindet und sich entsprechend äußert.

Etwa 1.000 Seiten Bücher und Zeitschriften hatte ich mir für die trostlose Zeit vorgenommen. Dazu noch Weiteres aus dem Antiquariat um die Ecke. Keine 10 Seiten habe ich gelesen!

Ullis Lesezeichen hat sich auch nicht weiterbewegt. Kaum steckte einer die Nase in ein Buch, fing der andere an zu frotzeln, was entsprechend beantwortet wurde. Und immer mit befreiendem Gelächter, das bei ziehenden Narben endete, und sich sogleich wieder fortsetzte. Schwestern und Azubis verweilten immer gern etwas länger in unserem Doppelzimmer und alberten mit.

Ich will es mal Seelenverwandtschaft nennen, was Ulli und mich miteinander verbindet. Es käme ihm vor, als würden wir uns schon Jahrzehnte kennen, beteuert er immer wieder. Auch mir erscheint der „alte Harzer Roller" wie ein Freund aus der Kindheit.

Ulli wusste vorher nichts von der schonenden nEERPE-Operation. Theoretisch bleibt danach die Erektionsfähigkeit erhalten. Praktisch wirkt jedoch eine Menge an Faktoren auf den sehr sensiblen Prozess der Genesung ein, sodass eine sichere Voraussage über die Wiederkehr der Manneskraft unmöglich ist. Zudem scheinen sich zurzeit viel zu wenig Spezialisten mit dieser für Männer und Frauen so überaus wichtigen Problematik „Erektion nach Prostatektomie" zu beschäftigen.

Selbst in den modernen Lehrbüchern der Urologie mit beispielsweise 400 Seiten steht gerade mal auf einer bis drei Seiten etwas über Prostatakrebs! Die Erkenntnisse darin entsprechen dem Stand der 1960er Jahre. Und was wird in den Vorlesungen gelehrt? Auch die jungen Urologen glauben noch immer verbissen an das Märchen vom krebsfördernden Testosteron und kastrieren die Männer völlig unsinnig. In meiner Selbsthilfegruppe haben sich wohl deshalb die vorwiegend älteren Männer generell mit einer langen bis dauerhaften Inkontinenz und einer absoluten Impotenz, Penisverstümmelung und Zeugungsunfähigkeit abgefunden.

Ullis Urologin hat ihm nach der Operation eine Bestrahlungsserie verordnet, „um eventuell noch vorhandene Krebszellen endgültig zu eliminieren“. Meines Erachtens in Ullis Fall ein übertriebenes, überflüssiges und gefährliches Mittel. Erinnere ich mich doch noch gut daran, wie uns Frau Dipl. med. X. in Leipzig auf die Frage nach einer Nachbehandlung aufgebracht mitteilte, wir sollten uns gefälligst als geheilt betrachten und bei unseren Hausurologen lediglich eine regelmäßige Überwachung in Anspruch nehmen.

Inzwischen ist es kein Geheimnis mehr, dass einigen Ärzten ihr eigenes Einkommen wichtiger ist als die Patientengesundheit. Gegenseitiges Überweisen von Patienten ist eine Gefälligkeit, die sich rechnet, weil der liebe Kollege sich gern erkenntlich zeigt und seinerseits weiterempfiehlt. Wie in der Wirtschaft haben die niedergelassenen Ärzte inzwischen ihre Netzwerke aufgebaut, was sich offensichtlich lohnt.

Ulli hat man ungeniert eine 20-jährige Lebensverlängerung durch eine Bestrahlung quasi angedroht. Denn im Klartext heißt das: Bei Verweigerung 20 Jahre früher tot! Ulli hat jedenfalls die Bestrahlung überstanden. Wie gesagt: Er ist ein Bär von einem Mann.

Jedem Krebskranken steht nach jetzigem Recht noch eine Anschlussheilbehandlung (AHB) in einer anerkannten Kurklinik zu. Ulli hat die AHB nicht in Anspruch genommen, weil er bereits eine längere Flugreise gebucht hatte, auf die er nicht verzichten wollte.

Erstaunlich sind für mich zwei Dinge. Erstens seine Selbstsicherheit, auch ohne Anschlussheilbehandlung schnell wieder gesund zu werden. Zweitens die Tatsache, dass er ohne Anleitung und intensives Beckenbodentraining ebenso schnell „trocken“ wurde wie ich, obwohl mir die ganze Palette an Heilmethoden und -mitteln zur Verfügung stand. Ein Bär von einem Mann, unzweifelhaft! Und immer gut drauf.

Ulli, ich wünsche dir ein langes, erfülltes Leben und immer eine Hand breit Wasser unterm Kiel. Zu meinem Hundertsten bist du mit Ingeburg herzlich eingeladen!

> *Heute verwendet Ulli keinen Gedanken mehr an Sexualität. „Alles tot“, meint er immer, wenn das Gespräch darauf kommt. Er ist psychisch so stark, dass er darüber sogar noch ohne Bitterkeit witzeln kann. Lass‘ es dir ewig gut gehen, Ulli, alter Bär!*

Ewald, auch ein physisch und psychisch sehr starker Mann, ein Kampfsportler, den ich erst vier Jahre später kennen lernte, hatte nicht dieses Glück. Nach der Operation und der meines Erachtens überflüssigen Bestrahlung litt er viele Jahre an völliger Inkontinenz und musste viele peinliche Erlebnisse über sich ergehen lassen. Doch er gab keine Ruhe, recherchierte, las und befragte alle erreichbaren Spezialisten. Eine weitere Operation mit der Implantation eines Blasenbandes konnte ihm auf Dauer ebenso wenig helfen. Beim letzten Telefonat vor einigen Monaten war er sehr verzweifelt.

4.5.3.1.2. Die Protonenbestrahlung

Dieses Therapieverfahren wurde wohl Ende 2008 erstmalig im deutschen Sprachraum publiziert.

Ein erstes europäisches Behandlungs-Center für Protonenbestrahlung, das Rinecker Proton Therapy Center in München, hatte nach allen Genehmigungsverfahren im März 2009 seinen Betrieb aufgenommen.

Wie die Süddeutsche Zeitung am 14. Oktober 2017 berichtete, ist es inzwischen allerdings insolvent. Man hatte mit 4.000 zahlungskräftigen Kunden pro Jahr gerechnet, aber gerade einmal 700 waren gekommen.

In Deutschland gibt es zurzeit fünf Protonentherapiezentren: In Essen, Heidelberg, München, Dresden und Berlin. Weitere Zentren in Gießen/Marburg, Köln/Bonn/Aachen, sowie in Hamburg/Schleswig Holstein befinden sich in Planung.

Was können diese Monster von Anlagen für uns leisten?

Nun, die bisher angewandte Röntgenstrahlung hat für die medizinische Behandlung von Krebs erhebliche Nachteile. Sie wird erstens im Körpergewebe ganz wesentlich abgebremst (für das Röntgen als bildgebendes Verfahren wiederum wichtig!) und zweitens auch noch abgelenkt und zerstreut.

Das bedeutet, die Röntgenstrahlen richten beim Eindringen auf der Körperoberfläche die schwersten Schädigungen an, kommen schon abgeschwächt beim Tumor an, den sie ja eigentlich vernichten sollen, und treten noch weiter geschwächt am anderen Ende des Körpers aus. Wobei geschwächt nicht mit ungefährlich verwechselt werden darf. Der fokussierte Röntgenstrahl wird beim Eindringen in das Gewebe außerdem gestreut, so dass die hochpräzise Treffgenauigkeit gar nicht so gegeben ist, wie uns die Radiologen in all ihren Veröffentlichungen immer wieder weismachen wollen.

Weil Krebszellen durch Röntgenstrahlung schwerer als gesunde Zellen zu zerstören sind, kann bei tiefliegenden Tumoren zudem die Dosierung gar nicht so hoch gewählt werden, wie es eigentlich erforderlich wäre.

Ergo: Die bisherigen Bestrahlungsmethoden sind unzulänglich und zu gefährlich für das gesunde Gewebe, weil der gesamte Strahlenkanal zellenseitig schwer geschädigt wird, ohne den Krebs letztendlich vollständig vernichten zu können.

Die moderne Bestrahlungsgeometrie aus verschiedenen Richtungen oder sogar dynamisch aus drehenden Bewegungen der Strahlenquelle heraus hat dann zur Folge, dass viele Strahlenkanäle oder gegebenenfalls sogar komplette Schnitte durch den Körper mit all seinen Organen, Nerven, Knochen und Gefäßen verstrahlt sind.

Um diese schweren Mängel der konservativen Bestrahlung auszumerzen, sucht man seit langem nach Möglichkeiten, die bessere Ergebnisse bringen und trotzdem den Patienten weniger Schaden zufügen.

Mit der Protonenstrahlung glaubt man nun ein Optimum der Bestrahlung gefunden zu haben. Die Protonen selbst sind Klümpchen aus verschiedenen im Atomkern enthaltenen Quarks, also unvorstellbar kleinen Teilchen die, wenn sie auf eine bestimmte Geschwindigkeit abgebremst werden auch noch ionisierend wirken. D.h., sie schlagen Elektronen aus den Schalen der getroffenen Atome, in diesem Fall aus den Atomen der Krebszellenmoleküle. Damit wird auch das Genom der Zellen zerstört und das Krebswachstum hat ein Ende. Um die Protonenstrahlung mit den gewünschten Eigenschaften für die Krebsbekämpfung zu erzeugen, ist für jeden einzelnen Behandlungsplatz ein Teilchenbeschleuniger von der Größe eines Klassenzimmers erforderlich.

Um diesen Aufwand zu rechtfertigen, müssen schon eine Menge Vorteile ins Gewicht fallen. Letztendlich ist es nur eine Eigenschaft dieser Strahlung, die aber einen enormen Vorteil mit sich bringt: Protonenstrahlung hat eine definierte Reichweite, wenn sie in Materie (z.B. in lebendes Gewebe) eindringt und, so stellte der Nobelpreisträger Sir William Henry Bragg schon 1904 fest, sie ionisiert umso mehr, je langsamer sie wird.

Diese Strahlung kann so angewandt werden, dass die größte Zerstörung zielgenau dort stattfindet, wo das Krebsgeschwür sitzt. Und zwar zielgenau in dreidimensionaler Hinsicht, d.h. sowohl seitlich als auch in der Tiefe genau. Der Protonenstrahl streut beim Eindringen zudem nicht so sehr wie der Röntgenstrahl und schädigt die davor und danach liegenden Strahlkanal-Gebiete weniger.

Für Prostatakrebspatienten, deren Krebs bereits die Organgrenzen überwunden hat und die bisher nur noch palliativ behandelt werden konnten oder für die eine andere Methode aus gesundheitlichen Gründen nicht mehr in Frage kommt, vielleicht eine Möglichkeit, wieder ganz gesund zu werden. Für Patienten mit kleinen Knötchen gibt es bessere Alternativen, wie oben bereits beschrieben.

Ein Leser hat mir über seine Erfahrungen mit der Protonentherapie berichtet. Sein Krebsknötchen war noch innerhalb der Kapsel. Er erhielt 21 Bestrahlungen an 21 aufeinander folgenden Tagen. Für eine Aussage zum Ergebnis ist es jedoch noch zu früh.

Ein anderer Leser, Ulrich G., schickte mir einen ganzen Behandlungsbericht, den ich mit seiner Zustimmung unkommentiert wiedergebe:

„Hallo Herr Weitzel, ich habe inzwischen eine Behandlung im Protonenzentrum in München hinter mir. Wohl auch mit gutem Erfolg, wie die erste Nachuntersuchung gezeigt hat.

Ich war vier Wochen dort; insgesamt waren es 20 Behandlungen. Es sollten 21 werden. Die letzte habe ich nach Rücksprache mit dem Arzt ausfallen lassen, da die Nebenwirkungen doch ziemlich heftig waren und ich einen Tag Zeit zum Erholen haben wollte, bevor ich mit der Bahn zurück nach B. fahren musste.

Die Behandlungen waren gut, das Personal jung und ziemlich neu. Bei der Bedienmannschaft der Geräte war die Dienstälteste gerade drei Monate dort (von denen mit denen ich zu tun hatte). Das hat mich doch etwas irritiert. Wenn die Fluktuation beim Personal groß ist, werden sie (das Rinecker-Proton-Therapy-Center; Anm. d. Autors) *wohl schlecht bezahlen.*

Die Nebenwirkungen waren doch erheblich; ich habe zwar keinen Vergleich zur Photonenbestrahlung, aber alleine die Dauer (vier Wochen zu sieben Wochen) haben mich zur Protonenbestrahlung tendieren lassen. Die Nebenwirkungen steigerten sich von Woche zu Woche und waren in der vierten Woche ziemlich heftig; betrafen den Darm und die Blase.

Die Intensität der Nebenwirkungen war bei allen ziemlich gleich. Das Abklingen der Nebenwirkungen war bei meinen ‚Leidensgefährten' sehr unterschiedlich. Den Meisten ging es nach drei bis vier Wochen wieder ganz gut; ich bin da vielleicht nach vier Monaten noch nicht ganz durch; es wird aber immer besser, so dass ich guter Dinge bin.

Bezahlt hat die Behandlung, nach einigen Briefen hin und her, die Techniker Krankenkasse; gewohnt habe ich in dem Gästehaus, was auch die TK spendiert hat.

Dort konnte man sich wohl fühlen. Ausstattung wie in einem 4-Sterne-Hotel. Genehmigt war ein Doppelzimmer, in dem ich aber, bis auf die ersten zwei Nächte, alleine war.

Die ‚Kollegen' dort waren übrigens, im Gegensatz zu mir, alle nicht operiert und was ich bisher gehört habe, geht es allen inzwischen sehr gut; vielleicht eine Alternative zur Operation? Das ist aber wohl von Fall zu Fall verschieden. Das als Erfahrungsbericht für ihr Archiv zum Prostatakarzinom. Viele Grüße aus B., Ihr Ulrich G."

Nun, der technische Aufwand muss sich natürlich lohnen. Eine Grundbehandlung kostet um die 20.000,00 €. Einige wenige Kassen haben die Zulassung für dieses Verfahren erteilt und übernehmen teilweise die Kosten. Ein anderer Leser, bei der AOK versichert, musste 18.000,00 € zuzahlen. Wer kann und will sich das als gesetzlich Versicherter leisten?

4.5.3.1.3. Cyberknife

Cyberknife (sprich: ßaiberneif) heißt auf Deutsch „kybernetisches Messer" und ist wieder ein Beispiel für interessant englisch klingende Fantasienamen für technisch-medizinische Behandlungsmethoden.

Dahinter verbirgt sich eine weitere Verbesserung der Protonen- bzw. Photonenbestrahlung. Beide Bestrahlungsarten gehören zu den Alphastrahlen und sind somit weit weniger gefährlich als die herkömmliche Behandlung mit Röntgenstrahlung (Gammastrahlung), die auch bei Kernkraftunfällen auftritt und von Atomwaffen ausgeht.

Die Cyberknife-Technologie realisiert eine präzise und schonende Art der Strahlenvernichtung kleiner und kleinster Tumore. Dies wird durch eine Neuheit auf diesem Gebiet erreicht, die es ermöglicht, auch die kleinste Bewegung der Patienten bis zu 10 mm auszugleichen, indem der Protonenstrahl durch ein dynamisches bildgebendes Verfahren in Echtzeit nachgeführt wird.

Der Patient muss also weder starr fixiert noch betäubt werden, sondern er kann entspannt liegen und darf während der Behandlung frei atmen und sogar husten oder niesen.

Die Anwender sprechen von einer meist einmaligen, ambulanten und schmerzfreien Anwendung von 45 bis 90 Minuten Dauer bei 100 bis 200 Einzelstrahlen aus verschiedenen Richtungen und dokumentieren in Vorher-Nachher-Röntgenaufnahmen eine deutliche Reduzierung der Tumore. Nach einer Behandlung gibt es keinerlei Einschränkungen.

Welche Vorteile für die Patienten kann dieses System bieten? Ein Anbieter, das Deutsche Cyberknife-Zentrum in Soest, meint dazu:

„Die meisten Patienten brauchen nur eine sehr geringe Erholungszeit und können fast sofort nach der Behandlung ihren gewohnten Aktivitäten nachgehen. Weitere angegebene Vorteile für den Patienten:

- *schmerzfrei,*
- *nicht invasiv,*
- *keine Betäubung,*
- *keine invasiven Kopf- oder Körperrahmen,*
- *kein Atem-Anhalten während der Behandlung,*
- *hohe Präzision der Bestrahlung,*
- *sofortige Rückkehr in den Alltag,*
- *automatische Verfolgung des Tumors durch das Bestrahlungsgerät auch bei Bewegungen des Patienten.“*

Ohne genaue Größenangaben wird von der Anwendung bei ausschließlich kleinen Tumoren und Metastasen ausgegangen und eine Behandlung als Alternative oder Ergänzung zu Operationen gesehen.

Für Prostatakrebs-Patienten mit einem Karzinom noch in der Kapsel bildet diese Behandlungsmethode vielleicht eine akzeptable Alternative zur zerstörerischen Operation. Wie die Prostata anschließend aussieht und welche Nebenwirkungen auftreten, will ich mir gar nicht vorstellen.

Über die Höhe der Kosten konnte ich nichts herausfinden. Einige Kassen übernehmen die Behandlungskosten, sicher mit Zuzahlungsanteil. Gegenwärtig sind sechs Behandlungszentren in Deutschland bekannt. Im Internet kann man sich darüber informieren.

An der Uni Heidelberg wird mit Schwerionen-(Kohlenstoffionen-)Bestrahlung experimentiert. Viel anders kann das Ergebnis wohl auch nicht sein.

4.5.3.2. Die inneren Bestrahlungstherapien

Um Schädigungen des umliegenden gesunden Gewebes angeblich noch weiter zu minimieren, ist man auch noch einen anderen Weg gegangen und auf die innere (interne) Bestrahlung gekommen. Für Wissenschaft und Technik sind ja heute fast keine Grenzen mehr vorhanden.

Der Grundgedanke ist, innerhalb der Prostata eine Strahlenquelle zeitweilig zu aktivieren, die das umliegende Krebsgewebe unmittelbar vernichtet. Sinnvoll ist diese Methode jedoch nur, wenn der Tumor die Organgrenzen der Prostata noch nicht überschritten hat.

Der Abbau der vernichteten Zellen erfolgt dann auf natürlichem Weg durch unseren Organismus. Zwei Hauptwege dieser Brachytherapie (brachy = kurz) werden heute beschritten:

Erstens: Die Seed-Implantation, auch ***LDR-Brachytherapie*** (low dose rate) genannt. Man versteht darunter die Einpflanzung von millimeterkleinen strahlenden Körpern, den sogenannten Seeds (= Samenkörner), die für immer in der Prostata verbleiben.

Es werden 50 bis 100 Seeds eingepflanzt, die vorwiegend radioaktives Jod 125 enthalten. Sie bilden um sich herum jeweils eine kugelförmige strahlendurchsetzte Zone von wenigen mm Durchmesser, in deren Bereich alle Zellen, Gute wie Böse, vernichtet werden.

Nach etwa 180 Tagen sind die Seeds verbraucht und strahlen nicht mehr. Diese Methode wird wegen ihrer geringen Belastung, einfachen Ausführung und der relativ geringen Nebenwirkungsrate immer stärker nachgefragt. In den USA zählt sie inzwischen zu den Standardverfahren und überwiegt gegenüber der operativen Prostataentfernung.

Noch liegen seit der verbreiteten Einführung Mitte der 1990er Jahre keine verlässlichen Daten vor. Man geht aber von der Annahme der Gleichwertigkeit der Erfolgsquote mit der Operation aus und glaubt an eine große Zukunft dieser Methode.

Die Behandlung läuft wie folgt ab: Nach einer bildgebenden Erfassung und genauer Vermessung wird ein 3D-Computerplan zur optimalen Platzierung und somit der Dosisverteilung erstellt. Bei dem nun folgenden ambulanten Eingriff unter Vollnarkose oder Spinalanästhesie (Schmerzblockade über das Rückenmark) werden mehrere Punktionsnadeln durch den Damm in genaue Positionen in die Prostata eingeschoben.

Durch diese Sonden werden die vielen kleinen Seeds entsprechend des Computerplans und unter Ultraschallkontrolle genau platziert. Nach einer bis eineinhalb Stunden ist die ganze Prozedur überstanden. Die Sonden werden gezogen, die Wunden versorgt und der Patient kann nach einer Erholungsphase die Klinik meist noch am gleichen Tag verlassen.

Das Sitzen dürfte anschließend einige Zeit schwer fallen. Unmittelbare Blasen- und Enddarmentzündungen werden in der Fachliteratur jedenfalls als harmlos und kurzzeitig dargestellt. Die Inkontinenz- und Impotenzraten werden geringer als bei der Prostataoperation angegeben. Aber es gibt diese Fälle hier ebenso in erheblichem Umfang.

Ähnlich der Biopsie wird das Prostatagewebe bei bis zu 20 Punktionsnadeln in der kastanienkleinen Prostata erheblich verletzt. Krebszellen kommen unmittelbar in den Blutkreislauf und in die Lymphe. Die Frage ist, ob die radioaktive Strahlung vor Ort die Krebszellen vernichten kann, bevor dieser Fall eintritt, die Seeds also schneller eingesetzt werden können als der Blutstrom die Zellen wegspült. Wohl kaum! Außerdem werden die durchströmenden Blut- und Lymphbestandteile radioaktiviert, die wiederum in alle Gewebearten und Organe weiter getragen werden und dort ebenfalls strahlen. Es ist schon erstaunlich, was ein menschlicher Körper alles ertragen kann.

Nach einem Monat erfolgt noch einmal eine Computertomografie zur Kontrolle. Ist alles in Ordnung, verlangt dieses Verfahren keine weiteren Maßnahmen. Eine regelmäßige Kontrolle ist dann ausreichend. Als Erfolg gilt, wenn der PSA nach zwei Jahren nicht angestiegen ist.

Zweitens: Die ***HDR-Brachytherapie*** (high dose rate), auch als HDR-Afterloading bezeichnet, die über die Behandlung anderer Tumoren den Weg zur Prostatakrebsbehandlung gefunden hat. Vorwiegend für Patienten in einem fortgeschrittenerem Stadium ohne Fernmetastasen entwickelt und eingesetzt.

Erst seit der Jahrtausendwende steht uns dieses Verfahren zur Verfügung. Von der Untersuchung und Vermessung über die Computerplanung bis zur Platzierung der Punktionsnadeln läuft hier alles ähnlich der LDR-Brachytherapie ab, nur ist die Apparatur modifiziert.

Ein Katheter entlastet die Blase, weil die Behandlung längere Zeit beansprucht. Die Strahlenquelle mit Iridium-192 auf einer dünnen Lanze wird nacheinander durch die vielen, vorher platzierten Punktionsnadeln in die Prostata eingeführt, wo sie nach einem Gesamtbestrahlungsplan jeweils eine bestimmte Zeit belassen wird, um das Gewebe durch eine hohe Strahlendosis zu zerstören. Das Ganze wird mit einem Computer gesteuert, um das Personal nicht zu gefährden und die Bestrahlungszeiten präzise einzuhalten.

Gehandhabt wird die HDR-Brachytherapie in den einzelnen Kliniken recht unterschiedlich. Einige kombinieren generell mit einer äußeren Bestrahlung, einige bevorzugen eine Monotherapie. Eine Wiederholung in kurzen Zeiträumen ist aber immer für eine nachhaltige Wirkung erforderlich.

Auch hier gehen die Meinungen auseinander. Innerhalb von 48 Stunden sind vier Anwendungen mit Pausen von sechs Stunden üblich. Die Punktionsnadeln verbleiben so lange in der Prostata. Andere Einrichtungen bevorzugen eine dreimalige Wiederholung innerhalb von drei Wochen. Zwischenzeitlich ist der Patient zu Hause.

Die dreimalige Wiederholung der Einführung der Sonde durch den Damm stelle ich mir allerdings nicht gerade erbaulich vor. Um den Krebs einzudämmen, nimmt mancher Mann selbst das lieber in Kauf. Der gesamte Eingriff dauert etwa anderthalb Stunden. Ist eine zusätzliche Bestrahlung vorgesehen entspricht diese in ihrer Dauer der externen Strahlentherapie. Die Dosis kann aber geringer ausfallen.

Die regelmäßige PSA-Bestimmung ist auch hier weiterhin geboten. In der Kürze der Zeit seit der Einführung liegen hier noch weniger Daten für die Wirkungen und Nebenwirkungen vor als bei der LDR-Brachytherapie und noch gar keine für die Langzeitergebnisse und Langzeitfolgen.

Weil die Strahlung dem Krebs folgt und über die Prostata hinausgeht, trifft sie natürlich auch gesundes Gewebe. Spätere Operationen sind aber wegen dem bereits fortgeschrittenen Stadium sowieso nicht indiziert. So können wir von den gleichen, vielleicht auch stärkeren Nebenwirkungen ausgehen als bei der Seed-Implantation.

Kritisch sehe ich die Definition der Zielgruppe. „Fortgeschrittenes Stadium ohne Fernmetastasen" ist schon in sich etwas widersprüchlich und tritt wohl nicht allzu häufig auf.

Gefährlich wird es, wenn ein Rezidiv auftritt. Operationen kommen nicht mehr infrage und bei Bestrahlung würden die verbliebenen Ferritkerne zu glühen beginnen. Vor etwa einem Jahr rief mich ein ganz verzweifelter Leser an, dem genau das widerfahren war.

4.6. Bremsende und lindernde Therapien mit Heilungspotential

4.6.1. Die Elektro- oder Galvano-Therapie

Weltweit suchen Forscher nach immer besseren, d.h. schonenderen Methoden zur Krebsbekämpfung. So greift man nun auf eine Heilmethode zurück, die seit über 100 Jahren bekannt ist und deren Effekt in Vergessenheit geraten war: Die Galvano-Therapie.

In China wird sie inzwischen massenhaft durchgeführt und scheint sich zu einer Standardbehandlung zu entwickeln.

Das Prinzip ist längst bekannt: Zwischen zwei Elektroden fließt Strom, wenn man sie an eine Elektromotorische Kraft (EMK), z.B. an eine Batterie oder an einen Generator, anschließt. Im Falle der Galvano-Therapie wird, wie beim Galvanisieren generell, nur Gleichstrom angewandt. Die Theorie der Galvano-Therapie setzt zwei Dinge voraus.

Erstens: Bei gesundem Körpergewebe sind die Zellen untereinander elektrisch isoliert. Sie bilden in sich je einen elektrischen Dipol.

Im wesentlich dynamischeren Krebsgewebe sind die Zellen untereinander nicht isoliert. Der gesamte Tumor bildet somit einen einzigen elektrischen Leiter. Das hängt mit der chemischen Zusammensetzung der Zellhülle, unter anderem mit deren Kalziumgehalt, zusammen, was inzwischen einigermaßen erforscht ist.

Zweitens: Es muss im entsprechenden Körperteil eine elektrische Spannung erzeugt werden (die Angaben reichen von 6 bis 8 V bei einer Stromstärke von 60 bis 80 mA, je nach Patientenverträglichkeit). Damit wandern die positiven Wasserstoff- und Natrium-Ionen in Richtung der Kathode und die negativen Chlor-Ionen in Richtung Anode. Die Polarisation der Zellen, oder hier des parasitären Zellverbandes, wird damit aufgehoben und es entsteht unter anderem Salzsäure, die die Krebszellen von innen her zerstört. Außerdem sammeln sich während des Stromflusses im Bereich der Anode noch die weißen Blutkörperchen, die somit die körpereigene Abwehr ebenfalls zur Vernichtung der Tumore einsetzen.

Praktisch werden dem Patienten nun, bildgesteuert unter dem Kernspin-Tomographen, mindestens zwei Platinelektroden mittels einer Punktionsnadel bei angezogenen Knien in Rückenlage durch die Gesäßmuskulatur (transgluteal) seitlich in spitzem Winkel in die Ränder der Prostata geschoben - bestenfalls ohne Verletzung des Darmes oder der Blase. Die Behandlung dauert bis zu drei Stunden.

In Europa versucht man, die inneren Platinelektroden durch äußere Plattenelektroden - aufgelegt auf bestimmte Hautareale (zum Beispiel auf Unterbauch und Dammbereich) - zu ersetzen, um durch die unblutige und schmerzfreie Methode mehr Patientenakzeptanz zu erreichen. Schließlich ist es für den Patienten eine abscheuliche Vorstellung, mehrmals hintereinander die Prozedur der Prostatapunktion von außen her ertragen zu müssen. Natürlich wird diese Methode ständig verbessert und kann mit einer regionalen Thermotherapie kombiniert werden.

Jedenfalls kann mit der Galvano-Therapie bei in der Regel 3-maliger Anwendung das Karzinom verringert oder sogar beseitigt werden. Außerdem hat das Verfahren gegenüber den Standardtherapien unschätzbare Vorteile: Die Funktion der Prostata bleibt erhalten und die Behandlung ist selbst für ältere Männer mit angeschlagener Gesundheit gut verträglich. Was die Potenzerhaltung betrifft, so kann man davon ausgehen, nach kurzer Zeit der Nervenirritation durch den Strom wieder seinen Normalzustand zu erreichen.

Diese Methode könnte zukunftsweisend sein, wenn sie endlich anerkannt würde. Leider spricht sie sich viel zu langsam herum, denn die gestandenen Urologen sind Chirurgen. Und Chirurgen wollen schneiden und werden doch ihre Methode nicht aufgeben oder ihre Patienten etwa noch an einen Konkurrenten weiterempfehlen.

In Wilhelmshaven, Hannover und Bad Aibling gibt es Einrichtungen, die mit dieser und noch besseren Thermotherapien (z.B. TUMT und TURP, siehe Ziffer 4.6.2.2.) viele Patienten unblutig geheilt haben. Natürlich weigern sich die Kassen, diese Verfahren finanziell zu tragen.

Leider habe ich dieses Heilverfahren bei meinen Recherchen zum Zeitpunkt meiner eigenen Krebsdiagnose nicht gefunden. Sonst hätte ich es auf alle Fälle so versucht, zumal damit alle Möglichkeiten weiterer Therapien nicht verbaut werden.

4.6.2. Die Hyperthermie

Hyperthermie bedeutet zunächst nichts weiter als „Überwärmung" und ist eigentlich eine erweiterte Immuntherapie. Einzeln oder in Kombination mit weiteren Verfahren wird sie als relativ eigenständig angesehen. Sie gehört nicht zur Schul- sondern eher zur Erfahrungsmedizin, wird jedoch ausschließlich von Ärzten durchgeführt, weil unser Körper dabei in einen kritischen Zustand geraten könnte, den nur Ärzte beherrschen können.

Anwendungen und Erfolge sind, wie könnte es anders sein, unter den Fachleuten umstritten. Die einen wollen den verzweifelten Patienten eine Alternative bieten und freuen sich natürlich auch auf eine Einnahmequelle. Die anderen haben ernsthafte Bedenken, Patienten zu verlieren und werden strikt dagegen sein. Was also ist richtig?

Unser Immunsystem leistet, wenn man es nur lässt, Erhebliches. In jeder Sekunde vernichtet es Millionen von Erregern und beseitigt deren Spuren, ohne dass wir überhaupt etwas davon merken. Es handelt sich um das ganz normale natürliche Tagesgeschäft der Biologie.

Eine Regional- oder Ganzkörperüberwärmung hat zunächst wieder den Effekt der kräftigen Immunaktivierung, indem die Abwehrleistung vervielfacht wird. Bei natürlichem Fieber passiert ja, wie wir wissen, das gleiche. Bei 39,2 °C schlagen sich alle Abwehrarmeen im Körper am besten. Steigt die Temperatur weiter, kommt es durch Blutverdickung und erste Eiweißverklumpungen zu Kreislaufproblemen.

Nun wissen wir bereits, dass einige Millionen Krebszellen von unserem Immunsystem nicht als solche erkannt werden und es demzufolge nicht gegen sie angetreten wird. Und gerade hier bietet die Hyperthermie einen zweiten wunderbaren Effekt. Tumorzellen und auch Parasiten, die ja die Ursache der meisten Krankheiten sind, vertragen nämlich nicht so viel Wärme wie gesunde Zellen. Zwischen 41,5 und 42 °C zeigen Krebszellen an ihren Zellwänden normalerweise Veränderungen in der Proteinstruktur, die sie nicht verkraften können. Wie getroffene Feinde machen sie sich außerdem derart bemerkbar, dass unser Immunsystem sie nun erkennt, sich auf sie stürzt und ihren Untergang nun rigoros zu Ende führt.

Eine weitere gute Nachricht: Nicht nur der Kerntumor, sondern auch abgesetzte Metastasen sind gleichermaßen erkennbarer und werden genauso bekämpft. Und noch eine Steigerung der Wirkung: Bei Wärme weiten sich bekanntlich die Blutgefäße und der somit stärkere Blutstrom transportiert Sauerstoff und etwa zusätzlich verabreichte schwache Zellgift-Medikamente tiefer in das kranke Gewebe hinein und spült den „Restmüll" des Vernichtungsfeldzuges schneller aus.

Nebenwirkungen und Komplikationen sind nur im Zusammenhang mit der hohen Belastung des Kreislaufs zu erwarten und beschränken sich auf Anwendungsfehler bei Patienten mit Vorerkrankungen oder allgemeiner Schwäche.

Bei älteren Patienten mit nicht mehr so durchlässigen Gefäßen sehe ich die Gefahr eines Herzinfarktes oder Schlaganfalls. Gegebenenfalls sind solche Patienten durch eine entsprechende Vorbehandlung erst auf eine Hyperthermie einzustellen oder diese nur lokal anzuwenden.

Warum unterzieht man denn nicht einfach generell jeden Krebspatienten einer Hyperthermie und löste damit weitgehend das Krebsproblem?

Wie überall im Leben gibt es hier eine Licht- und eine Schattenseite, objektive und subjektive Gegenfaktoren.

Zunächst, und das ist das Hauptargument der Kritiker, gibt es wieder einige Millionen Krebszellen, die selbst diese harte Tortur überstehen. Diesen kann man wiederum weitgehend beikommen, indem man andere Therapieverfahren an die Hyperthermie koppelt. Unter erhöhter Wärmeeinwirkung spricht der Krebs nämlich wesentlich stärker auf eine Chemo-, Strahlen- oder Immuntherapie an.

Fast zur Perfektion hat es die „Systemische Krebs-Mehrschritt-Therapie" nach dem von der Medizinlobby bis heute bekämpften Jahrhundertwissenschaftler, dem Dresdner Professor Dr. hc. mult. Manfred von Ardenne gebracht, indem Wärme mit schwachen Zellgiften, einer speziellen Zuckerlösung und Sauerstoff, optimal auf den Patienten abgestimmt, miteinander gekoppelt werden (GISUNT Klinik Wilhelmshaven).

Damit sollen über 60% Heilerfolge erreicht werden. Davon können die Schulmediziner nur träumen! Außerdem werden fast alle anderen Krankheitserreger aus dem Körper verbannt und sogar die Autoimmunkrankheiten zumindest gemildert. Was spricht also gegen den standardmäßigen Einsatz dieser so erfolgreichen (-reichsten?) Therapiemethode?

Richtig, der Streit der Experten! Und damit kommen wir zu den subjektiven Gründen. Jeder will seinen Teil des Kuchens abbekommen. Was sollte denn aus all den gestandenen Medizinern werden, wenn plötzlich eine so erfolgreiche und preiswerte Methode massenhaft Einzug halten würde? Und aus der Pharmaindustrie? Noch dazu entwickelt von einem Nichtmediziner!

So ist verständlich, dass die Hyperthermie noch lange keine Regelleistung der Kassen geworden ist. Offiziell heißt es natürlich, es lägen noch keine ausreichenden Daten vor. Warum effizient und günstig, wenn es auch kompliziert und teuer geht?

Die fehlenden Nebenwirkungen und Nachfolgebehandlungen würden ebenfalls entfallen und ein großes Loch in das Budget mancher Klinik und Praxis reißen. Außerdem würden viele Millionen Forschungsmittel für andere Krebstherapien nicht mehr gebraucht, worunter wiederum viele Institute sehr leiden würden. Lieber immer höhere Kassenbeiträge als eine vernünftige Gesundheitspolitik!

Zurück zum Thema. Mit „Schon die alten Römer..." könnte man beginnen. Dabei gab es bereits bei den Urmenschen Sauna-Zelte mit heißen Steinen und Kräuteraufgüssen. Die wohltuende und gesundheitsfördernde Wirkung von Wärmebehandlungen zieht sich durch die Jahrtausende.

Um 1910 wurde in unserer Zeit die Hyperthermie erstmalig gegen den Krebs angewandt. Wissenschaftlichen Einzug erfuhr diese Methode aber erst in den 1970er Jahren. Nach Kenntnis der Grundlagen wurde sie dann in den 80ern mit verschiedenen Methoden in die Praxis eingeführt.

Das Problem der Hyperthermie ist bis heute der Wärmetransport der genau richtigen Temperatur an die genau richtigen Körperstellen.

Dabei unterscheiden wir zunächst die ***Ganzkörper-Hyperthermie*** und die ***Regionale-Tiefen-Hyperthermie*** als die zwei Grundsatzmethoden.

Wie bekommen wir bei der Ganzkörper-Hyperthermie einen so komplexen menschlichen Organismus, der seine Temperatur noch dazu mit erheblichen Mitteln selbst regeln will, auf eine höhere Zieltemperatur? Und wie lange kann man diese halten, ohne Schaden anzurichten?

Man kann das dem Körper selbst überlassen und durch eine Injektion mit Krankheitskeimen ein künstliches Fieber auslösen. Auch Mistelpräparate wie ISCADOR® und andere haben eine ähnliche Wirkung. Also weiß man in Wahrheit schon lange um die heilende Wirkung des Fiebers. Wird es in der täglichen Praxis nur deshalb ständig und massenweise unterdrückt, um uns Patienten dauerhaft anfälliger zu machen?

Weil dabei aber jeder individuelle Organismus anders reagiert, ist dieses Verfahren thermisch nicht zuverlässig zu beherrschen.

So entwickelten sich weitere Verfahren, um ein künstliches Fieber von außen her zu erzeugen. Wärmeleitung, Wärmeströmung und Wärmestrahlung sind, wie wir in der Schule gelernt haben, die physikalischen Möglichkeiten der Wärmeübertragung. Für sie alle wurden vielfältige Geräte entwickelt, um den Menschen ganzheitlich zu überwärmen. In Röhren und Folien, in Wärmebetten oder durch Infrarot- und Mikrowellenbestrahlung erreicht man in Kliniken und spezialisierten Praxen heute diesen Effekt.

Als Behandlungsdauer hat man sich heute auf 45 bis 60 Minuten eingependelt, wobei jeweils eine etwa einstündige Aufwärm- und Abkühlungsphase hinzu gerechnet werden muss. Eine Serie von drei bis sechs aufeinander folgenden Behandlungen genügt meist für den Heilungseffekt. Gegebenenfalls kann die Behandlung bedenkenlos wiederholt werden. Auch für alle anderen, eventuell später doch noch notwendigen konventionellen Therapiemethoden gibt es keinerlei Einschränkungen.

Jeder, der schon einmal Fieber hatte weiß, wie schwer dieser Zustand mental zu ertragen ist. Milde Beruhigungs- oder Narkosemittel machen uns diese Therapie aber erheblich leichter. Weitere Beschwerden während oder nach dieser Behandlung oder gar Schmerzen sind ausgeschlossen. Im Gegenteil, es wird sich ein Gefühl der Gesundung und

Stärke einstellen, weil unser Körper seine Energie nun nach außen richten kann und nicht durch ständige innere Krankheitsbewältigung vergeuden muss.

4.6.2.1. Eigene Erfahrungen mit der Ganzkörper-Hyperthermie

Schon lange vor meiner Prostataoperation hatte ich massive rheumatische Probleme, die erstmals nach einem arbeitsbedingten Umzug in das Erzgebirge in ein feuchtes, sonnenarmes Tal auftraten.

Nach 8-jähriger Behandlung mit lindernden Cortison-, Ibuprofen-, Voltaren-Tabletten und Goldspritzeninjektionen erfuhr ich eine wesentliche Besserung erst mit einem weiteren arbeitsbedingten Umzug in eine warme, sonnendurchflutete Neubauwohnung. Nun benötigte ich, Gott sei Dank, keine Medikamente mehr.

Die Knieschmerzen, besonders beim Treppensteigen, sind jedoch nie vollständig verschwunden - bis zum September 2017.

Endlich hatte ich, nach ernsthafter Suche, einen Arzt für Anthroposophische Medizin gefunden, der über das entsprechende Equipment verfügt und dessen Behandlung bezahlbar ist.

Mein Ziel war es. 3-mal im Abstand von je 14 Tagen auf eine Zieltemperatur von 42 °C zu kommen, um endlich alle Parasiten aus dem Körper zu treiben.

Das optimale Gerät dazu ist das IRATHERM® aus dem „von Ardenne Institut“ Dresden.

Nun, die gewünschte Temperatur konnte ich nicht erreichen. Ohne Narkose, Sauerstoffzufuhr und eine Kreislaufüberwachung ist das nicht möglich und auch nicht auszuhalten. 38,8 °C, 39,7 °C und 38,3 °C waren letztendlich die erreichten Kerntemperaturen, gemessen mit einer Rektumsonde.

Nach Jahrzehnten habe ich nun keine Knieschmerzen mehr und kann jede Treppe und jeden An- und Abstieg spielend nehmen. Sicher werden die Beschwerden irgendwann wiederkommen, aber dann weiß ich sie zu behandeln.

Die Regionale Tiefenhyperthermie geht vom gleichen Ansatz aus, bevorzugt aber die hyperthermischen Behandlungen lokaler oder regionaler Krankheitsgebiete. Für bereits geschwächte Patienten oder eine noch radikalere Überwärmung ist sie nicht nur eine alternative, sondern eine vollwertige Therapie.

Gerichtete Wärmestrahlung aus dreidimensional angeordneten Quellen, die Umspülung mit überwärmten Flüssigkeiten in Körperhöhlen und andere Methoden lassen örtlich Temperaturen bis weit über 42 °C zu, was für den gesamten Körper schon tödlich wäre. Sogar die externe Bluterwärmung in ausgewählten Arterien hilft, bestimmte Körperareale zu überwärmen. Entsprechend gut sind dadurch die Resultate.

Bei der Regionalen Hyperthermie-Behandlung können noch erheblich höhere Temperaturen angewandt werden, ohne gesundes Gewebe zu schädigen.

In den letzten Jahren haben sich weitere spezialisierte Zweige im Rahmen der Hyperthermie entwickelt, sodass eine Gesamtübersicht kaum noch möglich ist. Wir merken uns aber, dass der Hyperthermie als schonende und erfolgreiche Methode der Krebsbekämpfung eine große Zukunft bevorsteht.

Wenden wir uns wieder unserem speziellen Problem, dem Prostatakrebs zu. Was ist auf diesem Gebiet von der Hyperthermie zu erwarten?

Hier sind vielversprechende Möglichkeiten gefunden worden, den Krebs zu vernichten.

4.6.2.2. Die spezielle Prostata-Hyperthermie

Eine einfache und gut verträgliche Therapie für das gutartige und das bösartige Prostatageschwulst ist die Wasser induzierte Thermotherapie (WIT).

Hierbei wird ein doppelwandiger Katheter gesetzt, der in Höhe der Prostata mit einem kleinen zylinderförmigen Ballon, ähnlich dem aus der Schule bekannten Liebigkühler, ausgestattet ist.

Während der Behandlung wird er von Wasser durchflossen, das allmählich auf bis zu 60 °C erwärmt wird. Da 60 °C, besonders in der Harnröhre, als ziemlich heiß empfunden werden, ist neben einer langsamen Gewöhnung eine leichte Betäubung, jedoch keine Narkose nötig. Weil unser Körpergewebe zu über 90% selbst aus Wasser besteht, überträgt sich die Wärme weit in das Prostatagewebe hinein und schädigt bzw. zerstört die kranken Zellen. Letztere erkennt unser Immunsystem dann als „Zellmüll“ und baut sie routinemäßig ab.

Gesunde Zellen sind wesentlich stabiler und überstehen diese Erwärmung gut. Potenz und Kontinenz dürften bei richtiger Anwendung keinerlei Schaden erleiden. Bisher gilt diese Behandlung als IGeL, also Individuelle Gesundheitsleistung, dürfte allerdings wegen des geringen Aufwandes durchaus bezahlbar sein.

Viel versprechender ist die ***Transurethrale Prostata-Hyperthermie*** (früher und teilweise heute noch ***TransUrethrale-Mikrowellen-Thermotherapie TUMT***), die sowohl bei Krebs, als auch bei gutartiger Prostatavergrößerung anwendbar ist.

Einige Einrichtungen arbeiten mit der ***Transurethralen Radiofrequenz-Hyperthermie TURP***. Die Verfahren unterscheiden sich damit in der Frequenz und Wellenlänge und folglich bei den angestrebten Temperaturen.

Hierbei wird ein spezieller Harnröhrenkatheter (transurethral = unblutig durch die Harnröhre) eingeführt und durch einen mit Wasser gefüllten Ballon in der Blase so fixiert, dass genau in dem Bereich eine Mikro- oder Radiowellenantenne platziert wird, in dem die Prostata die Harnröhre umschließt, also mitten in der Prostata.

Dabei verwendet man sogar Katheter mit verschiedenen Antennenlängen, um den Abmessungen der jeweils individuellen Prostatagröße genau entsprechen zu können.

Die Mikro- oder Radiowellen erzeugen mit ihren schnell wechselnden Magnetfeldern Schwingungen der Eiweißmoleküle im Gewebe, wodurch die benötigte Wärme erzeugt wird.

Nun wird das Ganze während der Behandlung ziemlich warm, um nicht zu sagen heiß. Es werden Temperaturen von 50 bis 53 °C erzeugt, um die Krebszellen zu schädigen oder sogar vollständig zu vernichten. Der Sender bzw. die Antenne selbst bleibt kalt. Damit wird die unmittelbar am Katheter anliegende Harnröhre (Urethra) nicht geschädigt. Die Behandlung ist weitgehend schmerzfrei.

Die Mikro- bzw. Radiowellen dringen rundum tief in die Prostata und eventuell. in das umliegende Gewebe ein und sorgen mit ihren Temperaturen für die thermische Beschädigung der Krebszellen. Diese sind, das wissen wir schon, wesentlich dynamischer und damit viel anfälliger als gesunde Zellen. Dazu kommt noch der physikalische Effekt, dass sich dichteres Gewebe stärker erwärmt.

Eine örtliche Betäubung der Harnröhre macht die Prozedur erträglicher und eine Thermosonde im Enddarm, in unmittelbarer Nähe der Prostata, überwacht den Prozess automatisch und verhindert eine Schädigung durch zu hohe Temperaturen.

Die zerstörten Zellen baut der Körper nach und nach selbst ab und die Prostata schrumpft wieder auf ihr gesundes Maß. War der Harnfluss schon beeinträchtigt, sind erste Erleichterungen bald zu spüren. Das Ganze ist unblutig und verhindert somit eine Krebsstreuung (falls es die überhaupt gibt?) über Blut oder Lymphe. Lediglich die Schleimhaut kann durch den Katheter gereizt werden und ähnlich wie beim Nasenbluten reagieren.

Die Schließmuskeln und die Potenznerven bleiben bei richtiger Anwendung voll funktionstüchtig. Somit sind ungewollter Urinverlust und Impotenz als Behandlungsfolgen weitgehend ausgeschlossen.

Das Verfahren dauert je nach Methode ein bis zwei Stunden und wird in drei Sitzungen im Abstand von mindestens drei Tagen, meist einer Woche, ambulant durchgeführt. Neben einem guttuenden bis lästigem Wärmegefühl, so hat mir ein Leser berichtet, ist der erhebliche Harndrang über die ganze Behandlungszeit recht unangenehm. Die genaue Positionierung des Katheters erfordert nämlich, dass dessen Innenballon das Blasenvolumen völlig ausfüllt und er somit nicht verrutschen kann.

Im Verhältnis zu den Folgen einer Operation dürfte dieser Harndrang allerdings geradezu mit Freude ertragen werden. Unerwünschte Nebenwirkungen oder Komplikationen sind bei richtiger Behandlung nicht zu erwarten. Sicher werden sich noch einige Zeit nach der Behandlung Spuren abgebauter Zellen im Urin oder Ejakulat finden, doch die tun nicht weh und stören kaum.

Die Erfolgsquote wird mit 85% angegeben und erreicht damit einen Wert, von dem man bei allen konventionellen Verfahren nur träumen kann. Dafür darf man es selbst bezahlen. Die Kosten für drei Behandlungen schwanken je nach Größe der Einrichtung zwischen 1.800,00 und 6.000,00 €. Gegenüber einer aufwändigen und leidvollen Operation mit ihren noch schlimmeren Folgen ist das eine fast unglaublich glückliche Lösung des Krebsproblems.

Leider habe ich hiervon erst durch eigene Recherchen lange nach meiner Operation erfahren. Sollten mein erster behandelnder Urologe („Facharzt“) wirklich nichts davon gewusst haben? Kann er eigentlich diese Therapie nicht kennen? Selbst wenn er sie ablehnt, hätte er mich doch darüber informieren müssen! Ist unterlassene Information strafbar, wenn sie zu unnötiger Körperverletzung mit solchen schwerwiegenden dauerhaften Folgen führt?

Wo man auch hinsieht, immer wieder stößt man in unserem Gesundheitswesen auf solche schwerwiegenden Versäumnisse. Aus Profitgründen? Im nächsten Leben würde ich Rechtsanwalt werden, Fachrichtung Patientenrecht.

Ich selbst habe zu dieser Methode keine eigenen Erfahrungen einzubringen, weil ich wie gesagt erst viel später davon erfuhr. Bisher haben sich neun Leser bei mir gemeldet, die diese Therapie angewandt haben.

Drei davon waren rundum zufrieden. Einer hat nicht den erwünschten Heilungseffekt erzielt (sein PSA war nur geringfügig gesunken, was hier keine Aussage über den Krebs darstellt) und ein Ehepaar war von der unhöflichen, schnoddrigen Art des Patientenumgangs und der Behandlung durch den Arzt in Hannover brüskiert.

Kürzlich erhielt ich eine E-Mail, in der ein Leser seine Erfahrungen mit der Prostata-Hyperthermie in zwei unterschiedlichen Verfahren schildert. Ich möchte sie hier unverändert wiedergeben:

„Sehr geehrter Herr Weitzel, vor zwei Jahren, als ich die ersten Probleme mit meiner Prostata bekam, habe ich mir als erstes ihr Buch gekauft und versucht, so viele Informationen wie möglich zu bekommen und habe mich dann für die Hyperthermie-Behandlung (Galvano-Therapie, Anm. d. Autors) *entschieden und keine Biopsie machen lassen.*

Zuerst sah alles wunderbar aus; der PSA-Wert (17) ging innerhalb eines Vierteljahres auf einen Wert von 0,1 runter. Wir haben dann die Anzahl der Sitzungen reduziert; von einmal pro Woche auf alle zwei Wochen und später auf alle vier Wochen. Nach einem halben Jahr habe ich dann die Behandlung abgebrochen und den PSA-Wert einmal monatlich kontrollieren lassen.

Nach einem weiteren halbem Jahr stieg der Wert dann langsam, aber kontinuierlich wieder an. Der ‚Hyperthermiearzt' schlug mir daraufhin vor, die Behandlung mit einer Sonde in der Harnröhre (TURP, Anm. d. Autors), *‚mit der gute Erfolge erzielt werden' wieder aufzunehmen (drei Sitzungen reichen).*

Die erste Behandlung wurde von außen durchgeführt, mit einer Sonde über der Prostata. Die zweite mit einer Sonde in der Harnröhre. Diese zweite Behandlung war teilweise schmerzhaft und ich brauchte ca. vier Monate um wieder schmerzfrei Rad fahren zu können.

Diese Behandlung hat den PSA-Wert nur insofern beeinflusst, dass er nur sehr langsam aber stetig stieg. Jetzt, ein nach Jahr nach der letzten Hyperthermie-Behandlung, habe ich mich operieren lassen, weil das ‚Wasserlassen' nur noch mit einem Harnkatheter ging.

Beim Vorgespräch zur OP empfahl man mir, aufgrund der Hyperthermie-Behandlung die OP mit einem Bauchschnitt durchführen zu lassen, da es nicht klar war, was man nach der Hyperthermie-Behandlung vorfindet. Diese Empfehlung bekam ich auch von meinem Urologen und von Ärzten der Charité, wo ich mir eine Zweitmeinung eingeholt habe. Nach der OP sagte man mir, dass die Prostata sehr klein und hart war und eine nervenschonende OP nicht möglich gewesen wäre.

Diesen Brief schreibe ich ihnen, weil sie in der 2. Auflage ihres Buches, das ich mir vor der OP noch kaufte, etwas euphorisch über die Hyperthermie als einen möglichen ‚Königsweg' berichtet haben; ich hatte auch gehofft, dass es eine Alternative zur Operation sein kann, was sich letztendlich nicht bestätigt hat.

Fragen, die ich mir während der Behandlung gestellt habe, waren z.B.: Wie wird die Temperatur ‚vor Ort' kontrolliert? Wie wird kontrolliert wie viel Krebsgewebe zerstört ist?

Der Arzt hat sich ganz auf den PSA-Wert verlassen. In München wird ja offensichtlich die Temperatur mit einem Fühler im Darm kontrolliert; das ist sicher schon besser, als sich auf sogenannte Erfahrungswerte zu verlassen.

Fazit: Ich würde diese Behandlung nicht noch einmal machen lassen, da am Ende doch die Operation stand und die Folgen wie keine Wahl in der Methode der Operation mehr zu haben (keine nervenschonende OP), heftige Inkontinenz nach vier Wochen nach der OP und wie es mit der natürlichen Erektion weitergeht, weiß ich nicht.

Gut, es sind ja erst vier Wochen her seit der OP, aber bei einer OP vor drei Jahren wäre einiges einfacher und leichter gewesen, glaube ich. Außerdem bin ich jetzt 71 Jahre alt, da ist die Sexualität nicht mehr das große Thema; schade ist es trotzdem, wenn es nicht mehr klappt.

Der Entschluss zur OP war letztlich das Problem mit dem Wasser lassen und ein bisschen auch die Notbremse, da es nicht sicher war, ob nicht doch schon eine Streuung außerhalb der Kapsel erfolgt war; es war ‚nur' an einer Schnittfläche in Darmnähe ein wenig ‚unsicheres' Gewebe, das wegen der Nähe zum Darm nicht operativ entfernt werden konnte. Das soll zeitnah noch mit einer Strahlenbehandlung unschädlich gemacht werden.

Auch das hätte ich mir bei einer sofortigen OP voraussichtlich erspart. Zur Biopsie: Bei allen meinen Recherchen ist mir keine Alternative begegnet, die sicher eine Auskunft über das gibt, was letztlich in der Prostata los ist.

Also, zur Hyperthermie kann ich heute sagen: Sie hat die Operation herausgezögert und es ist dadurch nur ein minimal größerer Schaden entstanden. Aber sonst: Außer hohen Spesen nichts gewesen!

Andere Alternativen, die ich im Internet, bei Arzt-Gesprächen und nicht zuletzt in Ihrem Buch fand, konnte und wollte ich mir aus finanziellen Gründen nicht leisten. Der Kosten/Nutzen-Faktor war mir zu unkalkulierbar.

Vielleicht habe ich mit diesem Bericht ein bisschen zur Ergänzung ihrer tollen Sammlung an Informationen beigetragen. Aber es ist natürlich auch nur ein Einzelschicksal und eine Momentaufnahme. Es wird in naher Zukunft auf diesem Gebiet weitere Fortschritte geben und hoffentlich Alternativen zur OP.

Mit freundlichen Grüßen U. G."

Einige Passagen aus diesem Brief haben mich tief getroffen. Besonders der Satz: "Diese zweite Behandlung war teilweise schmerzhaft und ich brauchte ca. vier Monte, um wieder schmerzfrei Radfahren zu können", zeigt für mich in Richtung Pfusch. Ebenso die Aussage: „(…) die Prostata sehr klein und hart war". So etwas darf eigentlich nicht passieren. Sieben weitere Leser, die mit mir telefonierten, äußerten sich dagegen positiv zu dieser Behandlung.

Ich hatte wirklich geglaubt, dass Ärzte, die solche neuen und alternativen Verfahren anwenden, würden sich in ihrer ethischen Auffassung und ärztlichen Sorgfalt deutlich von der Arbeitsauffassung ihrer konventionellen Kollegen abheben. Aber auch hier scheint wieder das Einkommen über Moral und Ethik zu stehen. Für mich eine schmerzliche Konfrontation mit den bestehenden Tatsachen.

4.6.2.3. Die Nanotherapie bei Prostatakrebs

Die Nanotherapie hat erst vor wenigen Jahren Einzug in die Medizin gehalten, aber in den führenden Einrichtungen erstaunlicherweise schon recht schnell eine gewisse Reife erreicht.

Sie gehört zu den Thermotherapien und wirkt wie eine regionale Hyperthermie. Dazu kann sie bei Prostatakrebs mit einer HDR-Brachytherapie gekoppelt werden.

Genau wie dort werden mittels einer computerberechneten Schablone die Punktionsnadeln durch den Damm in die Prostata eingeschoben. Anschließend werden Nanoteilchen durch diese Punktionsnadeln je nach Lage des Karzinoms hochpräzise planmäßig injiziert. Ziel ist es dabei, die Nanoteilchen-Flüssigkeit möglichst gleichmäßig in den Zwischenräumen des Krebsgewebes zu verteilen. Was sind eigentlich Nanoteilchen?

Nanoteilchen sind zunächst einmal kleinste Kügelchen. In der Krebstherapie werden in Deutschland Eisenoxidteilchen verwandt, die mit Aminosäuren umhüllt sind. Aus der Rice Universität in Huston/Texas, USA, sind außerdem Studien mit Nanoteilchen aus Gold bekannt, die mit Siliziumdioxid ummantelt sind.

Eine Ahnung von der Winzigkeit der in dieser Therapie eingesetzten Nanoteilchen erhalten wir, wenn wir hören, dass etwa 500 (!) Nanoteilchen in ein einziges rotes Blutkörperchen passen. So ist leicht vorstellbar, wie kompakt sich die Nanoteilchen im Zwischenzellgewebe um die einzelnen Krebszellen ansammeln können.

Die Nanoteilchen sind angeblich körperneutral und bewirken zunächst einmal gar nichts. Kritische Wissenschaftler haben allerdings erhebliche Bedenken gegen die generelle Einbringung von Nanoteilchen in den Körper. Sie sind so klein, dass sie problemlos alle Körpergewebe, auch die Zellwände, durchdringen können und durch den Blutstrom an unerwünschten Stellen schädliche Ansammlungen bilden können.

Da zeigt sich wieder einmal, dass man sich in der Forschung einfach keine Zeit mehr nimmt für die gründliche Ermittlung aller Nebenerscheinungen einer Heilmethode. Zeit ist Geld, die Patienten werden es schon überstehen und wenn nicht: „Todesursache Herzversagen“. So einfach ist das.

Zurück zur Methode. Sind die Nanoteilchen in die Prostata eingebracht, so wird der Patient (besser: seine Prostata) im sogenannten Magnetfeld-Applikator für jeweils 60 bis 70 Minuten einem magnetischen Wechselfeld mit einer Feldstärke von 12 bis 15 kA/m bei einer Frequenz von 100 kHz ausgesetzt. Das Magnetfeld ist entsprechend ausgerichtet und nur in dem abgebildeten Bereich wirksam. Bei den Gold-Nanoteilchen in den USA wird zur Erwärmung Infrarotlicht angewandt, welches 5 bis 6 cm tief in unser Gewebe eindringen kann.

Und was soll das nun bewirken? Nicht das Gewebe wird primär erwärmt, sondern die vorher gezielt eingespritzten Nanoteilchen erwärmen sich auf 42 bis maximal 50 °C. Damit soll das Krebsgewebe zielgenau vernichtet und gesundes Gewebe weitgehend geschont werden. Mit praktisch den gleichen Punktionsnadeln könnte eine HDR-Brachytherapie vorangestellt werden.

Die Wirkung zur Prostatakrebsbekämpfung ist sicher auch hier gegeben. Ich selbst würde sie aber erst nach Versagen der Lokalen Hyperthermie mittels Radiowellensender in Anspruch nehmen. Die Wirkung auf unsere Potenz ist hier sicher gravierender als bei der anderen genannten Methode. Was nach der Behandlung aus den Nanoteilchen wird, konnte ich bisher nicht in Erfahrung bringen und ist wohl auch noch nicht hinreichend geklärt.

4.6.3. Die HIFU-Therapie

HIFU (ich spreche es „hifu“ aus, obwohl es sicher richtiger „heifju“ heißt) ist eine englische Abkürzung für den Volltext „High Focused Ultrasound“. Auf Deutsch will ich es nennen: „Energiereicher Ultraschall, gesammelt in einem Brennpunkt“.

Streng genommen ist es eine sehr spezielle lokale Anwendung der Hyperthermie, weil auch hier Krebszellen thermisch vernichtet werden. Das Prinzip ist verblüffend einfach und wirksam.

Im Brennpunkt gesammelter Ultraschallwellen entsteht eine Zieltemperatur zwischen 85 und 100 °C, die damit in der Lage ist, Körpergewebe regelrecht zu verschmoren.

Wenn wir im Sonnenlicht mit einer Lupe einen Brennpunkt erzeugen und damit ein Stück Papier entzünden, so handelt es sich dabei um das gleiche Prinzip mit dem Unterschied, dass der Energieträger in unserem Fall nicht das Sonnenlicht, sondern Ultraschall ist.

Die meisten konventionellen Verfahren zur Heilung oder zum Stopp des Prostatakrebses bergen bisher noch enorme Risiken in sich. Die größten Heilungschancen haben in der bisherigen Betrachtungsweise der offiziellen Gesundheitspolitik immer noch die radikalsten Verfahren, die überwiegend mit Impotenz, Inkontinenz und schweren seelischen Störungen einhergehen können.

Die Erfinder der HIFU-Therapie glaubten, endlich diese Schallmauer von Operationsbelastung und Nebenwirkungen durchbrochen zu haben. Schauen wir uns die Wirkungsweise von HIFU aber mal genauer an, so bleiben einige Hoffnungen hinsichtlich der Nebenwirkungen unerfüllt.

Physikalisch betrachtet, besteht Ultraschall aus mechanisch erzeugten Schwingungen und Wellen, die sich in elastischen Medien ausbreiten und oberhalb der Hörgrenze des Menschen liegen.

Weil Körpergewebe ein elastisches Medium ist, sind der Ultraschallanwendung beim Menschen keine Grenzen gesetzt. Für die Diagnose sind solche Geräte schon sehr lange im Einsatz. Die Zertrümmerung von Blasen- und Nierensteinen wird damit schon seit über 20 Jahren betrieben.

Wenn wir uns bei einer lauten Disco-Veranstaltung vor einen Subwoofer stellen, bemerken wir bereits die Wirkung von hörbarem Schall auf unseren Körper, indem wir deutlich spüren, wie unsere inneren Organe mitvibrieren. Welche Wirkung laute Partymusik auf die Prostata hat, ist wohl noch nie untersucht worden, eine heilende Wirkung bei Prostatakrebs können wir aber wohl ausschließen. Also bleiben wir lieber beim Ultraschall.

Es galt, eine Technologie zu entwickeln, bei der ein energiereicher Ultraschall-Brennpunkt genauestens auf das Krebsgewebe zielt und es bei genau der richtigen Temperatur vernichtet, ohne gesundes Gewebe zu schädigen.

Die Lösung gegen den Prostatakrebs ist ein Gerät namens ABLATHERM, was auch in Europa zum Standardgerät geworden ist. Der Name weist auf thermische Ablation (Abtragung, Entfernung) hin. In Deutschland wird es in mehreren Krankenhäusern und Praxen angeboten. In einer Privatklinik in Hannover heißt das Gerät SONABLATE 500 und die Behandlung weicht geringfügig ab.

Der Patient liegt in rechter Seitenlage auf einem speziellen Behandlungstisch und erhält eine Unterleibsanästhesie über das Rückenmark und dazu ein leichtes Betäubungsmittel. Er ist damit vollkommen ruhig gestellt und kann den Eingriff durch eventuelle absichtliche oder unabsichtliche Bewegungen nicht mehr gefährden. Nun wird die Diagnose-Behandlungs-Einheit in den After eingeführt und in die Ausgangsposition gebracht. Sie besteht aus einem schmalen, etwa esslöffelförmigen Hohlspiegel und der damit verbundenen Ultraschallsonde (Applikator). Beide sind von einem Ballon umschlossen, der später mit einer speziellen Kühl- und Übertragungsflüssigkeit gefüllt wird.

Die Behandlungseinheit ist drehbar und mit einer in der Länge verschiebbaren Steuereinheit verbunden, mit der millimetergenau positioniert werden kann. Mittels eines vergrößerten Ultraschallbilds legt der Operateur zunächst die Behandlungsareale fest und übergibt die Daten dem Steuercomputer.

Zeile für Zeile werden nun die Ultraschallimpulse auf das kranke Gewebe geschossen. Weil der Hohlspiegel in seinen Maßen durch unser Rektum begrenzt ist, hat der Brennpunkt eigentlich die Form einer kurzen dickeren Nadel. Damit werden bei jedem Schuss einige Kubikmillimeter mit einigen Millionen Zellen vernichtet. Wie ein genau definierter Blitz fährt der Ultraschall bei jedem Impuls in unsere Prostata, wo die Hitze das Eiweiß der Zellen koaguliert und durch die punktuelle schlagartige Verdampfung auch noch das Gewebe feinstrukturell zerreißt. Das zerstörte und abgetrennte Gewebe wird nach und nach durch unser Immunsystem entsorgt.

Teilweise wird zudem ein Blasenkatheter durch die Bauchdecke gelegt (suprapubischer Katheter - „Pufi"), um den Harn zu kontrollieren.

Ungefähr 700 Impulse sind für eine Behandlung erforderlich, die eineinhalb bis zweieinhalb Stunden dauern kann. Die Rückenmarksanästhesie bewirkt eine Taubheit des Körpers im Querschnittsbereich bis in die Zehen.

Erst wenn nach etwa zwei Stunden das Taubheitsgefühl in den Zehen verschwunden ist, kann der Patient im Idealfall gleich wieder essen, trinken und laufen. Die Behandlung kann somit ambulant erfolgen. Schmerzen treten während der Behandlung angeblich nicht auf. Allerdings ist für die nächsten 10 Tage ein Harnröhrenkatheter (transurethraler Katheter) erforderlich, um den Halt der Harnröhre nicht zu gefährden und Infektionen zu verhindern.

Was haben wir als Patienten nun von der HIFU-Therapie an Ergebnissen zu erwarten?

Zunächst einmal sind die Klinikangaben mit „vollmundig bis verhalten" zu werten. Es kommen für diese Methode sowieso nur Patienten in Frage, deren Krebs noch nicht über die Prostata hinausgewachsen ist.

Weil das Behandlungsgebiet, zwar computergestützt, letztendlich aber von einem Arzt festgelegt wird, ist man auch hier sehr vom Wissen, von den Fähigkeiten, den Erfahrungen und den Fertigkeiten des durchführenden Mediziners abhängig.

Komplikationen sind selten, aber die tief greifende Zerstörung der Prostata lässt letztendlich die gleichen Folgeerscheinungen auftreten, wie wir sie von den Operationstechniken her kennen. Daran ändern selbst überoptimistische Veröffentlichungen nichts. So klagte ein Leser über Impotenz und sogar Penisverkürzung nach diesem Verfahren - genau wie es bei den üblichen Operationen der Fall ist. Die Penisverkürzung deutet darauf hin, dass auch hier die Harnröhre erheblich verletzt wird und einer Schrumpfung unterliegt.

Im Bewusstsein des Mediziners ist der Sieg über den Krebs in der Regel dominierend. Das ist auch gut so. Es hat aber wie bei der Operation die Konsequenz, Gewebe immer nach dem Maximalprinzip zu entfernen und damit in die männliche Potenz einzugreifen.

Vorteilhaft ist diese Methode für Patienten mit bereits geschwächter Gesundheit und solchen, die sich keiner Operation unterziehen wollen, weil die Behandlung relativ wenig belastet. Die beiden Katheter machen die nachoperative Zeit allerdings nicht zu einem Vergnügen.

Die Kosten von etwa 9.000,00 € werden von den gesetzlichen Kassen momentan nur dann übernommen, wenn die Behandlung in einem Krankenhaus durchgeführt wird. Das ist neu, erfreulich und besser, als 35.000,00 € für eine Operation auszugeben und den Betroffenen die größere Belastung und eine längere Genesungsphase zuzumuten.

4.7. Bremsende und lindernde (palliative) Therapien

4.7.1. Die Kryotherapie

Kryotherapie bedeutet Heilung durch Kälte. Ihre Anwendung bei Prostatakrebs ist noch relativ neu und es ist demzufolge noch nicht allzu viel über deren Langzeitergebnisse bekannt. Die Kurzzeiterfolge fallen leider auch nicht aus dem Rahmen.

Die Theorie ist schnell erklärt: Unser wasserhaltiges Körpergewebe verträgt keine Minustemperaturen. Krebszellen werden beim Kontakt mit Kälte erst recht zerstört. So musste nur ein Verfahren entwickelt werden, welches die Kälte an die richtige Körperstelle bringt und dem gesunden Gewebe keinen Schaden zufügt.

Ähnlich der HDR-Brachytherapie werden unter Ultraschallkontrolle vier bis acht dünne Metallsonden durch den Damm in die Prostata vorgeschoben und dort genau platziert. Der Patient liegt dabei unter Vollnarkose. Die Harnröhre wird durch einen wärmenden Katheter geschützt. Durch flüssigen Stickstoff, flüssiges Argon (ein Edelgas wie Helium und Neon) oder andere Kältemittel wird nun an den Spitzen der Sonden eine Temperatur von -160 bis -180 °C erzeugt, was das wasserhaltige Drüsengewebe schlagartig in Form kleiner Eiskugeln gefrieren lässt.

Im Weiteren vereinigen sich die kleinen Eiskugeln zu einem einzigen Eisball, der die gesamte Prostata ausfüllen kann. Dabei zerplatzen die feinen Kapillaren und Gewebezellen der Prostata einschließlich des darin liegenden Tumorgewebes und sterben ab. Sicherheitshalber wird das Verfahren in zwei oder drei Gefrier-Auftau-Zyklen wiederholt. Weil die ganze Prostata damit zerstört wird, spricht man hier auch von einer Kryoablation.

Man kann sich leicht vorstellen, wie unsicher die Form und Größe der Gefrierzone zu beherrschen ist. Jeder Mann hat eine individuell große und geformte Prostata. Deren Konturen sind im Ultraschallbild zwar zu erkennen, der erzeugte Eisklumpen ist aber immer kugelförmig oder besteht aus kugelförmigen Einzelelementen.

So kommt es garantiert zu Ränder-Konflikten, weil Prostata und Eisball niemals geometrisch in Übereinstimmung gebracht werden können. Entweder die Gefriergeometrie füllt die Prostata nicht vollständig aus oder ihre Grenzen überlappen die Prostata.

Im ersten Fall kann Krebsgewebe übrig bleiben, im zweiten kann angrenzendes, gesundes Gewebe betroffen sein. Die bisher bekannte hohe Impotenzrate weist darauf hin, dass die hochsensiblen Erektionsnerven immer zerstört werden.

Es ist auch kaum vorstellbar, dass die Prostatawanddicke von nicht einmal 1 mm die Wärmeisolation zwischen +36 °C und -160 °C sicher gewährleisten könnte. So ist über unsere Potenz bereits bei dieser Therapieentscheidung im wahrsten Sinne des Wortes der Stab gebrochen.

Zudem ist die Inkontinenz-Rate höher als bei den klassischen Verfahren, ebenso die bisher ermittelbaren Sterbezahlen. Bei den Komplikationen, wie Fistelbildung und notwendigen Folgeresektionen des abgestoßenen Gewebes sehen die Zahlen ebenfalls nicht gut aus.

Zu hinterfragen ist zudem, was mit den Krebszellen passiert, die zum Beispiel im Randbereich nicht total vernichtet werden. In welchem Zustand ist denn die aufgetaute Prostata? Zerplatztes Gewebe ist blutig und blutiges Gewebe gelangt über die Blutbahnen und die Lymphflüssigkeit garantiert in den Körper, sodass eine Streuung von Metastasen zumindest nicht ausgeschlossen werden kann.

Für eine solche Behandlung spräche einzig die relativ geringe Belastung. Aber die ist bei anderen Therapien manchmal sogar besser.

Nach einer Nacht im Krankenhaus und zwei Wochen Dauerkatheter ist alles überstanden. Über Patientenbefinden und eventuelle Schmerzen waren bisher keine Angaben erhältlich. Die erwähnten Nebenwirkungen sprechen für sich.

Insgesamt gilt das Verfahren selbst in der sogenannten neuen dritten Generation als unausgereift - mit einem gewissen Hoffnungspotential. Zurzeit würde ich keinem Mann empfehlen, diese Therapie in Anspruch zu nehmen.

Weltweit kommen außerdem kaum eine handvoll Spezialisten zusammen, welche die Kryoablation beherrschen und an ihrer Weiterentwicklung arbeiten. Diese halten jedoch mit großer Verbissenheit an dieser Methode, ihrer Weiterentwicklung und Einführung fest. Insofern ist die Zahl der bisher damit behandelten Patienten recht überschaubar.

4.7.2. Die Hodenentfernung, Kastration

Die Medizin ging seit der Entdeckung dieses Zusammenhangs durch den amerikanischen Chefarzt Charles Huggins (Nobelpreis1966) am Ben-May-Laboratorium in Chicago 1941 (!) davon aus, dass das männliche Wachstums-, Sexual-, Antriebs- und Aggressions-Hormon Testosteron, das vorwiegend in den Hoden und zu ca. 10% in den Nebennieren gebildet wird, als maßgeblicher Beschleuniger von Prostatakrebs anzusehen ist.

Die Vermutung kam zustande, weil bei Eunuchen (kastrierten Männern) zu keiner Zeit jemals ein Prostatakarzinom diagnostiziert wurde. Dazu ergeben sich natürlich einige Fragen.

Wo fand man denn zu dieser Zeit eine repräsentative Auswahl an Eunuchen im entsprechenden Lebensalter, die sich der Medizin, möglichst auch noch über einen langen Zeitraum, zur Beobachtung zur Verfügung stellten? Wo lebten denn so viele Eunuchen, die der westlichen Medizin zugänglich waren?

Selbst wenn dieser Zusammenhang recht wunderlich erscheint, so war diese Tatsache bis September 2009 immerhin wissenschaftliche (!) Lehrmeinung. Wird einem am Prostatakarzinom erkrankten Mann das Testosteron entzogen, so kommt der Krebs mit hoher Wahrscheinlichkeit zum Stillstand und bildet sich im günstigsten Fall sogar zurück. Soweit die irrsinnige Theorie.

Charles Huggins selbst hat seine Entdeckung nach seinem Nobelpreis revidiert und zugegeben, dass die Erscheinung zwar stimmt, er aber die falschen Schlussfolgerungen daraus gezogen hat.

Wer sich damit beschäftigt, weiß heute, dass es nicht das Testosteron ist, was den Prostatakrebs beflügelt, sondern das durch die Aromatase in Östradiol und Östriol (auch Estradiol E2 und Estriol E3) umgewandelte Testosteron sowie sein Derivat Dehydrotestosteron. Letzteres ist übrigens auch für die Glatzenbildung verantwortlich und nicht das eigentliche Testosteron. Aber fragen wir mal unseren Urologen! 40 Jahre nach Huggins eigenem Widerruf und 176 gegensätzlichen Studien ist immer noch das Testosteron schuld. Davon sind selbst viele junge Urologen felsenfest überzeugt!

„Die Autorität sollte dem Wissen gehören, nicht das Wissen den Autoritäten“, habe ich mal irgendwo aufgeschnappt, aber die „Wissenschaft“ tickt eben anders.

Ja, selbst der Informationsdienst des Deutschen Krebsforschungszentrums hinkt den inzwischen gesicherten Erkenntnissen um mindestens 20 Jahre hinterher. Was wir "Wissenschaft" nennen, ist jeweils immer die gerade geltende Lehrmeinung, die regelmäßig durch die eigenen neuen Erkenntnisse früher oder später widerlegt wird, also der „aktuelle Irrtum".

Seit dieser Erfahrung sehe ich die schulmedizinischen Gesundheitslehren und Methoden mit ziemlicher Gelassenheit. Habe ich in meinem Leben doch schon etliche medizinische Dogmen entschwinden sehen. Schlimm ist nur, dass jede kleine medizinische Entdeckung sofort dogmatisch angewendet und als immer gültige Schlusserkenntnis hingestellt wird, weil es schönes Geld bringt aber den Menschen mehr schadet als hilft.

Die angehäuften Erkenntnisse sind heute so umfangreich und so vielseitig wie die sich auftürmenden Fragestellungen. Und deshalb ist kaum noch ein Wissenschaftler bereit, sich mit den Hypothesen seiner Kollegen auseinanderzusetzen oder diese gar infrage zu stellen. Die wissenschaftliche Streitkultur ist weitgehend untergegangen, weil es wesentlich einfacher und einträglicher ist, selbst eine Hypothese aufzustellen, als sich mit etablierten Professoren herumzuärgern.

Damit werden manche Hypothesen zu Thesen und Lehrmeinungen, die dann erst nach vielen Jahren praktischer Anwendung vielleicht als in die Irre führend widerlegt werden. Die Halbwertszeit heutiger wissenschaftlicher Entdeckungen beträgt gerade mal zweieinhalb Jahre.

Umso erfreulicher ist es, dass die Deutsche Gesellschaft für Andrologie mit ihrer neuen S3-Leitlinie-Prostatakrebs (Seite 16/17) endlich Klarheit in die ärztlichen Praxen tragen will:

„Es gibt keinen Zusammenhang zwischen Testosteronspiegel und PCA- (engl.: prostate carcinoma) Inzidenz." [www.andrologen.info im Oktober 2008]

Hier nun die Einzelheiten zur geltenden, aber inzwischen falschen Lehrmeinung:

Die Hodenentfernung oder Orchiektomie, wie es fachmännisch viel freundlicher heißt, wird in der medizinischen Literatur und Praxis als Mittel zum Stopp eines eher fortgeschrittenen Prostatakarzinoms gesehen.

Neben der rigorosen Entfernung der Hoden können heute nach einer verbesserten Operationsmethode (Plastische subkapsuläre Orchiektomie nach Riba) Samenleiter, Nebenhoden und Hodenhüllen durchaus erhalten bleiben. Es werden in einer nicht so schweren Operation lediglich die samen- und testosteronerzeugenden Funktionszellen aus den Hoden, ähnlich dem Dotter aus einem gekochten Ei, stumpf ausgeschält und die Hoden, nunmehr funktionsuntüchtig, in den Hodenhüllen wieder verschlossen und im Hodensack belassen.

So bleibt die Männlichkeit zumindest scheinbar und kosmetisch erhalten, was dem Mann den Aufenthalt in Freibädern und Saunen wenigstens ohne Schamgefühle ermöglicht.

Allmählich werden die stillgelegten Hoden jedoch kleiner, weil der Körper das nun funktionsuntüchtige Gewebe als überflüssig erkennt und abbaut. Durchaus üblich sind heute künstliche Ersatzhoden, wie sie vorwiegend nach Hodenkrebs-Operationen eingesetzt werden.

Diese Operationen zur Blockierung der natürlichen Testosteronproduktion haben im Gegensatz zu den vorangestellten Eingriffen nur sekundären Charakter, das heißt, die angebliche Wirksamkeit wird nicht durch die Operation selbst, sondern erst durch deren Folgen erzielt.

Aber auch hier wieder die obligatorische Einschränkung: Einige Prostatakrebszellen, etwa 20%, zeigen auf Hormonentzug keinerlei Wirkung. So kommt es zwar beim Testosteronentzug zu einer recht langen Stabilisierung der Symptome, nach etwa zwei Jahren kann es aber wieder zum Wachstum durch die Durchsetzung der nicht auf Entzug reagierenden Krebszellen kommen. Außerdem liefern die Nebennieren einen Anteil von 8 bis 10% an Testosteron, der operativ nicht zu unterbinden ist. Somit überlagern sich zwei ungünstige Faktoren.

Inkontinenz haben wir bei dieser Methode nicht zu befürchten. Dafür liegt ein ganz erhebliches Risiko für eine Osteoporose (Knochenschwund) vor. Nach Angaben aus den USA erleiden 50% der so behandelten Männer Risse in der Wirbelsäule mit Lähmungserscheinungen oder unerklärliche Brüche der Hüften und Extremitäten innerhalb von 10 Jahren nach dieser Operation. Und welcher Preis ist noch zu zahlen?

Wir verweiblichen ohne jedoch letztendlich eine Frau zu werden. Nach und nach bilden sich unsere primären und sekundären Geschlechtsmerkmale zurück oder um. Verstärkter Haarwuchs wäre vielleicht nicht so schlimm, eine wachsende Brust schon. Wir verlieren den Männerstatus und erzielen keinen Frauenstatus. Wir werden biologisch zum Neutrum.

Zum Geschlechtsverkehr verlieren wir völlig den Trieb, er ist auch konstitutionell gar nicht mehr möglich. Wir bekommen eine weibliche Stimmlage und zeigen nach und nach immer weiblicheres Verhalten. Der Testosteronspiegel liegt dann sogar unter dem von gesunden Frauen im entsprechenden Alter! Dominanz und Durchsetzungsvermögen entwickeln sich prinzipiell zu Anpassung und Zurückhaltung. Vergesslichkeit und Hilflosigkeit ergreifen dann schleichend von uns Besitz.

Unser Geist kann sich mit solch abrupten Veränderungen nicht so schnell abfinden. Die ungeheuer belastende physische und psychische Umstellung dauert sehr lange, wenn sie überhaupt je bewältigt werden kann. Depressionen mit Weinkrämpfen stellen sich vielfach ein. Suizidgedanken sind in dieser Phase nicht selten und werden oft genug realisiert.

Unser Selbstverständnis definiert sich doch hauptsächlich über unser Geschlecht. Und unser männliches Geschlecht definiert sich über intakte Geschlechtsorgane und einen angemessenen Hormonspiegel an Testosteron. Die Orchiektomie, als unwiderrufliche Kastration, hat für einen Mann barbarischen Charakter.

Leider wird in den meisten Fällen viel zu schnell gehandelt. Die medizinischen Ereignisse überholen bei den Patienten meist die geistige Erfassung der ganzen Tragweite eines solchen Schrittes. Die geschürte Angst vor Krebssiechtum und Tod überdeckt beim uninformierten Mann meistens das rationale Denken und verleitet zu einem zu schnellen und unbedachten Einverständnis zur Hodenentfernung!

Dem Arzt ist es letztendlich egal. Er hatte einen Krebsfall und er hat ihn scheinbar gelöst: Der Patient bleibt am Leben. Die ärztliche Kunst hat anscheinend wieder gesiegt und die Operation bringt Geld. Für die Kassen ist es eine relativ billige Methode, weil fast keine Folgekosten entstehen.

Selbst als allerletzte Möglichkeit und im höheren Alter ist diese barbarische Methode heute wegen der medizinischen Fragwürdigkeit und den gravierenden psychischen Folgen strikt abzulehnen.

Was würde uns nun im Falle einer Hodenentfernung oder Ausschälung praktisch erwarten?

In Rückenmarksanästhesie werden zunächst das Scrotum (Hodensack) und später die beiden Hodenhüllen durch einen senkrechten Schnitt geöffnet. Feste Schale, weicher Kern, beschreibt wohl den Aufbau des Hodens am besten. Somit wird nun der weiche, testosteronbildende Kern stumpf von der umgebenden Bindegewebshülle abgeschoben und elektrisch abgebrannt.

Mit dem Vernähen durch eine fortlaufende Naht und Schließung des Hodensacks ist der Eingriff beendet. Die Primärfolgen dieser eher kleinen Operation sind in wenigen Tagen überwunden, die Nach- und Nebenwirkungen auf den gesamten Körper kommen erst später.

Achtung! Ist die Prostata noch vorhanden, wollen viele Urologen nach einer alternativen Behandlung zur Kontrolle wieder eine Biopsie durchführen. Diese ist hier genauso gefährlich wie bei der Erstdiagnose!

Diese Methode ist heute wissenschaftlich nicht mehr haltbar, zählt aber offensichtlich noch immer zu den Standardtherapien.

Weil an Prostatakrebs erkrankte Männer bereits vor einer Behandlung sowieso einen recht niedrigen Spiegel an freiem Testosteron aufweisen, ist diese alte Theorie sowieso äußerst fragwürdig. Außerdem: Junge Männer haben mit bis zu 300 nmol/l gegenüber dem erwachsenen Mann (12 bis 40 nmol/l) einen vielfach höheren Testosteronspiegel. Bei einer Entwicklungszeit des Prostatakrebses von 15 bis 20 Monaten müsste dann jeder junge Mann von 15 bis 30 Jahren theoretisch 7-mal häufiger von Prostatakrebs befallen werden. Das ist natürlich Unsinn - genau wie die Huggins'sche Lehrmeinung.

Tatsächlich ist es so, dass das weibliche Hormon Östron den Prostatakrebs aktiviert. Bekanntlich wird im männlichen Körper permanent ein Teil des freien Testosterons in das weibliche Hormon Östron (eines der über 20 Östrogene) umgewandelt, um bestimmte Vorgänge zu hemmen, wie z.B. das Knochen- und Muskelwachstum. Diesen Vorgang bzw. das auslösende Enzym dazu, bezeichnet man als Aromatase. Das hat die Natur so vorgesehen, damit unter anderem unsere Muskelmasse nicht in Tonnen gewogen werden muss.

Mit fortschreitendem Alter, dazu noch besonders im angesetzten Innenbauchfett, findet dieser Prozess im männlichen Körper immer stärker statt, was inzwischen erwiesenermaßen auch für das ungesunde Prostatawachstum (gutartige Prostatavergrößerung, auch benigne Prostatahyperplasie = BPH) zuständig ist.

In diesem Fall besteht natürlich eine Abhängigkeit vom freien Testosteron, aber keine direkte, sondern eine indirekte. Steht viel Testosteron zur Verfügung, so wird auch viel umgewandelt und der Krebs wächst. Entzieht man das Testosteron, so kann natürlich keines umgewandelt werden und der Krebs kommt zum Stillstand. Ein Vergleich, der vielleicht hinkt: Wer schlachtet denn alle Milchkühe, nur weil Butter neuerdings als ungesund dargestellt wird?

Die Gabe von Testosteronpräparaten ohne eine Unterdrückung der Aromatase wäre somit kontraindiziert, mit Aromataseunterdrückung der Gesundheit und Potenz des Patienten aber eher zuträglich. Gesicherte Forschungsergebnisse hierzu liegen inzwischen massenhaft vor, sind aber offenbar nicht erwünscht, würden sie doch erhebliche Einkommenseinbußen zur Folge haben. Lediglich die Grauzone der Bodybuilding-Experten beschäftigt sich intensiv mit diesem Thema, wenn auch mit ganz anderen Zielen.

Das Ergebnis: Früher und noch heute werden tausende von Männern aus reiner ärztlicher Leichtfertigkeit oder materiellen Interessen unnötig zu dieser barbarischen Operation gedrängt. Meinen eigenen Vater im 80. Lebensjahr übrigens ebenso, mit gravierenden psychischen Auswirkungen.

4.7.3. Die Hormontherapien: Unwirksam und gefährlich

Obwohl die oben beschriebene Hodenentfernung oder Hodenausschälung dazu gehört, meint man mit den Hormontherapien im Allgemeinen die medikamentöse Unterbindung des Testosterons.

Wir wissen inzwischen, dass das männliche Hormon Testosteron für Kraft, Mut, Entschlossenheit und die Sexualfunktionen des Mannes zuständig ist. Bei besonders aggressiven Straftätern hat man tatsächlich überhöhte Testosteronwerte gemessen.

Früher wurde es jungen Frauen verabreicht, wenn sie zum Beispiel an lebensgefährlichen Gebärmutter-Blutungen litten. Eine unerwünschte Folge war dann ein übersteigerter Sexualtrieb, der den weiteren Lebensweg nicht immer günstig beeinflusst hat.

Leider soll dieses wunderbare Testosteron beim Mann auch negative Nebenwirkungen haben. So wird gelehrt, wie oben schon erwähnt, dass neben der Glatzenbildung auch der Prostatakrebs des Mannes wesentlich durch seinen Testosteronspiegel aktiviert würde.

Eine Schlussfolgerung daraus wäre: Alle Männer mit Glatze hätten einen starken Sexualtrieb. Sie geht aber leider nicht auf, genauso wenig wie die Aussage, Männer mit starkem Kopfhaar seien sexuell vorwiegend schwach.

Eine Studie, die oft und gern zitiert wird, behauptet, dass Jungen, die seit der Pubertät bis zum 18. Lebensjahr regelmäßig mindestens 5-mal pro Woche onaniert hätten, wären weitaus weniger für Prostatakrebs anfällig. Hintergrund soll die laufende Spülung der Prostata mit frischem Sekret und die stetige Harmonisierung des Testosteronspiegels sein.

Nach dieser Theorie dürfte es in unserem Kulturkreis allerdings kaum Prostatakrebs geben und ich hätte nie daran erkranken dürfen. Diese ganze Theorie wirkt bei näherer Betrachtung etwas verworren und wenig glaubwürdig.

Zunächst aber: Das, was die Pharmaindustrie als Hormone bezeichnet, ist von der chemischen Strukturformel der natürlichen Hormone weit entfernt. Aus Patentgründen, und nur darum, erzeugt die Pharmaindustrie keine Naturhormone, obwohl dies einfach und kostengünstig, lapidar ausgedrückt, jeder Apotheker zu Hause tun könnte.

Diese Pseudohormone haben nicht nur Millionen Frauen den Brustkrebs beschert, sondern die obige Studie zudem völlig verfälscht.

Im Gegenteil sind die Naturhormone Estradiol und Progesteron in den Konzentrationen, wie sie junge, gesunde Männer aufweisen, äußerst gesundheitsfördernd und sogar sexuell anregend. Progesteron ist in gewisser Weise ein Basishormon, was im männlichen Körper auch in Testosteron umgewandelt wird.

Der gesunde Mann erzeugt täglich 5 bis 10 mg Testosteron und hat einen Serumspiegel von 9,4 bis 37 nmol/l (früher: 300 bis 1.000 µg/dl) im Blut - immerhin eine Schwankungsbreite von über 300%. Das relativiert sich jedoch, weil die Schwankungen abhängig von der individuellen, konstitutionellen Verfassung des Mannes und der Tages- und Jahreszeit, der sexuellen Aktivität sowie weiteren Faktoren auftreten.

Die Hormontherapie beruht, wie die Hodenentfernung auf der ***falschen*** Annahme von 1941 (!) durch Charles Huggins, dass die Unterdrückung des Testosterons den Prostatakrebs hemmen kann. Sie wirkt, wenn überhaupt, fast ausschließlich nur symptomlindernd (palliativ) und nicht heilend (kurativ). Der Tumor und gegebenenfalls vorhandene Metastasen werden dabei nur gebremst. Der gegenwärtige Zustand wird wegen der schon genannten hormonunabhängigen Krebszellen also nur für einige Zeit verbessert.

Bei der Hormontherapie werden gegenwärtig vier Wege mit unterschiedlichen Ansätzen aber dem gleichen Ziel beschritten.

Der erste Weg ist der Androgen-Entzug mit der bereits beschriebenen Hodenentfernung bzw. -ausschälung (chirurgische Kastration) oder aber die Gabe von GnRH-Analoga (medikamentöse Kastration). Bei Letzterer wird im Hypophysenvorderlappen eine Steuerung für eine überhöhte, maximale Testosteronproduktion in den Hoden solange ausgelöst, bis sie vollkommen erschöpft ist. Und zwar acht bis zehn Tage lang bei einer zusätzlichen Antiandrogen-Gabe, damit der Krebs in dieser Zeit angeblich nicht zusätzlich angeregt wird.

Diese Methode ist zum Glück nicht endgültig, sondern nach dem Absetzen der Medikamente reversibel.

Der zweite Weg ist die Hormonhemmung durch Verabreichung weiblicher Hormone (Östrogene, Gestragene und synthetische Mittel; ebenfalls medikamentöse Kastration). Diese können aber aus Verträglichkeitsgründen nicht in den hohen Dosen gegeben werden, die eine Krebsbekämpfung über die Stabilisierung hinaus erforderlich machen würde.

50% der Probanden einer Studie an Armee-Veteranen in den USA verstarben nach hohen Dauergaben von weiblichen Hormonen an Herzinfarkt oder Schlaganfall - genauso viele, wie in der Komplementärgruppe ohne solche Medikamente an Prostatakrebs gestorben sind.

Daraus hat man gelernt, diese Therapie sehr sensibel, individuell ausgewogen und in Kombination mit anderen Verfahren anzuwenden. Trotzdem ist die Belastung durch unerträgliche Hitzewellen und schmerzhafte Brustbildung bei den betroffenen Männern recht enorm. Das Schlaganfall-, Herzinfarkt- und Thrombosenrisiko ist deshalb hoch, weil das Blut verdickt und die Patienten ja auch keine jungen und gesunden Burschen mehr sind. Für die Leber kann diese Methode mit erheblichen Schädigungen verbunden sein.

Der dritte Weg ist die Anwendung von nichtsteroidalen Antiandrogenen. Diese basieren nicht auf Hormonen und lösen damit auch nicht die unerträglichen Nebenwirkungen aus. Vielmehr werden hier nur noch die Rezeptoren des Testosterons blockiert.

Die Krebszellen erkennen nach dieser Lehrmeinung das Testosteron nicht mehr und fühlen sich von der Versorgung davon abgeschnitten. Die Wirkung soll damit dieselbe sein, aber hier zum Glück ohne die gravierenden Nebenwirkungen.

Natürlich wirkt in der Medizin nichts und unter allen Umständen nur positiv. Die Potenz bleibt aber bei dieser Methode mit hoher Wahrscheinlichkeit erhalten.

Bleibt der vierte Weg. Dies sind Mittel, die unter der Bezeichnung Androgen-Synthese-Blocker zusammengefasst sind. Sie beschleunigen, vereinfacht dargestellt, die natürliche Umwandlung des Testosterons in Östrogen, genauer in Östron (Aromatase), wodurch das Testosteron neutralisiert und die gleiche Wirkung erzielt werden soll. Der männliche Körper tut das natürlicherweise bei jungen, gesunden Männern nämlich auch dann, wenn das ausgeschüttete Testosteron nicht gebraucht wird, um dessen Spiegel auf seinem Niveau zu halten. Leider findet dieser Umwandlungsprozess, eben diese Aromatase, im fortschreitenden Lebensalter beim Mann verstärkt statt, was seine nachlassende Potenz, Kraft, Konzentrationsfähigkeit aber auch Fettansatz und Müdigkeit erklärt.

Ergebnisse zu den einzelnen Wegen waren nicht zu erhalten. Die letzte Methode müsste sogar ein ungesundes Prostatawachstum fördern, gutartig oder sogar bösartig und damit genau das Gegenteil auslösen...

Nun sollte man denken, Kombinationen der verschiedenen Möglichkeiten der Hormontherapie würden wesentlich besser wirken. Diese Erwartungen erfüllen sich in der Praxis, warum auch immer, jedoch leider nicht. Damit sollte die ganze Hormontherapie wissenschaftlich und vor allem ganzheitlich noch einmal überarbeitet werden. Schwachpunkt der Schulmedizin ist immer die isolierte Betrachtung von Einzelvorgängen, die im Zusammenwirken gänzlich anders ablaufen können.

Fassen wir also noch einmal zusammen:

Testosteron ist das wertvollste Männerhormon. Sein Spiegel im Blut bestimmt darüber, ob wir uns wie ein kräftiger Jüngling oder wie ein alter Tattergreis fühlen. Testosteron erklärt man bisher, nach besagter Theorie von 1941 (!), für die Entstehung und das Wachstum des Prostatakrebses als maßgeblich verantwortlich, was man heute als völligen Quatsch bezeichnen kann.

Das Verhindern eines Kontaktes des Testosterons mit den Krebszellen soll das Prostatakrebswachstum weitgehend einschränken, eventuell sogar zum Stillstand bringen. Weil etwa 20% der Prostatakrebszellen nicht auf Testosteron-Entzug reagieren, ist die Wirkung nur zeitlich begrenzt, soll jedoch eine deutliche Lebensverlängerung bedeuten.

Neben der externen Bestrahlung und der HDR-Brachytherapie wird die Hormontherapie für spätere Prostatakrebsstadien als effektive Methode gesehen, auf die die meisten Patienten ansprechen sollen. Meist sollen damit ein Stillstand des Krebswachstums und eine Verbesserung der Beschwerden verbunden sein.

Die erheblichen, teilweise noch schlimmeren Nebenwirkungen und Belastungen als bei den anderen Therapien, werden den Patienten jedoch weitgehend verschwiegen oder sind den Ärzten nur ungenügend bekannt.

Die Nebenwirkungen führen bei einigen Anwendungswegen zur Verweiblichung des männlichen Körpers mit erheblichen physischen Belastungen, organischen Schädigungen und können schwere seelische Probleme verursachen. Haupterscheinungsformen sind Hitzewellen sowie Libido- und Potenzverlust bis hin zu Veränderungen der Persönlichkeit. Als Spätfolge gelten Knochenschwund (Osteoporose), Herzinfarkt, Schlaganfall und viele altersbedingte Krankheiten, die sich sonst erst viel später eingestellt hätten.

Ob es tatsächlich primär das Testosteron ist, oder ob es sekundär eine Folge der Aromatase und damit das weibliche Hormon ist, was hier krebsauslösend und -fördernd wirkt, ist äußerst fragwürdig. Jedenfalls geht die folgende Therapiemethode ebenfalls von dieser Theorie aus.

4.7.3.1. Die 3-fache Hormonblockade nach Bob Leibowitz

Dr. Bob Leibowitz ist ein amerikanischer Arzt, der in Los Angeles praktiziert. Er ist ein kategorischer Gegner aller radikalen Prostatakrebs-Therapien. Im Gegenteil, er hält jeden Eingriff für einen Auslöser des schnellen Krebswachstums.

Die alte Volksweisheit „Wenn Luft an den Krebs kommt, gibt es keine Rettung mehr“ interpretiert er so, dass es nicht die Luft ist, sondern die Wirkung des Skalpells oder der Biopsienadel, was die Krebszellen den Körper überschwemmen lässt.

Leidenschaftlich bestreitet Leibowitz die Wirksamkeit jeder Operation an der Prostata und sucht nach Meinungsgegnern, die ihm einen Gegenbeweis liefern sollen.

In sehr ausdrucksstarken Worten spricht er sich ebenfalls gegen die in den USA wohl noch öfter als hier praktizierte Methode der barbarischen Hodenentfernung aus. Nun wäre er aber ein schlechter Kritiker, wenn er nicht eine Lösung parat hätte. Und die lautet: 3-fache Hormonblockade.

Nach seinen Angaben hat er damit schon sehr vielen Patienten geholfen und große Erfolge erzielt. Die Wirkung beruht auf einer bestimmten Medikamentenkombination, die auch die bisher hormonresistenten Krebszellen entweder für das Immunsystem kenntlich macht oder sie direkt vernichtet. Er scheint empirisch auf diese Kombination gekommen zu sein, denn es fehlen alle Angaben zur Wirkungsweise.

Seine Behandlung beinhaltet eine monatliche Vorstellung der Patienten mit einer ärztlichen Untersuchung, einem Laborstatus und der Verabreichung von einer Zoladex- oder Enantone/Trenantone-Spritze. Zwischendurch nimmt der Patient täglich eine Tablette Proscar 5 mg und 8-stündlich zwei Kapseln Eulixen (Flutamid) 125 mg. Nach einer Einnahme der Medikamente über 12 bis 14 Monate braucht anschließend nur noch Proscar eingenommen zu werden.

Bei 40% seiner Patienten, die sich bereits nach sechs bis acht Monaten 3-facher Hormonblockade anschließend doch noch für eine Prostataentfernung entschieden haben, sollen keinerlei Krebsspuren mehr zu erkennen gewesen sein. Damit wäre die Operation unnötig gewesen. Soweit Dr. Bob Leibowitz.

Ich muss hinzufügen, dass Dr. Leibowitz als eine sehr starke Persönlichkeit mit hoher Ausstrahlungskraft angesehen wird, was seinen Patienten wohl auch die seelische Kraft gibt, wieder gesund zu werden. Ob andere Ärzte mit dieser Methode die gleichen Erfolge haben, sei dahin gestellt.

Von diesen angeblich geheilten 40% wissen wir aber nicht, wie repräsentativ die Grundmenge ist, also ob es sich wirklich um eine statistisch gesicherte Aussage handelt. Zwei von fünf sind auch 40% - aber eben nicht repräsentativ. Einige Männer sind vielleicht geheilt worden.

Das Schwierige an der Bewertung einer Therapiemethode ist immer die einseitige, ungesicherte und ungenügende Datenlage. Leider gibt es bei der Vielfältigkeit des individuellen Lebens keine Patentlösung für alle. Vielleicht wird einmal ein Test erfunden, bei dem genau die richtige Methode gegen den individuellen Prostatakrebs angezeigt werden kann.

Kommen wir zu den Nebenwirkungen der verwendeten Medikamente. Proscar ist eigentlich ein Hormon-Hemmstoff und ursprünglich ein eher wenig wirksames Mittel zur Verbesserung des Urinflusses bei Prostatavergrößerung, aber mit scheußlichen Folgen. Für den Patienten bedeutet das: Libidoverlust, Impotenz, Ejakulationsstörungen, Brustdrüsenschwellung und Allergien.

Bei Flutamid sieht es noch ein wenig düsterer aus. Es ist ein Androgen-Hemmstoff für die Behandlung des Prostatakrebses. Die Anwender müssen mit Übelkeit, Erbrechen, Vergrößerung der Brust, Leberschäden, Blutschäden, Ödemen, Libidoverlust und Impotenz rechnen.

Die anderen Medikamente ziehen wir lieber erst gar nicht in Betracht. Und auch der Knochenschwund wurde hierbei noch gar nicht untersucht. Leibowitz weiß natürlich um die Schädlichkeit seiner Medikamente und schlägt daher eine alternierende Behandlung vor, also Unterbrechungen, damit sich der Körper zwischenzeitlich regenerieren kann.

Nach Beendigung dieser Therapie hat der gesunde Körper die Chance, wieder ins hormonelle Gleichgewicht zu kommen und die Schäden zu reparieren. Die Impotenz und der Libidoverlust sind also im Idealfall nur zeitweilig. Aber: Nach etwa vier bis sechs Monaten Ruhe sind die Schwellkörper des Penis kaum mehr zu aktivieren, weil sie verkümmert sind.

Fassen wir das Wissen über die Hormontherapien noch einmal zusammen. ***Huggins unsäglich folgenschwere Hypothese***, Testosteron sei die Ursache für den Prostatakrebs, hat über sechs Jahrzehnte lang Millionen Männern schwere gesundheitliche Schäden zugefügt und die Methode ist noch lange nicht aus den Köpfen der praktizierenden Ärzte verschwunden.

Heute ist diese Lehrmeinung von den Urologenverbänden eindeutig für falsch erklärt worden (siehe S3 Leitlinie Prostatakrebs vom Urologenkongress im September 2009 in Dresden). Wer also bei einem Patienten diese Hormonunterdrückung weiterhin anwendet, macht sich strafbar!

Ungeachtet dessen erhalte ich heute noch unglaublich viele Anrufe von Lesern, denen diese Methode - sogar in der Zweit- und Drittmeinung - dringend empfohlen wurde.

4.7.4. Die Chemotherapien

Schon der Begriff „Therapie“ ist hier zumindest bei der Anwendung gegen Prostatakrebs irreführend, weil er eine Behandlung mit sicherem Heilungseffekt vortäuscht.

Obwohl nur etwa 10% aller Krebsarten überhaupt auf eine „Chemo“ reagieren, ist deren Anwendung für einige Patienten vorübergehend scheinbar heilend, in Sonderfällen auch auf Dauer. Ob nun wegen oder trotz der Chemotherapie, lassen wir mal offen.

Beim Prostatakrebs erfolgt die Anwendung heute fast ausschließlich zum Stoppen des Tumor- und Metastasenwachstums. Eine sichere Heilung würde hier eine so hohe Dosierung verlangen, wie sie unser Körper nicht überstehen würde. Durch Kombinationen verschiedener Medikamente, aber auch mit anderen Therapien, lassen sich die Nebenwirkungen reduzieren und die Ergebnisse deutlich verbessern.

Über die Wirkungsweise einer Chemotherapie vielleicht folgender drastischer Vergleich:

Stellen wir uns unseren Körper wie einen großen funktionierenden Rummelplatz vor, zum Beispiel das Oktoberfest in München. Unter den Menschenmassen, die die Zellen unseres Organismus hier repräsentieren sollen, befinden sich neben den Besuchern eine angemessene Zahl von Versorgungs- und Sicherheitskräften, die auf Ihren Spezialgebieten tätig sind. Information, Nahrung, Getränke, Vergnügen, Sicherheit, Brandschutz und Medizinische Versorgung werden, analog unserer körpereigenen Abwehrkräfte, kontinuierlich sichergestellt.

Plötzlich erscheinen einige Chaoten (Krebszellen) auf der Wies’n, die mit äußerster Brutalität auf alles losgehen und die durch Drohung und Erpressung außerdem noch ständig friedliche Besucher (gesunde Zellen) zum Mitmachen zwingen. Zunächst ist ihnen niemand gewachsen, aber die bestehenden Sicherheitsstrukturen könnten sich, wie unser Immunsystem, unter Beteiligung von beherzten Besuchern schnell zu einer wirksamen Abwehr formieren, die Übeltäter isolieren und weiteren Schaden verhindern. Das Oktoberfest könnte ungestört weitergehen. Soweit, so gut.

Aber ein misstrauischer Innenminister (das wäre die Rolle des Arztes) befiehlt: "Theresienwiese aus Hubschraubern flächendeckend mit Giftgas besprühen!". Schon ist das Problem auf andere Weise gelöst. Nur müssen Personal und Gäste, eben unsere gesunden Körperzellen, ebenfalls in Särgen abtransportiert werden.

Einen anderen Vergleich habe ich einmal gelesen: Eine Zimmerpflanze mit Läusebefall wird einfach mit Säure besprüht. Die Läuse sind dann garantiert weg - die Pflanze allerdings ebenso.

Erfunden oder entwickelt wurde die Chemotherapie schon in der mittelalterlichen Heilkunde. Damals ging man mit Giften (zum Beispiel Arsen) und giftigen Metallverbindungen gegen eine Anzahl von Krankheiten vor. Krankheitserreger wie Viren und Bakterien hatte man damals noch nicht identifiziert. Man fand einfach empirisch heraus, dass bestimmte Gifte bestimmte Krankheiten ausrotten konnten.

Aus dieser Zeit stammt der berühmte Satz von Paracelsus: „Ob ein Stoff giftig ist oder heilend wirkt, ist nur eine Frage der Dosis". In Wahrheit hat man schon damals viel mehr Menschen zu Tode gequält als geheilt.

Im Jahr 1909 konnte dann erstmals eine scheinbar wirksame Chemotherapie gegen die grassierende Syphilis eingesetzt werden (das Medikament hieß Salvarsan).

Wenig bewusst ist uns bisher, dass der Einsatz von Medikamenten gegen Bakterien und Parasiten, auch gegen AIDS, ebenfalls eine kleine Chemotherapie darstellt.

Ende der 1940er Jahre wurde die Chemotherapie dann verstärkt in der Krebsbekämpfung eingesetzt. Die Folgen der Behandlungen waren mit noch höheren Sterberaten verbunden.

Heute glaubt man, die Wirkungsweise der angewendeten Gifte in den Zellen bis hinein in den Molekularbereich nahezu vollständig geklärt zu haben. Spezielle Zellgifte (Zytostatika) wirken besonders stark auf Zellen, die sich durch Teilung schnell vermehren. Weil das bei Krebs normalerweise der Fall ist, ist er gegenüber diesen Medikamenten ganz besonders sensibel. Soweit der hoffnungsvolle theoretische Lösungsansatz.

Zwar trifft das im Allgemeinen auf Krebszellen zu, doch leider bei weitem wieder nicht auf alle. Außerdem gibt es in unserem Körper weitere, ebenfalls schnell wachsende Zellstrukturen. Und die sitzen ausgerechnet in den besonders lebenserhaltenden Systemen wie im Blut, Rückenmark, Nervensystem, in Nieren und Leber, auf den Schleimhäuten (auch im Magen-Darm-Trakt) und in den Keim- und Haardrüsen (deswegen immer der Haarausfall bei Chemotherapien). Muskel- und Bindegewebe weisen zwar nicht so große Teilungsraten ihrer Zellen auf, werden deshalb trotzdem nicht unbedingt geschont.

Gegenwärtig gibt es noch keine Methode, das Zellgift ausschließlich mit den Krebszellen in Berührung zu bringen. Über Infusionen, Injektionen, über den Verdauungsweg oder mit Salben bei Hautkrebs, werden die entsprechenden Medikamente in unseren Körper eingebracht. Also werden über den Blutkreislauf unsere anderen Organe und Körperregionen unbeabsichtigt genauso geschädigt, womit die schweren Erscheinungen bei den Nebenwirkungen erklärbar werden.

Unglücklicherweise wird unser Immunsystem bei einer Chemotherapie fast vollständig lahm gelegt und liefert uns jedem kleinen Krankheitserreger hilflos aus.

Um das Maß voll zu machen, sind einige Krebszellen und Krebsarten resistent gegen alle Formen von Zellgiften. Vor allem, wenn sie vom Blutkreislauf abgekoppelt sind oder sich in einem stark sauren Milieu befinden. Wieder andere Krebszellen, man schätzt so um die 50%, sind immer gerade in einer Ruhephase, ohne sich zu teilen. Weil das Zellgift aber auf die Zerstörung des Genoms der Zellen gerichtet ist, um die Weitergabe der Erbinformationen der DNA und damit Nachkommen der kranken Zellen zu verhindern, wirkt es auf ruhende Zellen überhaupt nicht. Welch ein Dilemma!

Tausende von Chemotherapien werden ständig durchgeführt, obwohl bis heute weltweit kein einziger Nachweis der Wirksamkeit erbracht wurde! Warum gibt es wohl nach so langer Anwendungszeit immer noch keine einzige zweifelsfrei seriös durchgeführte und dokumentierte Studie über Chemotherapien?

Selbst die so viel gepriesenen „seriösen“ Studien, die als Beweis angeführt werden, haben inzwischen denselben Stellenwert wie alle sogenannten Gutachten erreicht: Das Ergebnis steht schon lange vorher fest. Die negativen Ergebnisse werden einfach unter den Tisch gekehrt. In der Praxis haben sich dann die negativen Probanden massenweise „nicht mehr an der Studie beteiligt“.

Dafür werden aber genauso viele Patienten durch die unerträglichen Nebenwirkungen maßlos gefährdet, gequält, entstellt und vergiftet. Im Gegenteil, eine Chemotherapie kann die Probleme sogar noch verstärken und andere schwere Erkrankungen provozieren.

Zum Glück mehren sich die Stimmen verantwortungsvoller Ärzte zur richtigen Einordnung der Chemotherapie. Als gepriesenes Wunder- und Allheilmittel gegen den Krebs hat sie sich jedenfalls nicht erwiesen, obwohl in der öffentlichen Meinung diese Position noch überwiegt und ärztlicherseits auch intensiv gepflegt wird. Rückfallquote und Spätfolgen, die überhaupt nicht betrachtet werden, lassen sich mit den Endergebnissen nicht in ein vernünftiges Verhältnis setzen.

Wenn man sich die so emotionsgeladene José-Carreras-Gala für an Leukämie erkrankte Kinder im Fernsehen ansieht, scheinen trotz teuerster Forschung die Zahl der Sterbefälle inzwischen die Zahl der Heilerfolge weit zu übersteigen. Offiziell war der Krebs eben stärker als die Wissenschaft, die nur wesentlich mehr Geld brauche, damit in Zukunft alle überleben. Niemand wird hinterfragen und je erfahren, wie viele dieser Kinder und Erwachsenen in Wahrheit mit der Chemotherapie vergiftet wurden.

Natürlich, oh Wunder, werden bei der hochgradig zweifelbelasteten Chemotherapie die Kosten von den Kassen getragen. Eine hocheffiziente Geldmaschine für Hersteller und Anwender, während die Leid tragenden Patienten dabei durch die Hölle gehen müssen, um, vielfach viel zu früh, vielleicht im Himmel anzukommen.

Regelrechte Schreikrämpfe könnte man bekommen, wenn man erfährt, dass die Pharmaindustrie an den Mitteln zur Bekämpfung der Nebenwirkungen einer Chemotherapie inzwischen wesentlich mehr verdient als an dem Milliardenmarkt Chemotherapie selbst. Es soll bisher auch nicht einen einzigen Arzt gegeben haben, der sich selbst oder seine Angehörigen je einer Chemotherapie unterzogen hätte.

Für gläubige Menschen stellt sich zudem die Frage, ob die Chemotherapie als Behandlungsmethode nicht gegen Gott und die Schöpfung gerichtet ist; werden doch alle gottgegebenen Heilungsmechanismen ignoriert, außer Kraft gesetzt und sogar noch vernichtet.

Beim Prostatakarzinom gehört eine Chemotherapie zum Glück (noch?) nicht zu den schulmedizinischen Standardtherapien, weil es kaum darauf anspricht. Das liegt wahrscheinlich daran, dass dieser Krebs, selbst wenn er sich als aggressiv entpuppt, wesentlich langsamer wächst als die meisten anderen Krebsarten. Die Zellteilung geschieht nicht so schnell, dass die Zellgifte ihre Wirkung entfalten könnten.

In meiner Selbsthilfegruppe finden sich seltsamerweise einige Männer, die davon trotzdem nicht verschont wurden. Dementsprechend steigt ihr PSA-Wert auf unvorstellbare Werte - mit bekanntem Ausgang. Den schulmedizinischen Onkologen gehe ich jedenfalls heute sehr sorgfältig aus dem Weg.

Die Verfahren und Medikamente der Chemotherapie wurden und werden natürlich immer weiterentwickelt und sind schonender und verträglicher geworden. Viele Zusatzarzneien helfen auch gegen die schlimmen Nebenwirkungen. Neuerdings steht ein spezieller Labortest zur Verfügung, mit dessen Hilfe die Wirksamkeit der verschiedenen Zellgifte auf unseren speziellen und ganz persönlichen Krebs getestet werden können. Wird er immer angewandt?

Je nach Alter, körperlicher Verfassung, Körpergewicht und Tumorklassifikation kann der Spezialist ein persönliches Chemo-Regime, also die Verabreichung verschiedener Mittel und Dosierungen über eine individuelle Zeitkurve, mit einer wenigstens wahrscheinlichen Effizienz erstellen, was die enormen körperlichen und psychischen Belastungen gegebenenfalls rechtfertigt.

Die praktische Durchführung der Chemotherapie ist recht unspektakulär. Beim Onkologen traf ich Damen und Herren, sitzend am Tropf, einige in geselliger Stimmung beim lebhaften Austausch ihrer Krankengeschichten, andere, von Betroffenheit gezeichnet, waren tief in sich versunken.

Auf die gravierenden, spür- und sichtbaren Nebenwirkungen einer Chemotherapie wie Übelkeit, Brechreiz, Haarverlust, Schleimhautentzündungen, Infektionen usw. will ich nicht weiter eingehen. Auch nicht auf die versteckten Organschädigungen. Darüber kann sich jeder Interessierte leicht und umfassend informieren. Wie verhält es sich mit der Potenz während und nach einer Chemotherapie?

Gehen wir zunächst davon aus, dass deren Anwendung beim Prostatakrebs wenig Bedeutung zukommt, weil dieser, wie gesagt, kaum darauf anspricht. Gehen die Mediziner verantwortungsvoll mit der Krankheit um, so wird es beim Prostatakrebs gegenwärtig nur in Ausnahmefällen zu einer Chemotherapie kommen.

Vorstellbar wäre das im bereits sehr fortgeschrittenen Stadium mit weitgehender Absetzung der Metastasen. Dabei ist in der Regel das Allgemeinbefinden bereits in einem Zustand, der schon den Gedanken an Sexualität von vornherein ausschließt.

Nach einer überstandenen Chemo, wenn sich der Zustand für immer oder zeitweilig gebessert hat und der Kopf wieder frei ist, wird sich auch die Sexualität und damit die Potenz wieder melden - vorausgesetzt die Schwellkörper wurden zwischenzeitlich trainiert und sind nicht verkümmert.

Jedenfalls sind bei einer Chemotherapie dauerhafte weitere Schädigungen zu erwarten, weil das natürliche Immunsystem auf das Stärkste geschädigt wird.

4.7.5. Die Immuntherapien

Immuntherapie bedeutet schlicht und einfach die Stärkung oder Wiederherstellung unseres Immunsystems.

Bereits mit der ersten Zellteilung im Urkosmos musste sich die biologische Materie gegen ihre feindliche Umwelt schützen. Im Laufe der vielen Millionen Jahre der Stammesentwicklung haben sich in den vielen Milliarden Lebewesen seither die erfolgreichsten Strategien des biologischen Schutzes vor allen existierenden Gefahren durchgesetzt und auch in uns Menschen, als vorläufiges Ende der Stammesentwicklung, ihren Grundmechanismus installiert.

Darüber hinaus wurde dem Abwehrsystem im Individuum die Fähigkeit der Anpassung, des Lernens, und der Weiterentwicklung mitgegeben, weil sich ja bereits innerhalb einer Generation die Gefahren erheblich verändern und sich die Krankheitserreger ebenfalls weiterentwickeln.

Mit der Entdeckung der Bakterien und Viren hatte die Wissenschaft ein Körnchen im Getreidefeld der Gesundheitsproblematik gefunden und glaubt bis heute ernsthaft, gegen jedes Bakterium und jeden Virus ein bestimmtes Medikament entwickeln und verabreichen zu müssen. Die anfänglichen Erfolge schienen ihr Recht zu geben.

Inzwischen sind die meisten Bakterienstämme gegen Antibiotika resistent. Die „moderne“ Medizin hat durch ihre maßlose Antibiotika-Hysterie im letzten Jahrhundert die Immunsysteme der Menschen weitgehend zerstört und daran gehindert, sich den neuen Bedrohungen anzupassen. Auch das massenhafte Auftreten von Allergien ist nichts weiter als ein Ergebnis dieser gefährlichen Gesundheitspolitik.

Ein Urologe ist bei einer Immuntherapie kaum ein Partner, denn die Urologie ist eine Spezialisierungsrichtung der Chirurgie. Wie bei vielen anderen Ärzten, spielt das Immunsystem in ihrer Betrachtungsweise keine oder nur eine untergeordnete Rolle. „Die Krankheit herausschneiden“ oder „Für jede Krankheit ein Medikament“ war und ist größtenteils noch immer die geltende Lehrmeinung der Medizinspezialisten. Oft genug werden sogar zu einem kreierten Medikament die richtigen Krankheiten erfunden. Ganze Bücher dazu sind auf dem Markt.

Erst seit wenigen Jahren besinnt man sich langsam wieder darauf, dass ein Mensch eigentlich ein komplexes Lebewesen ist, nicht nur aus der Summe seiner Organe besteht, und schon gar nicht nach den medizinischen Disziplinen zu gliedern ist. Es wird aber, wenn überhaupt, noch Jahrzehnte dauern, bis uns alle Ärzte ganzheitlich betrachten und auch so behandeln werden. Es wird wohl erst dann passieren, wenn sie damit mehr verdienen können als mit der jetzigen Schulmedizin. Und das wird von der Politik, besser: vom Lobbyismus, gesteuert. Und der scheint sich gerade in entgegen gesetzter Richtung zu bewegen.

„Immuntherapie“ hört sich viel besser an als „Chemotherapie“. Sie ist es auch. Ihr Wesen besteht darin, das körpereigene Immunsystem zu kräftigen, zu verstärken und damit zu befähigen, schädliche Stoffe und Zellen in unserem Körper noch besser unschädlich zu machen und der Ausscheidung zuzuführen.

„T-Zellen“, „Killerzellen“ und „Fresszellen“ sind heute Synonyme für einige Hauptakteure unseres hochkomplizierten Immunsystems geworden. Grob definiert sind es in Wahrheit tausende von Enzymen, von denen jedes einzelne eine genau bestimmte Handlung in unserem Organismus erfüllt, einschließlich der Vernichtung schädlicher Zellen.

Je nach Bedarf kann unser gesunder Körper nun genau so viele spezielle Enzyme produzieren, wie er für die Vernichtung der schädlichen Zellen oder Bakterien benötigt, vorausgesetzt er erkennt sie.

Viele Faktoren haben im Laufe des Lebens unsere Immunabwehr geschwächt. Den größten Anteil daran trägt, wie gesagt, die Schulmedizin, die zu großen Teilen heute noch das Fieber für eine unbedingt zu unterdrückende Krankheit hält. Jede kleine Temperaturerhöhung wurde und wird vehement mit fiebersenkenden Mitteln und Antibiotika bekämpft. Jedes Mal eine kleine Chemotherapie!

Der zweite Hauptfaktor ist die völlig falsche Ernährung. Ein „übersäuerter“ Mensch hat 12-mal weniger Abwehrkräfte als ein gesund basisch ernährter. Das lässt sich heute messen und hängt mit den Hüllen der verschiedenen Körperzellen zusammen, in die dann wesentlich leichter Parasiten und Strahlung eindringen können.

Manche Menschen bekommen kaum noch Fieber und halten sich deshalb stolz für besonders gesund. In Wahrheit ist ihr Immunsystem aber schon weitgehend zerstört. Dabei ist jedes Fieber eine Abwehrreaktion auf alle Unstimmigkeiten in unserem Körper und jedes Mal auch eine Schärfung unserer natürlichen Abwehrwaffen.

Fieber ist wichtig für unsere Gesundheit. Je mehr umso besser! Damit ist es ratsam, jedem Fieber, möglichst bei Bettruhe, seinen Lauf zu lassen, wenn es nicht die lebensgefährliche Schwelle von etwa 42 °C erreicht. Erst nach drei fieberfreien Tagen sollte der Körper wieder belastet werden. Er wird es mit stabiler Lebenskraft und einem langen Leben belohnen.

Nun strebt fast jeder Mensch seine Immuntherapie ständig selbst an, mehr oder weniger bewusst. Denn eine gesunde Lebensweise ist nichts anderes als die permanente Durchführung einer allgemeinen Immuntherapie.

Gesund, abwechslungsreich und maßvoll essen bedeutet, dem Körper ausreichend Energie, Vitamine, Mineralstoffe und Spurenelemente zuführen. Genug Wasser sorgt für die richtige Viskosität des Blutes und optimale Lebensbedingungen des Zellgewebes.

Körperliche Bewegung bedeutet, unseren Blutkreislauf und die Lymphe kräftig zu aktivieren, um die Energie, Vitamine, Mineralstoffe und Spurenelemente in der richtigen Form und Menge bis in die entlegenen Winkel unseres Körpers zu transportieren und Abfallprodukte gleich mitzunehmen.

Genug Licht auf unserer Haut setzt Umwandlungsprozesse verschiedener Hormone in Gang und bildet wichtige Vitamine. Genug Sauerstoff ist Voraussetzung für die Energieumwandlung in unseren Zellen. Ausreichender Schlaf sorgt sowohl für geistige Verarbeitung unserer Erlebnisse und Probleme, als auch für Reparaturarbeiten in der Zellstruktur unseres Körpers.

Wichtig ist außerdem unsere Körpertemperatur. Mit jedem Zehntel Grad Temperaturerhöhung steigt die Aktivität des Immunsystems rapide an und erreicht bei 39,2 °C sein Optimum. Bei weiter steigender Temperatur besteht die Gefahr der Eiweißkoagulation (Verklumpung) und damit zum Zusammenbruch unseres Kreislaufs.

Unser wunderbarer Körper ist dabei sogar in der Lage, die Temperatur lokal erheblich zu steigern, wenn Verletzungen oder Entzündungen an einer bestimmten Stelle vorliegen. Wie wir wissen, ist eine Körpertemperatur knapp unter 37 °C für den gesunden Körper als Ganzes am zuträglichsten. Viele Medikamente, beispielsweise entzündungshemmende Mittel, senken aber die Körpertemperatur erheblich ab.

Als ehemaliger Dauereinnehmer von Voltaren bzw. Rewodina gegen Rheuma (Wirkstoff Diclophenac) hatte ich jahrelang eine durchschnittliche Untertemperatur um nur 35 °C. Sicher hat auch das meinen Krebs begünstigt.

Mit unserer gesunden Lebensweise schaffen wir wichtige Voraussetzungen, durch unser Immunsystem optimal geschützt zu sein. Normalerweise. Nun hat aber alles auf unserer Welt wieder die zwei berühmten Seiten. Also gibt es auch hier die andere Seite mit einigen Gegenfaktoren.

Unser Immunsystem ist im Laufe der Evolution entstanden und hat sich in den Millionen von Jahren und über seine verschiedenen Träger entsprechend unserer Abstammungslinie bis hin zum Menschen immer mehr verbessert. An ein so hohes Lebensalter, wie es heute in unserem Kulturkreis bei den Menschen vorherrschend ist, konnte sich unser Immunsystem in der vergleichsweise kurzen Zeit der Zivilisation biologisch aber noch nicht anpassen. Somit ist es durchaus nicht krankhaft, wenn es im höheren Lebensalter an Abwehrkraft verliert.

Ungünstig wirkt dazu noch unser unnatürlicher Zivilisations-Stress. Für Schulkinder und Berufstätige ist eine konsequent gesunde Lebensweise unter den heutigen Bedingungen besonders in den Städten kaum einzuhalten.

Wenig Bewegung im Freien und unregelmäßige, unausgewogene Mahlzeiten prägen für die Meisten den Alltag. Dazu kommt der ständige Leistungsdruck bei fehlenden Entspannungsmöglichkeiten, was unser Immunsystem auf Dauer nicht verkraften kann.

Umweltgifte, Fasern und Stäube in der Atemluft, schädliche Zusatzstoffe in Nahrung und Getränken, Genussgifte, Medikamente, überhöhte UV-Strahlungswerte, Elektrosmog, ungewollter und selbst erzeugter Lärm und anderes mehr greifen unser Immunsystem genauso an, wie anhaltender Ärger, Ängste und schlecht verarbeitete Probleme. Trotzdem reagiert unser Immunsystem auf jede neue Herausforderung und findet Möglichkeiten der Abwehr gegen jeden neuen Feind.

Dummerweise wollen aber auch die potentiellen Krankheitskeime überleben. So verändern sie sich permanent, um vom Immunsystem nicht so schnell erkannt zu werden. Die ganz Gefährlichen, wie das Ebola- und das AIDS-Virus, tarnen sich sogar so intelligent, dass sie sich als Freunde ausgeben und unsere Abwehrzellen hinterrücks in Feinde unseres Körpers umwandeln. Wer und was sie dazu in die Lage versetzt, verbirgt sich noch tief im Dunkel der Erkenntnis.

Die Krebszellen versuchen ebenfalls alles, um von unserem Immunsystem nicht erkannt zu werden. Prinzipiell können sie das aber erst, wenn das Gleichgewicht zwischen Krebszellenbildung und Krebszellenvernichtung gestört ist und sich deren Ansammlungen vom Blutkreislauf abkoppeln und so unsichtbar machen.

Es kommt noch schlimmer. Unter den vielen Milliarden Zellen gibt es regelrechtes Körpergewebe, dessen Zellen aber offensichtlich ein äußeres Merkmal fehlt, sodass sie für die Abwehrzellen die Gesichter von Feinden haben und demzufolge ausgerottet werden müssten. Dann haben wir eine Autoimmunkrankheit, wie zum Beispiel Rheuma, Multiple Sklerose oder die Basedowsche Krankheit.

Soweit die Theorie, jetzt zur Therapie selbst. Die schulmedizinische Immuntherapie bei Krebs verfolgt zwei Strategien.

Die ***unspezifische Immuntherapie*** dient dem Ziel, die Abwehrkräfte des Körpers insgesamt und allgemein zu stärken. Neben einer alltäglichen gesunden Lebensweise sind die regelmäßigen Herausforderungen des Körpers ein wesentliches Kräftigungsmittel für unseren Organismus. Dazu gehört alles, was man früher als Abhärtung bezeichnete. Heute muss ja für alles, was „in“ sein soll, eine englische Bezeichnung haben. Niemand würde heute „joggen“, wenn es noch „Dauerlauf“ heißen würde. Der Modebegriff „Wellness“ deckt aber den Inhalt von Abhärtung nicht ab.

Im Wörterbuch habe ich als englische Synonyme die Begriffe „hardening“ und „toughening“ gefunden. Vielleicht werden das einmal die

Modewörter der Zukunft. Sauna, wechselwarme Bäder, Kneipkuren, Reizklima, Fasten etc. fordern und fördern unsere Abwehr genauso wie die kaum noch überblickbare Zahl alternativer Mittel, Methoden und Praktiken, wie z.B. Eigenblutinjektionen, Eigenurinanwendungen, Apfelessig, Bach-Blütentee, Pflanzenextrakte (z.B. Mistel), Yoga, Tai Chi, Meditation usw.

Natürlich zeigen all diese Behandlungen gewisse Erfolge, bekommen unserem Körper gut und auch unserem Geist. Alles was dem Körper und dem Geist gut tut, wird zudem unsere Männlichkeit erfreuen. Besonders dann, wenn im Rahmen einer neuen Lebensweise auf die beliebten Genussgifte verzichtet und ausgewogen gegessen wird.

Ein altehrwürdiger Professor, der die gesamte Lebensweisheit in seinen Augen hatte, sagte einmal zu mir: „Sie sehen aus wie ein Steakfresser (ja, er sagte wirklich ‚-fresser'!). Essen Sie ‚ärmlich' und Sie werden sehr alt werden."

Bei der ***speziellen Immuntherapie*** sollen körpereigene Abwehrstoffe gegen eine bestimmte Art oder Gruppe von Körperfeinden besonders aktiviert werden, indem sie diese besser erkennen. Damit die Krebszellen sich selbst besser zu erkennen geben, versucht man, ihnen Botenstoffe anzuhängen.

Viele etablierte und nichtetablierte Methoden haben wohl spektakuläre Berichte und sicher viel Geld, leider aber noch keine wissenschaftlich gesicherten und wiederholbaren Heilerfolge gebracht.

Die Immunologie ist nach jahrzehntelanger Verachtung und Vernachlässigung zu einem der Fachgebiete mit der höchsten Innovation geworden. Hunderte von Theorien werden augenblicklich an tausenden Tierversuchen, Zell- und Genmanipulationen getestet.

Ein Durchbruch wird wohl erst in Aussicht stehen, wenn sich einzelne Heilmethoden tatsächlich bewährt haben und die Genehmigungsverfahren überstanden sind. Bis dahin werden noch viele Jahre vergehen. Erst kürzlich wurde die Zulassung für eine Pille gegen den Prostatakrebs nach 14-jähriger Forschung wegen Unwirksamkeit verweigert.

Weitaus länger wird es dauern, bis die Krankenkassen die Kosten dafür übernehmen. Und noch viel länger, bis die überwiegende Mehrheit der Schulmediziner die neuen Erkenntnisse in ihre tägliche Praxis einführen.

Die Immuntherapie wird es wohl sowieso nicht geben, sondern eher ein schwer zu überschauendes System vielfältiger Ansätze, Verfahren und Anwendungen, ähnlich den Chemotherapien.

Als glühender Verfechter der Krebsbekämpfung auf biologischem Wege hoffe ich sehr, dass künftige Prostatakrebspatienten massenweise immunologisch eine Heilung erfahren werden. Was man heute schon tun kann ist eben die gesunde Lebensweise praktizieren. Leider prallen bei der Ernährungsberatung ebenfalls zig Meinungen aufeinander.

Weil Theorie und Praxis der immunologischen Krebsbekämpfung auf eine Stärkung von Körper und Geist und damit auf das allgemeine Wohlbefinden abzielen, wird sie als Nebeneffekt auch unsere Männlichkeit verbessern und uns eine lange, gesunde Lebenszeit bescheren. Deshalb halte ich die Forschung an dieser Therapieform des Krebses für ausgesprochen förderwürdig.

Der Hauptsitz unseres Immunsystems ist der Darm. Stimmt die Darmflora, dann ist man auch gesund. Dieser Satz stellt eigentlich die ganze Schulmedizin in Frage und das oben beschriebene ebenfalls. Betroffene sollten in diese Richtung recherchieren!

4.7.6. Die Biologische Krebsabwehr

Der Begriff Biologische Krebsabwehr ist noch weniger wissenschaftlich definiert als die Immuntherapien. Durch meine Hausärztin erfuhr ich von der Existenz einer Gesellschaft für Biologische Krebsabwehr e.V. in Heidelberg. Natürlich gibt es in einer Großstadt auch eine Niederlassung. So war ich mit wenigen Schritten dort, um mich zu informieren.

Trotz der Spontaneität meines Besuches und offensichtlichem Stress, übergab mir die leitende Ärztin ausführliche Unterlagen zur biologischen Medikation und versuchte mir so viel wie möglich zu erklären.

Mit der Liste der Wirkstoffe bin ich dann zu meiner Apothekerin gegangen und habe mir das Ganze in handelsübliche Medikamente und Dosierungen übersetzen lassen. Als ich alles zusammen hatte, am Folgetag meiner positiven Diagnose, habe ich mir dann eine Tagesliste der einzunehmenden Mittel erstellt und mich strikt daran gehalten.

Den Kern der Therapie bilden ausreichend Vitamine, vor allem Beta-Karotin (eine Vitamin A-Vorstufe) A, C, E, dazu Zink und Selen als Radikalfänger, sowie Bromelain und Enzyme.

Die Wissenschaft geht heute davon aus, dass etwa 80% der Organkrebse wegen den sogenannten „Freien Radikalen" entstehen. Das sind sehr kleine und hochreaktive Moleküle, die in unsere gesunden Zellen eindringen und in unserer DNA erheblichen Schaden anrichten. Sozusagen die Vorhut der Krebszellen.

In meinem Kinderglauben erwartete ich von der biologischen Krebsbekämpfung ein rapides Absinken meines PSA-Wertes auf die Hälfte und somit eine perspektivische Heilung. Weil mein PSA-Pegel danach sogar noch anstieg, habe ich mich dann aus Angst schnell für die nEER-PE-Operation entschieden. Der Fehler meines Lebens!

Die Gesellschaft für Biologische Krebsabwehr e.V. geht gar nicht von einer biologischen Primärbehandlung aus, sondern als unterstützende Maßnahme nach einer kurativen Therapie, eventuell auch zur Krebsprophylaxe. Aus der Sicht dieser Gesellschaft beruht eine ganzheitliche biologische Behandlung auf vier Säulen:

1. Psychische Stabilisierung,
2. körperliche Aktivierung,
3. Stoffwechselregulation und
4. Immunstimulierung.

Eine komplexe biologische Krebsbehandlung ist wohl bei ProLeben in Greiz zu erhalten. Hier fand ich eine systematische Zusammenstellung vieler Körper- und Seele- beeinflussenden Lebensfaktoren und deren Aktivierung.

In zeitlicher Reihenfolge werden hier acht ganzheitliche Heilphasen nacheinander angewandt, die nicht nur biologisch wirken, sondern zum Schluss durch eine ausgewogene harmonische Lebensauffassung einen ganz neuen Menschen entstehen lassen.

Neben etablierten Behandlungsmethoden beinhalten diese Heilphasen allerlei umstrittene Methoden, was aber nicht generell in Frage zu stellen ist, denn: Was ist in der Medizin nicht umstritten? Wer heilt, hat Recht. Positive Wirkungen sind bei dieser Vielfalt der Behandlungen nicht so einfach von anderen Wirkungen abzugrenzen. Der Potenz wird es eher förderlich sein. Die Kosten sind aber privat aufzubringen und sicher nicht unerheblich.

5. Genesung und Heilung

5.1. Die Anschlussheilbehandlung

Nach damaliger Gesetzeslage steht jedem an Krebs Operierten eine dreiwöchige Kur, die sogenannte Anschlussheilbehandlung zu. Bezahlt wird sie, je nach den persönlichen Umständen, von der Krankenkasse oder dem Rentenversicherungsträger. Die vorgesehene Einrichtung muss in das Krankheitsprofil passen und dem Wohnort möglichst nahe sein.

Schon im Krankenhaus besucht uns Prostatakrebspatienten eine Dame oder ein Herr vom Sozialmedizinischen Dienst, um uns über unsere Rechte aufzuklären und übergibt uns eine Hand voll Formulare. Darunter ist auch ein Antrag auf Schwerbehinderung. Automatisch gesteht man Krebsoperierten, unabhängig von ihrem Heilungsfortschritt, zurzeit noch 50% Schwerbehinderung für mindestens sechs Jahre zu. Das hat z.B. Vorteile am Arbeitsplatz, bei Bewerbungen, beim Bezahlen von Eintrittspreisen und gegenüber dem Finanzamt.

Am besten für viele Betroffene ist die Möglichkeit, bereits mit 60 Lebensjahren vorzeitig mit weniger Abschlägen in die Altersrente gehen zu können. Ist eine tatsächliche und anerkannte Behinderung zurückgeblieben, ist eine Rente wegen Erwerbsunfähigkeit möglich. Nach dem Einreichen der Anträge erhalten wir irgendwann den Antrittstermin der Anschlussheilbehandlung. Manchmal sogar unmittelbar nach dem Krankenhausaufenthalt.

Wie fühlt man sich nach einer Prostataoperation physisch und mental?

Im Falle meiner nEERPE-Operation erst einmal besser als angenommen! Zunächst ist die gefühlte, unmittelbare Todesbedrohung der letzten Monate verschwunden. Trotzdem glaubt man sich aber noch nicht vollständig vom Krebs befreit. Doch hat man erst einmal Zeit gewonnen und gute Aussichten, ganz gesund zu werden. Der unmittelbare Druck ist weg. Man beginnt wieder, sich für die Dinge des Alltags zu interessieren.

Damit beginnen allerdings die ersten Existenzsorgen. Kann es beruflich weitergehen oder stehen uns einschneidende Veränderungen bevor? Besonders bisher Selbständige, wie ich, müssen sich hier Sorgen machen, weil sie nirgendwo Ansprüche geltend machen können.

In besonderen Härtefällen zahlt die Deutsche Krebshilfe auf Antrag eine einmalige Beihilfe in Höhe von etwa 800,00 €. Das ist eine Geste, doch leben kann man davon nicht. Gut dran ist derjenige, der sich privat abgesichert hat oder schon eine Rente bezieht.

Unser Körper ist noch nicht belastbar. Immerhin haben wir einige gar nicht so kleine Wunden im Unterleib. Auch die Krankenhaustage im Bett haben uns zusätzlich geschwächt. Jede kleine Bewegung macht uns durch einen warmen Schwall zwischen den Beinen schmerzlich die Operationsfolgen bewusst. Neben der erhofften baldigen Kontinenz, verstärkt sich mit jedem vergehenden Tag die Angst vor einem derartigen Dauersyndrom.

Mit längerem Stehen und Sitzen stellt sich ein leichter Schmerz am Ort der ehemaligen Prostata ein, der schnell stärker und bald unerträglich wird. Nur im Liegen geht er langsam zurück und verschwindet. So ist der Tag nur mit einigen Liegepausen zu überstehen. Grund dafür, so fand ich später die Erklärung, ist der irritierte Schließmuskelreflex, der im ganzen Beckenbodenbereich zu krampfartigen Zuständen führt und so den Schmerz auslöst.

Etwa in diesem Zustand komme ich am Ort meiner Heilkur an. Die Organisation der An- und Abfahrt ist streng geregelt. Wer individuell anreisen will, muss sich das vorher genehmigen lassen. Sonst entfällt die Reisekostenerstattung. Wer mit Partnerin anreisen will, sollte das ebenfalls vorher klären.

Die Aufnahmeformalitäten sind schnell erledigt. Erleichtert nehme ich den Zimmerschlüssel entgegen und richte mich für die nächsten Wochen ein.

Dann werde ich irgendwann zur ärztlichen Untersuchung gebeten und sitze in einer schweigenden Gemeinschaft im Wartezimmer. Immer wenn Menschen zusammenkommen und Schweigen herrscht, liegt darüber eine gewisse Spannung. So auch hier. Mit einer passenden Bemerkung meinerseits entspannen sich die Gesichter und lebhafte Gespräche setzen ein. So, als hätten Sie alle nur auf einen Anlass zum Reden gewartet.

Nach meinen Erfahrungen sind Ärzte mit Festgehalt entspannt, freundlich und aufgeschlossen - ausgenommen Gutachter. Die Ärzte hier sind es ebenso. Entsprechend läuft die ärztliche Untersuchung ab. Bei der Festlegung des Heilungsplanes kann ich mitreden und Einfluss nehmen auf die individuellen Behandlungen und sogar auch anderer Wehwehchen, zum Beispiel meiner Rückenschmerzen.

Das Personal insgesamt ist ausnehmend freundlich und zuvorkommend, wohltuend anders als im Krankenhaus, wodurch sich schnell ein positives Lebensgefühl einstellt. Eine geführte Wanderung durch das Haus und die Einrichtungen, später durch den Ort und die Umgebung, lassen uns Kurgäste schnell mit dem Umfeld vertraut werden.

Zu den Mahlzeiten sehe ich viel Elend. Den Meisten aber scheint es recht gut zu gehen. Mir selbst sieht ja äußerlich auch niemand meine Beschwerden an. Einige Gesichter kenne ich schon aus dem Krankenhaus. Logisch, dass ich sie hier treffe. Operationszeit, Operationsort, Krankheitsbild und Wohnregion stimmen weitgehend überein.

Schnell habe ich einen Freundeskreis, der meine Freizeit interessant macht. Angenehme Gespräche auf ausgedehnten Spaziergängen, Austausch von Krankheitsempfindungen und Heilungsfortschritten und die Erkundung von Sehenswürdigkeiten, lassen die Zeit schneller als geglaubt vergehen.

Was ist eigentlich, neben der sich ganz unbewusst einstellenden psychischen und physischen Stabilisierung, der Hauptinhalt der Kur, die ja eigentlich eine Reha, eine Rehabilitationsmaßnahme ist?

Die Angebotsliste ist lang. Für uns Prostataoperierte hat das Beckenbodentraining oberste Priorität. Die Ernsthaftigkeit an deren Mitwirkung entscheidet über die Länge der inkontinenten Zeitspanne, wenn uns die Ärzte nicht übermäßig viel Schließmuskel weggeschnitten haben.

Der Beckenboden ist ein Muskelgeflecht mit vier Hauptbefestigungen. Schambein, Steiß und die beiden Sitzknochen sind die vorder- und rückseitigen sowie seitlichen Verankerungen. Ohne ihn würden unsere Eingeweide unten herausfallen. Die Harnröhre verläuft senkrecht durch dieses waagerechte Muskelgeflecht, weil die Blase oberhalb dessen liegt. Wenn wir den Harnstrahl unterbrechen wollen, spannen wir, meist unbewusst, den Beckenboden an.

Beim gesunden Mann wirken somit drei Verschlusseinrichtungen: Der unwillkürliche Schließmuskel zwischen Blase und Prostata sowie der willkürliche Schließmuskel unterhalb der Prostata und schließlich der Beckenboden.

Ist die Operation gelungen, bleibt einzig und allein der willkürliche Schließmuskel erhalten. Der unwillkürliche Schließmuskel wurde mit der Prostata entfernt, das geht nicht anders. Wollen wir wieder „dicht“ werden, dann muss der Beckenboden die Funktion des unwillkürlichen Schließmuskels mit übernehmen. Das tut er auch meist mehr oder weniger von ganz allein. Aber nach welcher Zeit?

Mit bewusstem Beckenbodentraining kann das in fünf bis zwölf Wochen vollständig erreichbar sein. Täglich 30 Minuten Training unter Anleitung und weiterhin eigenständiges Üben so oft wie möglich in jeder Situation über den Tag verteilt, dann wird der Erfolg nicht lange auf sich warten lassen.

Zum Glück hatte ich mit dem Beckenboden keine Probleme, denn ich fühle mich relativ gut in meinen Körper hinein. Jahrelange Erfahrung mit autogenem Training und Visualisierung haben mir hier sicher sehr geholfen.

Osho, ein bekannter indischer Guru, der früher Bhagwan genannt wurde und im heutigen indischen Pune (früher Poona) ein Ashram unterhielt, sagte einmal sinngemäß: „Wir sind nur Gast in unserem Körper und wir tun gut daran, ihn gut zu kennen und gut zu behandeln, denn er ist unser bester Bediensteter, der fast widerspruchslos all das erfüllt, was wir verwirklichen wollen.“

Unseren Körper kennen und beherrschen lernen bedeutet also, ihn in und nach Extremsituationen, wie es eine Operation in jedem Falle ist, schneller wieder ins Gleichgewicht zu bringen.

Der Ausruf „Ich muss mal!“ ist der freudige Anfang der persönlichen „Trockenheit“, zeigt es doch erstmalig einen Blaseninhalt an. Vorher lief es aus, wie es hereinkam.

Für ganz schwere Fälle gibt es sogar ein Gerät für die Elektrostimulation des Beckenbodens, was man leihweise sogar mit nach Hause nehmen kann. Die Scheu, dabei eine Sonde in den After einführen zu müssen, ist angesichts des Leidensdruckes und der Erfolgserwartung schnell überwunden. Leider aber bei weitem nicht bei jedem.

Es sind also drei Dinge, die uns aus dem Windeldasein zur Normalität zurückführen: Beckenbodentraining, Beckenbodentraining und Beckenbodentraining. Wie geht das vonstatten?

In einem Turnraum nimmt sich jeder Mann der Gruppe zunächst eine Matte und legt sich rücklings darauf. Nein, nicht so einfach hinlegen! Rechtes Bein nach vorn gestellt, lassen wir uns auf dem linken Knie nieder, wobei wir mit dem rechten Ellenbogen auf dem rechten Oberschenkel unser Gewicht abfangen. Aus dem folgenden Vierfüßler-Stand drehen wir uns erst in die Seitenlage und erst dann auf den Rücken. So läuft das hier ab!

Schritt für Schritt bei täglicher Wiederholung führt uns die Physiotherapeutin in die unbekannte Welt des Beckenbodens ein und geht bei den Übungen bewusst bis an die Leistungsgrenzen.

Zuerst lernen wir, den Beckenboden in Rückenlage zu erfühlen. Später trainieren wir, ihn insgesamt und dann sogar in Längs- und in Querrichtung einzeln kräftig anzuspannen.

Hat sich das Grundübungsprogramm eingeprägt, geht es jetzt darum, den Beckenboden in den üblichen Haltungen (sitzen, stehen) und den alltäglichen Bewegungsabläufen (gehen, drehen, beugen, hocken, strecken usw.) anzuspannen.

Versuchen wir als gesunde Männer doch einmal, bei kräftig angespanntem Beckenboden zu gehen, ohne dabei den Po zusammenzukneifen und dabei noch ein normales Laufbild abzugeben. Das würde ein schönes Gelächter auslösen!

Für den Betroffenen ist das aber kolossal wichtig. Um das Beckenbodentraining noch begreifbarer zu machen, finden im Kurverlauf spezielle Seminare zu diesem Thema statt, die wir unbedingt besuchen sollten.

Die Wiederherstellung der physischen Leistungskraft ist für uns natürlich genauso wichtig. Hier ist das sogenannte Terraintraining genau das Richtige. In zwei Leistungsklassen werden individuell zugeschnittene Wanderungen ausgerichtet, die Kreislauf, Stützapparat, Muskeln und Psyche wieder vitalisieren. Hierbei den Helden zu spielen und einem übereifrigen Trainer stundenlang über Stock und Stein hinterher zu jagen, ist sicher nicht sinnvoll. Es ist für die Seele besser, wenn man noch genügend Luft hat, die Landschaft zu genießen und sich mit seinen Wandergefährten dabei unterhalten zu können.

Für weitere körperliche Ertüchtigung stehen Räume mit guter Ausstattung an Fitnessgeräten zur Verfügung. Die Nutzung ist aber an eine ärztliche Verordnung mit spezieller Gerätezuweisung gebunden. Rücken und Knie sind bekanntlich die Schwachstellen des alternden Mannes. Durch die richtigen Übungen kann das umschließende Muskelgeflecht gekräftigt werden, was die Wirbel und Gelenke entlastet, die Bewegungsfähigkeit erhöht und die Schmerzen lindert. Noch müssen wir üblicherweise nach dem Gerätetraining schnell unsere Vorlage wechseln.

Weil auch unsere Seele Heilungsbedarf hat, werden Gespräche mit den Psychologen angeboten. Krankheitsbewältigung, Partnerschaft und Berufsleben nach dem Krebs können hier die wichtigsten Themen sein.

Eingeschränkte Sexualität und vielfach noch die lange oder dauerhafte Inkontinenz greifen ja nicht nur in unser eigenes Dasein ein, sondern wirken außerdem erheblich auf unsere Partnerin ein, genauso wie unser verändertes Verhalten.

Auch wenn wir uns für psychisch stabil halten, sollten wir das nicht leichtfertig ausschlagen. Leider haben viele hier eine traditionelle Scheu, für „verrückt" gehalten zu werden, wenn ihr Umfeld davon erfährt. Dabei gehört es heute fast schon zum guten Ton, regelmäßig einen (viele sprechen schon von „meinem") Psychotherapeuten aufzusuchen.

Sogar wenn sich ergeben sollte, dass die Gespräche mit dem Psychologen gar nicht notwendig gewesen wären, ist das eine positive Erfahrung und Bestätigung, die uns stärker macht. Außerdem können, hier bei den Psychologen, Autogenes Training, Gruppengespräche und Visualisierung in Anspruch genommen werden, was unseren Körper wiederum befähigt, mit der Krankheit besser umzugehen und fertig zu werden.

Für das allgemeine Wohlbefinden sind noch verschiedene Einzelbäder empfehlenswert, mit oder ohne zusätzliche Behandlung. Selbst das kann recht anstrengend sein. Bei der anschließenden Entspannung im Ruheraum schlafe ich regelmäßig ein. Das Schwimmen in einem allgemeinen Bad müssen wir uns noch eine Weile versagen. Unsere Undichtheit könnten wir den anderen Badegästen nicht zumuten.

Kurorte haben immer ein großes Angebot an Veranstaltungen. Indem wir sie wahrnehmen, gewinnen wir nach und nach den richtigen Abstand zu unserem Prostatakrebs. Es gibt eben noch viel, viel mehr auf der Welt. Da muss sich nicht mehr alles nur um uns und unseren Krebs drehen.

Ein Konzert und ein Ausklang des Abends bei einem guten Glas Wein im Gespräch mit Freunden, oder auch mal allein, tun uns und unserer Seele gut. Oder eventuell ein Herrenabend, bei dem das Bier etwas reichlicher fließt und nicht immer nur anständige Witze erzählt werden. Wer keine Tasche mit Vorlagen mitführen will, sollte sich allerdings lieber in der hausnahen Gastronomie niederlassen. Sonst kann schnell ein kleines Malheur passieren.

5.2. Karlheinz - später Sieg über die Inkontinenz

Karlheinz bin ich erst in Bad Elster näher gekommen, obwohl ich ihn bereits in der Leipziger Uniklinik kennen gelernt hatte. Wir waren uns damals oft auf dem Flur der Uniklinik begegnet, hatten uns freundlich gegrüßt und ein paar Worte gewechselt: Smalltalk, wie es neudeutsch heißt. Er wurde am 05.06.2003 operiert, zwei Tage nach mir.

Bei der Anschlussheilbehandlung in Bad Elster traf ich ihn nun wieder. Auffällig an ihm ist sein inneres Strahlen. Er ist von einer solchen natürlichen Verbindlichkeit, dass er sogar in tiefer Verärgerung immer noch freundlich wirkt. Ein höchst angenehmer Mensch, kluger Gesprächspartner und herzlicher Freund. Ich freue mich noch heute darüber, wie bei ihm ein kleines Wunder geschah. Und das kam so:

Zunächst bemerkte er mit Bedauern, dass er seine „Nassperiode" nicht in den Griff bekam. Anscheinend kam er mit dem Beckenbodentraining nicht zurecht. Weil wir in verschiedenen Trainingsgruppen übten, wussten wir anderen nicht genau, wie er sich bei den Übungen anstellte. Wir waren also auf seine Andeutungen angewiesen.

Jedenfalls zeigte sich bei Karlheinz Woche um Woche kaum eine Besserung. So wie er trank, lief es wieder heraus. Uns erging es zu Anfang nicht besser, doch die Wirkung des Beckenbodentrainings wurde mit dem Kurfortschritt immer unverkennbarer. Es fing mit einem leichten Harndrang an. Für jeden Menschen das Normalste auf der Welt; für uns Anlass zu Freudenausbrüchen, bedeutete es doch eine gefüllte Blase und damit eine Nuance von Dichtheit.

Traurig verfolgte Karlheinz unsere Fortschritte. Trotz zusätzlicher Elektrostimulation war zum Ende der Kur keine Besserung bei ihm abzusehen. Wieder zu Hause, behalf er sich beim Ausgehen mit einem Urinalkondom. Das ist praktisch ein Kondom mit Abfluss in einen am Oberschenkel befestigten Beutel. Sehr unangenehm, aber immer noch besser als eine Windelhose, denn Vorlagen reichten bei ihm nicht aus.

Aber wie soll ein Kondom an einem schlaffen Penis halten? Wir Männer wissen, dass unser kleiner Freund seine Eigendynamik hat und seine Größe auch im Ruhezustand ständig verändert. Temperatur, Anspannung, Bewegung und geistige Tätigkeit usw. wirken hier immer im Wechselspiel. Wie soll da ein Kondom, wenn auch ein spezielles, bitteschön halten?

Pflaster und Klebeband sind nicht unbedingt hautverträglich und der Urin ist auf Dauer recht aggressiv. Ergo: Alle Hilfsmittel beeinflussen die Lebensqualität erheblich. Am besten kommt man noch mit einem Hilfsmittel-Mix zurecht, der jeweils den spezifischen täglichen Situationen angepasst ist:

Im Bett oder zu Hause verwende ich eine Windelhose. Mit TENA-Produkten habe ich die besten Erfahrungen gemacht. Auch für lange Spaziergänge sind sie geeignet, denn sie können schon eine enorme Flüssigkeitsmenge aufnehmen und man fühlt sich trotzdem trocken.

Zum feinen Ausgehen haben sich „TENA for men"- Binden als optimal erwiesen. Guter Sitz, Unauffälligkeit, Aufnahmemenge und Sicherheitsgefühl sprechen für sich.

Die in die Unterhose einzuklebenden Tütchen von „Molimed men" haben zudem gute Saugeigenschaften. Bei heftigen Bewegungen, was sogar schon ein Sprung über eine kleine Pfütze sein kann, hängt der Penis aber schnell daneben. Ich habe sie gerne getragen, doch das Tütchen auf der Körperseite von oben ca. 5 cm senkrecht eingerissen, damit der Penis stabiler in der Tüte verbleibt. Leider verschrieben die Kassen damals nur Damenbinden, die man ausschließlich im Krankenhaus bekam. Man zahlte also selbst oder fand ein Sanitätshaus, das die Männerbinden mit Damenbinden verrechnete.

Doch zurück zu Karlheinz. In Bad Elster erhielt er aufgrund seiner Beschwerden zusätzlich ein elektrisches Trainingsgerät. Hierbei wird der Beckenboden durch elektrische Impulse zusätzlich trainiert. Ich selbst habe keine praktischen Erfahrungen damit, kann mir aber die Wirkung gut vorstellen. Die Handhabung ist zunächst etwas unangenehm.

Eine Elektrode wird in das Rektum eingeführt, weil sonst der Beckenboden elektrisch nicht erreichbar ist. Auf unserer Haut gibt es leider keinen Punkt, der eine elektrisch leitende Verbindung zum Beckenboden hat. Angenehm fühlen sich die elektrisch ausgelösten Kontraktionen sicher nicht an. Aber auch hier gilt: Alles was heilt, geht in Ordnung.

Karlheinz fuhr also, was seine Inkontinenz betraf, unverrichteter Dinge wieder nach Hause. In langen Telefonaten tauschen wir uns gegenseitig über unseren Zustand aus. Er war verzweifelt und dachte sogar daran, sich einen künstlichen Schließmuskel einsetzen zu lassen.

Es gibt eine solche Möglichkeit. Dabei wird ein Kunststoffventil implantiert. Über ein im Hodensack stationiertes Bedienelement kann man die Harnröhre manuell öffnen und schließen.

Als problematisch erweisen sich allerdings zwei Dinge: Erstens ist die Implantation nicht reversibel und zweitens sind Fremdkörper im Harnbereich immer der Gefahr der Verkrustung durch Kristallisierung ausgesetzt, denn Harnflüssigkeit ist chemisch nicht neutral. Insofern sehe ich in dieser Methode nur einen allerletzten Kompromiss.

Ich konnte mich sehr gut in Karlheinz hineinfühlen, hatte ich doch das ganze Dilemma genauso erlebt. Nur eben im Rahmen der üblichen Zeit.

Neulich telefonierten wir wieder einmal miteinander. Als wäre es die normalste Sache der Welt, teilte er mir seine „Trockenheit" mit. Vorlagen brauche er nur noch zur Sicherheit!

Es ist mir wirklich ein Stein vom Herzen gefallen, denn wenn es einem selber relativ gut geht und man einen Freund leiden sehen muss, berührt es einen doch sehr.

Erst konnte ich seine Aussage gar nicht richtig erfassen, denn damit hatte ich nun überhaupt nicht gerechnet. Obwohl ich ihm immer Mut gemacht habe, gingen mir langsam schon erste Zweifel durch den Kopf. Er hingegen tat nun so, als sei das gar nichts Besonderes.

Jedenfalls habe ich versucht, ihn von einer vorzeitigen Implantation eines künstlichen Schließmuskels möglichst lange fernzuhalten. Und sieh da: Als er sich in der Uniklinik noch einmal die Harnröhre und Blase spiegeln ließ, konnte ein zu 80% erhaltener Schließmuskel mit deutlichen Kontraktionen diagnostiziert werden.

Sicher war das für ihn ein positiver Schock, der seine sterbende Hoffnung wieder mit prallem Leben erfüllte. Diszipliniertes tägliches Training hat es schließlich doch noch bewirkt, wieder eine ganz normale Lebensqualität zu erreichen. Eineinhalb Jahre nach der Operation!

Man sollte die Zeit der „Sicherheitsvorlagen" kurz halten, sonst hört das Tröpfeln nie auf. Lieber zu Anfang öfter den Slip (Männer sagen eigentlich Unterhose) wechseln. Nach etwa einem Monat ist man dann nahezu vollständig „dicht".

Am Beispiel von Karlheinz wird wieder einmal deutlich: Nie die Hoffnung aufgeben und immer weiterkämpfen. Auch mir gab dieses Beispiel Mut, Hoffnung und Kampfeswillen bei der Überwindung meiner Erektionsprobleme.

5.3. Forschung und neue Behandlungsansätze zur Inkontinenz

Aus der Frauenheilkunde ist die Implantation von Schlingen um die untere Blase am Harnröhrenbeginn (Blasenband) seit langem bekannt. Diese Operation hat nun auch Einzug in die Inkontinenzbehandlung bei Männern gehalten und macht Hoffnung. Ich selbst kenne drei Behandelte persönlich: Zwei Erfolge und einen Misserfolg.

Gerade als ich diese Thematik überarbeitete (Zufall? Oder gibt es doch eine höhere Kraft?) rief mich mein Leser Kurt, 79 Jahre jung, an und berichtete mir ebenfalls über seinen 100%-igen Erfolg mit dieser Methode, allerdings in Verbindung mit dem Medikament Yentreve. Zwei lange Jahre hat er - deutlich gesprochen - eingepinkelt und ist nun überglücklich, endlich wieder ein normales Leben führen zu können.

Man muss die Inkontinenz selbst erlebt haben, um diese Erleichterung überhaupt erfassen zu können. Die Operation in Heidelberg bezeichnet er als kleinen Eingriff ohne irgendwelche Probleme bei einem stationären Aufenthalt von nur fünf Tagen.

Das Medikament Yentreve kommt ebenfalls aus der Frauenheilkunde und ist für Männer gegenwärtig noch nicht zugelassen, wird aber gegen Selbstbezahlung verordnet.

Der Wirkstoff von Yentreve ist Duloxetin, ein Serotonin- und Noradrenalinwiederaufnahmehemmer, und daher ein starkes Psychopharmakon, was nebenbei den Muskeltonus der quer gestreiften Muskulatur, also der Ringmuskeln, hier der Harnröhrenmuskulatur, erhöhen soll.

Wirksamkeit und Nebenwirkungen werden in den entsprechenden Internetforen von den Betroffenen unterschiedlich beschrieben. Schwindel, Übelkeit, Sehstörungen, Schlaflosigkeit, Darmverstopfung, Hitzewellen, trockenen Mund und Müdigkeit geben sogar die Pharmazeuten zu. Impotenz füge ich noch bei, denn die quer gestreifte Muskulatur der Schwellkörper lässt bei höherem Muskeltonus kein Blut mehr einfließen.

Die Wirkung ist noch mehr umstritten. Da ein Todesfall und einige Selbstmorde schon während der Testphase zu verzeichnen waren, wurde der Wirkstoff Duloxetin in den USA erst gar nicht zugelassen, später in Europa schon, allerdings nur für Frauen. Dafür ist die Liste der Nebenwirkungen nicht nur lang, sondern auch erschreckend intensiv, bis hin zu schweren Leberschäden.

Jeder Anwender sollte sich demnach schon vorher sehr gründlich informieren und Vor- und Nachteile gründlich gegeneinander abwägen. Hinsichtlich unserer Potenz wirkt es jedenfalls vernichtend!

Den künstlichen Schließmuskel gibt es ja schon länger. Neu wäre eine Variante, bei der dieser als flüssigkeitsgefüllte Silikonmanschette manuell zu betätigen ist. Die OP dazu ist recht aufwändig und die Bezahlung durch die Versicherungsträger erst zu erfragen. Wie erfolgreich diese Methode ist, war bisher nicht zu ermitteln. Auch keiner meiner Leser hat mich daraufhin angesprochen.

Ziemlich neu ist die Möglichkeit, den vorhandenen unzuverlässigen Schließmuskel mit verträglichem Füllmaterial aufzuspritzen, um dessen Muskelvolumen künstlich zu vergrößern und damit seine Schließfähigkeit zu verbessern. In einer ambulanten Operation ist das in kurzer Zeit getan und soll angeblich zu guten Ergebnissen führen.

Nach etwa zwei Jahren, so rechnen die Erfinder dieser Methode, hat der Körper dieses Füllmaterial abgebaut und die Behandlung muss wiederholt werden. Langzeitergebnisse liegen noch nicht vor.

Auch die Implantation von verschiedenen Miniballons hat versuchsweise Einzug in die Inkontinenzbehandlung gehalten. Über die Ergebnisse ist nicht viel zu erfahren und Langzeit-Aussagen kann es noch nicht geben. Interessenten sollten gründlich recherchieren und sich möglichst mit Erfahrungspatienten austauschen.

Viel versprechend könnte die Therapie mit körpereigenen Stammzellen werden. In Deutschland stammt dieses Verfahren aus der allgemeinen Inkontinenzbehandlung, besonders bei Frauen.

Mittels aus körpereigenem Gewebe gezüchteten und direkt in den Schließmuskel eingebrachten Stammzellen wird dessen Muskelsubstanz damit kräftig aufgebaut, sodass er seine Funktion nun wieder voll erfüllen kann.

Was Ärzte und Anwender dabei beachten sollten ist der Testosteronspiegel des Patienten, ohne dessen Wirkung kein Muskelwachstum stattfinden kann. Prostatakrebspatienten haben durch ihre altersbedingte Aromatase ohnehin sehr wenig davon, wenn es ihnen nach einer veralteten Theorie nicht auch noch absichtlich entzogen wurde.

Wenn diese Stammzellentherapie tatsächlich zu den versprochenen Ergebnissen führt, kann man wohl von einem generellen Durchbruch der Inkontinenzbehandlung sprechen. Wir hoffen auf gute Langzeiterfolge. Meinem Leser Ewald R., der diese Therapie vom wohl führenden Spezialisten Deutschlands bekommen hat, konnte sie jedenfalls nicht helfen!

5.4. Meine Potenz nach der OP

Drei Wochen nach meiner Operation ist die Kontinenz noch ambivalent. Und wie ist es um meine Potenz bestellt?

Wenn ich alleine bin und tief in mich hineinfühle, tut sich da schon etwas? Ja und Nein. Es gibt da schon vielleicht die Ahnung eines Gefühls. Wenn man es zur Entfaltung bringen will, ist es wieder weg. Ich denke, der Kopf ist noch nicht richtig frei.

Ich glaube, die Testosteron-Produktion wird vom Hypothalamus und der Hypophyse (Hirnanhangdrüse) wohl noch zu wenig angeregt, weil sie von anderen körperlichen und geistigen Prozessen überlagert wird. Oder ist es eine reine Hormonfrage, die sich noch nicht wieder normalisiert hat? Oder sind die Potenznerven doch zu stark angegriffen oder zerstört?

Ich empfand damals aber ganz langsam eine Rückkehr dieses gewissen, dennoch unbestimmten Gefühls.

5.5. Mein erster Orgasmus nach der Prostataoperation

Heute ist der 28. Juni 2003. Es ist der 26. Tag nach der Operation. „Unten rum“ fühlte ich fast überhaupt nichts. Aber am dritten Tag der Anschlussheilbehandlung (AHB) in Bad Elster sollte sich das zu meinem eigenen Erstaunen schlagartig ändern.

Wir Prostataoperierten trugen ja noch dicke Vorlagen. Je nach Operationsmethode, Schnittführung bei der OP, Konstitution, seelischer Verfassung und Aktivität beim Beckenbodentraining war das Wasserlassen noch kaum zu kontrollieren. Fast jede Körperbewegung verursachte einen Wasserabgang und somit eine strömende Wärme zwischen den Beinen.

Vor der Mittagsruhe wusch ich mich also zwischen Bauch und Knien, um frisch verpackt ein Stündchen zu ruhen, was die Kuren so angenehm macht.

Während des Waschens meines besten Stückes überfiel mich plötzlich eine Sehnsucht nach Befriedigung, die ich so seit der Operation nicht verspürte und auch nicht so einfach ertragen hätte. Halb von meinem Trieb, halb von Neugier getrieben, versuchte ich, dem Trieb in meinem Inneren an meinem kleinen, schlaffen Würmchen Abhilfe zu schaffen.

Bei dem erbärmlichen Zustand des Gegenstandes war das gar nicht so einfach. Und tatsächlich erreichte ich nach einer langen Anstrengung einen richtigen, wohltuenden, erleichternden, entspannenden, aber doch auch anderen Orgasmus. Heute würde ich sagen: Ein Orgasmus-Fragment.

Zunächst voller Glück und mit großer Erleichterung dankte ich im Geiste meinen Operateuren. Denn zu dieser Zeit führte ich meine erhaltene Orgasmusfähigkeit noch auf die gefäß- und nervenschonende Operationsmethode zurück.

Erst durch Gespräche mit weiteren Betroffenen und späteren genauen Recherchen wurde mir klar, dass fast alle Prostataoperierten, ob schonend operiert oder nicht, ihren Orgasmus weiterhin erleben können. Das Problem ist nicht die Orgasmusunfähigkeit, sondern die fehlende oder ungenügende Steifheit des Penis.

Die Ärzte hatten mit mir darüber nicht gesprochen. Ich hatte auch nicht danach gefragt, weil mein Urologe gleich zur Diagnose von einer endgültigen Impotenz gesprochen hatte, die ich für mich damals mit einer Orgasmusunfähigkeit in Zusammenhang brachte.

Durch die Entfernung der Samenbläschen und das nicht mehr Vorhandensein der Prostata ist ein Samenerguss allerdings nicht mehr möglich. Auch das Sekret, was uns Männern bei Erregung die Hosen nass macht, bleibt völlig aus, bis auf kleine Spuren davon (sicher das Vorsekret aus den Cowperschen Drüsen). Ejakulation ade. Der Orgasmus ist „trocken“ geworden.

Gefühlsmäßig empfinde ich damit schon einen Mangel: Das die Ejakulation ankündigende, so schöne Ziehen in der Prostata fehlt. Es ist anders geworden. Mein Orgasmusgefühl konzentriert sich nun auf den Penis und die inneren Oberschenkel. Es tut mir aber immer noch gut und die Kontraktionen sind fast so stark wie früher.

Und noch eine neue Erfahrung mache ich nun bei meinen folgenden häufigen Masturbationen: Bei gefüllter Blase und unter Berücksichtigung nur noch eines Schließmuskels um die Harnröhre, kann es beim Orgasmus noch zum rhythmischen Ausstoß von Harnflüssigkeit kommen, was ich als Mann analog dem kräftigen „Abspritzen“ zwar als sehr angenehm empfinde, der Partnerin bei einem eventuell schon möglichen Geschlechtsverkehr aber kaum zumuten kann.

Die Blase sollte somit vor einem Geschlechtsverkehr gründlich geleert werden. Es sollten zudem eine Stunde vor dem Verkehr keine großen Mengen mehr getrunken werden, weil sich die Blase wieder relativ schnell füllt.

Die gesunde Niere verarbeitet immerhin rund ein Liter Blut pro Minute und entzieht dem Körper dabei 0,12 Liter Flüssigkeit, von der ein Teil zur Ausscheidung in die Blase gelangt. Mit einem Katheter können wir den Zusammenhang zwischen Trinken und Harnabfluss gut beobachten. Die Reaktionszeit vom Trinken bis zum Ausscheiden beträgt nur vier bis sieben Minuten.

Gelingt es dem Mann, nach einer Prostataoperation wieder trocken zu werden, so ist nach ein bis eineinhalb Jahren der Abgang von Urin beim Orgasmus in der Regel vollständig überwunden, so dass man nicht mehr bewusst darauf achten muss.

Wenn ein Orgasmus möglich ist, sagte ich mir nun hoffnungsvoll, so muss auch eine Möglichkeit der Erektion gefunden werden.

Schon Wilhelm Busch hatte in seinem Gedicht „Niemals“ einen wunderschön zutreffenden Reim auf die erfüllten Wünsche:

Wonach du sehnlichst ausgeschaut,
es wurde dir beschieden.
Du triumphierst und jubelst laut:
Jetzt hab' ich endlich Frieden!

Ach, Freundchen, rede nicht so wild,
bezähme deine Zunge!
Ein jeder Wunsch, wenn er erfüllt,
kriegt augenblicklich Junge!“

Nach einer Prostataektomie ist wohl für die meisten Männer Schluss mit der Sexualität. Entgegen den Erfolgsveröffentlichungen der Operateure, welche die Erhaltung der Potenz in 30 bis 65% der Fälle ansetzen, kennen ich und meine bekannten Leidensgefährten keinen Einzigen, auf den das zutreffen würde. In vielen Gesprächen mit Betroffenen ergab sich, dass viele sich damit abfinden, keinen Sex mehr zu haben. Das ist für mein Verständnis sogar überstark ausgeprägt, manchmal sogar wie eine Trotzreaktion.

Den Gedanken an ein erfülltes Liebesleben fand ich bei den meisten meiner betroffenen Gesprächspartner so tief vergraben, dass allein seine Erwähnung manchmal sogar zu verbitterten Reaktionen führte.

Zu meinem Erstaunen wurde mein Tischnachbar Erich, 72 Jahre alt, ebenfalls an der Prostata operiert und ziemlich gebrechlich wirkend, immer recht hellhörig, wenn ich am Tisch über die möglichen Perspektiven meines Sexuallebens sprach. Heraus kam, dass er trotz eines bereits überstandenen Herzinfarktes und seiner Gehbehinderung bisher ein recht aktives Geschlechtsleben führte. Da auch er bisher glaubte, damit wäre es nun für alle Zeiten vorbei, war ganz eindeutig zu spüren, wie er wieder auflebte und neue Hoffnung schöpfte. Erich war aber wohl eine Ausnahme.

Ich kann mich allerdings eines leichten Verdachts nicht erwehren, dass einige meiner Gesprächspartner die Radikale Prostatektomie als Vorwand benutzten, um sich vom Sexualleben mit ihrer Partnerin völlig zu verabschieden. Dass im vorliegenden Alter vielfältige, unterschwellige Partnerkonflikte bestehen, ist kein Geheimnis.

Aus den Andeutungen war zu folgern, dass bereits vor der Operation massive Störungen vorgelegen haben oder unbedachte Aussagen der Ärzte die Fügung in ein unhaltbares Schicksal der Geschlechtslosigkeit auslösten.

Ursache ist in Wahrheit meist der viel zu niedrige Spiegel an freiem Testosteron, worauf ich unter Ziffer 4. näher einging. Jedenfalls gibt es keinen realistischen Grund, mit der Prostataoperation das Sexualleben endgültig zu begraben.

Ich bin jetzt über 70 Jahre alt und die Sexualität ist für mich immer noch eine wichtige Lebensdimension. Ich denke trotz massiver Rückschläge überhaupt nicht daran, aufzugeben.

Die Fortschritte der Andrologie lassen in dieser Beziehung sehr auf sich warten. Wichtig ist der eigene Wille, das Verständnis für biologischen Funktionen und das Finden eines eigenen Weges zu einer erfüllten Sexualität. Und die sitzt weniger zwischen den Beinen als vielmehr zwischen den Ohren.

6. Zurück zur Männlichkeit

6.1. Meine Potenzgeschichte

Zum Onanieren oder zur Masturbation, wie man heute sagt, bin ich im zarten Alter von zehn Jahren durch Schulfreunde gekommen. Die wussten zwar nicht mehr als ich, aber immerhin dass es schön sei, den kleinen Penis ein bisschen zu reiben. Weil wir glaubten solches heimlich tun zu müssen, gingen wir von nun an nach der Schule zu zweit oder mehr in ein nahe liegendes einsames Gebüsch am Rande einer Pferdekoppel und rieben unseren kleinen Penis.

Meinen ersten richtigen Orgasmus hatte ich allerdings zu Hause, als ich in meinem Bett vor dem Einschlafen noch bei „Robinson Crusoe" von nackten Kannibalen las. Also auch nackte Kannibalenfrauen!

Während unsere gemeinsame Reiberei mehr aus gruppendynamischem Antrieb, der Heimlichkeit wegen und eher mechanisch erfolgte, drängte mich jetzt etwas Unbekanntes, meine kleine Vorhaut kräftig und immer heftiger vor und zurück zu schieben. Mein kleiner Penis war inzwischen steinhart und ich wusste gar nicht, was da mit mir passiert. Es war einfach nur herrlich und wurde immer schöner und ich konnte auf keinen Fall damit aufhören.

Und dann passierte etwas noch Schöneres, was mich aber auch sehr beängstigte. In meinem kleinen Unterleib zogen sich unbekannte, sehr angenehme Kräfte heftig zusammen und dann schossen mit schmerzhaft schönen und gleichzeitig erlösenden Kontraktionen einige Mengen einer unbekannten hellen Flüssigkeit in einem hohen Bogen aus mir heraus.

In diesem Moment wusste ich überhaupt nicht, was mit mir passierte. Ich hielt es für ein lebensgefährliches Ereignis und nahm mir vor, sollte ich es heute überleben, so etwas nie wieder zu tun. Auch meine Klassenkameraden waren ratlos. Wir Jungen gingen dann aber doch wieder ins Gebüsch und nach und nach bekam das Reiben sein definiertes Ziel.

Erst mit 18, als Lehrling, kam es bei mir zum ersten Sexualkontakt mit dem anderen Geschlecht. Aber wie! Sie brachte die Erfahrung einer 30-jährigen, triebhaften Frau in diese Beziehung ein und hatte ein so verruchtes Flair. Sie meinte, ich hätte eine „starke Natur".

In meiner Unerfahrenheit trieb ich sie wohl 5- bis 6-mal zum Höhepunkt und konnte überhaupt nicht verstehen, dass sie sich so unkontrolliert unter mir wand und so laut schrie und stöhnte. Erst als auch ich, zum ersten Mal auf diese Art, explodierte, bekam ich eine Ahnung davon, was sie wohl empfunden hatte.

Auf dem dunklen Heimweg, wobei ich sie stützen und teilweise tragen musste, fühlte ich mich stark wie Herkules. Von Stunde an hatte ich keine Ruhe mehr vor ihr. Wo und wie, war fast die einzige Kommunikation zwischen uns - bis ich erfuhr, dass ein stadtbekannter, brutaler Kerl von der Kripo ihr Mann war. Da wurde es mir endgültig zu heiß. Die örtliche Trennung durch meinen Beruf kam mir dabei gar nicht so ungelegen. Und nur Sex ist auch fade.

Diese Erlebnisse haben mich wohl sexuell geprägt. Danach habe ich diese Leidenschaft nie wieder in einer solchen Intensität erfahren. Ich hatte einfach den Kopf nicht mehr frei. Später, in meiner ersten Ehe, hatten wir fast täglich Verkehr, in meiner zweiten meist mittwochs und am Wochenende, dann aber jeweils mehrmals.

Dann zogen wir aus beruflichen Gründen in ein nasses und kaltes Tal im Erzgebirge. Nach zwei Monaten bekam ich quasi über Nacht heftiges Rheuma, was meine Sexualität einige Zeit in den Hintergrund treten ließ. Erst allmählich fanden wir wieder zu unserem gewohnten Rhythmus zurück. Doch die andauernde Einnahme von Medikamenten hat wohl langfristig ihr Werk getan.

In meiner dritten Ehe kamen dann allmählich die Probleme mit ungenügenden Erektionen.

Obwohl das Rheuma nach einem erneuten Umzug nunmehr klinisch ruhig war und ich keinerlei Medikamente mehr nahm, war ich sexuell kein Herkules mehr. In diesem Zustand befand ich mich vor meiner Prostataoperation. Grund genug, sich die Zusammenhänge einmal genauer anzusehen.

6.2. Wie funktioniert eigentlich die Erektion?

Solange bei uns Männern alles klappt, haben wir keinen Anlass, uns mit dem körperlichen Ablauf der Erektion auseinanderzusetzen. Erst wenn es Probleme gibt, wollen wir genau wissen, woran es liegt. Dann können wir zum Arzt gehen und erfahren... so gut wie gar nichts.

Er wird uns erklären, dass es nach einer Operation oder einer sonstigen Prostatatherapie eben so ist und wir uns damit abfinden müssen. Wir sollten froh sein, dass wir den Prostatakrebs besiegt haben. Ansonsten gäbe es ja noch Viagra, SKAT, Vakuumpumpe und zur Not eine Implantation künstlicher Schwellkörper. Und Sexualität bestehe im Übrigen nicht nur aus dem Koitus allein.

Vielleicht überweist er uns an einen Andrologen. Der wird uns dann gründlich untersuchen, zunächst einen SKAT-Test (Erektionstest mittels Einspritzung eines Medikamentes in den Schwellkörper; siehe Ziffer 6.4.) machen und mit der Doppler-Farb-Duplex-Sonografie den Blutabfluss während der künstlichen Erektion prüfen. Hilft das alles nichts, so werden immer weitere Untersuchungen solange durchgeführt, bis wir die Nase voll haben und uns damit abfinden. Für den Patienten hat es sich nicht gelohnt. Für den Arzt oder die Einrichtung schon.

„Hilf dir selbst, dann hilft dir Gott“. Dieser Spruch aus dem Volksmund hat sich in meinem Leben letztendlich immer wieder bestätigt. Also schauen wir einmal tiefer hinter die Kulissen der Erektion als Ausdruck männlicher Potenz!

Wir wissen inzwischen einiges über die Wirkung des männlichen Sexualhormons Testosteron, ohne welches weder ein Sexualtrieb vorhanden ist noch eine sexuelle Handlung auf natürlichem Wege vollzogen werden kann. Dabei ist im männlichen Körper ein stets funktionierender biologischer Grundregelkreis (eine Rückkopplung) notwendige Voraussetzung. Schauen wir uns an, was beim jungen gesunden Mann in dieser Hinsicht permanent im Körper abläuft.

Als Teil des Zwischenhirns verfügen wir Männer (und Frauen) über ein Regel- und Steuerorgan mit dem Namen Hypothalamus. Hier werden die Konzentrationen der meisten Hormone des Menschen überwacht. Beim Mann somit auch der Testosteronspiegel.

Permanent prüfen also die Rezeptoren des Hypothalamus, ob die Testosteronwerte im Blut für die jeweilige Situation (Schlaf, Arbeit, Kampf,

Sex) ausreichen. Ist das der Fall, dann ist alles in Ordnung und es muss keine Reaktion erfolgen. Ist er zu niedrig, wird sofort ein sogenanntes Gonadotropin-releasing-Hormon (GnRH) erzeugt und zur Hypophyse (Hirnanhangdrüse) geschickt. GnRH kennen wir schon aus den Hormontherapien.

Unsere Hypophyse kann dieses Hormon interpretieren und versteht es als einen Befehl, produziert ein LH, (Luteinisierungshormon, sprich: Lu-te-i-ni-sierungs-hormon), und sendet dies zu den Hoden an die Leydig-Zellen. Das sind Zwischenzellen, die nach ihrem Entdecker Leydig benannt wurden. Diese wiederum regen daraufhin nun endlich die Produktion von Testosteron an und zwar solange, bis unser Hypothalamus die nötige Konzentration an Testosteron im Blut erkennt, die GnRH-Produktion stoppt und damit festlegt: „Das Testosteron ist jetzt ausreichend, Produktion vorläufig einstellen.“

Soweit in vereinfachter Darstellung der hochkomplizierte, hormonelle Grundprozess als Voraussetzung für die männliche Erektionsfähigkeit. Übrigens: Bei Frauen wird durch den gleichen Prozess der Eisprung und bei einer Befruchtung der Schwangerschaftsvorgang ausgelöst.

Mit einem gesunden Hormonspiegel haben wir aber noch lange keine Erektion, sondern nur die grundsätzliche Fähigkeit dazu. Der hochsensible gesunde Hormonspiegel-Regelkreis kann durch verschiedene Einwirkungen ganz empfindlich gestört werden. Ungesunde Lebensweise (Über- und Fehlernährung, Rauchen, Alkohol, Überlastung usw.), Umwelteinflüsse (Nahrungs- und Umweltgifte, Strahlung, Chemikalien, Elektrosmog usw.) Krankheiten und Medikamente und vor allem der ganz normale Alterungsprozess zeigen hier eine verheerende Wirkung.

Im Alter kommt es zu einer verblüffenden Wirkungsweise: Das freie (Serum-) Testosteron wird nämlich zu einem großen Teil in das weibliche Sexualhormon Östron umgewandelt (Aromatase). So wird bei älteren Männern vielfach mehr weibliches Östron vorgefunden als bei älteren Frauen.

Östron zählt zu den drei wichtigsten von über 20 weiblichen Geschlechtshormonen (Östrogenen) und besteht aus Östradiol und Östriol (Estradiol E2 und Estriol E3). Für den weiblichen Körper hat es große Bedeutung, dem männlichen Körper ist es ab gewissen Mengen gar nicht zuträglich.

Natürlich spielt Östron im gesunden männlichen Körper auch eine wichtige Rolle, vor allem bei der Stimulation der Zellteilung, des Wachstums der Prostata, der Samenblasen und Harnleiter, besonders aber des Knochenwachstums. Andererseits bremst es die Testosteronwirkung, zum Beispiel gegen ein allzu starkes Muskelwachstum.

Das Problem ist jedoch, wie bei allen Dingen auf unserer Welt, die ausgeglichene Balance. Nun könnten wir schlussfolgern: Wenn nicht genügend Testosteron vorhanden ist, dann führen wir es doch unserem Körper von außen zu. Das wird unsinnigerweise auch viel zu oft praktiziert und sogar von Ärzten verordnet.

Aber: Künstliche Testosterongaben beschleunigen nur den Prozess der Umwandlung (Aromatase) und wirken nur kurzfristig im gewünschten Sinne. Das bedeutet, je mehr Testosteron dem Körper von außen zugeführt wird, sei es durch Spritzen, Tabletten, Pflaster oder Gels, umso schneller wird dieses in Östron umgewandelt und der männliche Körper somit noch schneller verweiblicht, was sehr ungesund sein kann.

Damit ist erklärbar, dass Testosterongaben in der Langzeitwirkung kontraindiziert sind. Jungen Männern, die im Rahmen von Bodybuilding ungeheure Dosen von Testosteron zu sich nehmen, ist überhaupt nicht klar, dass sie damit ihre Männlichkeit viel eher zerstören und viel früher zu altern beginnen als der darauf verzichtende Mann.

Genauso schlimm während des natürlichen Alterns des Mannes ist die Bildung von sexhormonbindendem Globulin (SHB-Globulin), was sich an den entsprechenden Zellrezeptoren andockt und die Aufnahme des noch gering vorhandenen Testosterons durch die Zellen des Geschlechtsmechanismus verhindert.

Ebenso werden die Rezeptoren im Hypothalamus blockiert, die nun ihrerseits fälschlicherweise glauben, es sei genügend Testosteron im Kreislauf und deshalb die so schon geringe Testosteron-Produktion auch noch drosseln. Eine Spirale des Ungleichgewichtes zwischen den männlichen und weiblichen Hormonen ist in Gang gesetzt, die beim Mann zu schwerwiegenden gesundheitlichen Folgen führt.

Neben der Sexualität nehmen die geistige und körperliche Leistungsfähigkeit schleichend ab. Muskelmassenabnahme und Fettgewebszunahme werden deutlich erkennbar. Blutdruck und Blutfettwerte steigen ebenfalls und die Wahrscheinlichkeit von Schlaganfällen und Herzinfarkten steigt auf mehr als 50%.

Dummerweise wird dieser Prozess im peripheren Körperfett zusätzlich beschleunigt, weil dort die Aromatase ebenfalls stattfindet. Demnach ist die Aussage durchaus richtig, dass viel Körperfett das Herzinfarkt- und Schlaganfallrisiko wesentlich erhöht - nur eben in einem ganz anderen Zusammenhang als durch das Cholesterin, wie man uns glauben machen will.

Ebenso bleiben Geist und Gefühle nicht verschont, denn körperliche Schwäche und sexuelle Unlust, dazu noch die Krankheitsanfälligkeit, verträgt die Psyche eines Mannes am allerwenigsten. Die Prostatabeschwerden sind ein deutlicher Ausdruck des Ungleichgewichtes dieser gegensätzlichen Hormone.

So sind wir Männer vom Lebenszyklus her schon ganz schön gebeutelt. Den Frauen geht es hier aber mit ihren Wechseljahresbeschwerden vielleicht noch schlechter.

Natürlich hätte die Wissenschaft eine Lösung parat gegen die Aromatase, also gegen die ungesunde Umwandlung des Testosterons in Östron, wenn sie nur wollte! Zunächst müsste ein Test des individuellen Hormonregelkreises erfolgen. An der Kurz- und Langzeitwirkung einer Testosterongabe lässt sich nämlich erkennen, ob die Testosteronproduktion gestört ist.

Am Testosteronschwund innerhalb einer bestimmten Zeit kann der Fachmann erkennen, ob und wie schnell das vorhandene Testosteron in Östron umgewandelt wird, oder ob es durch die blockierten Rezeptoren nur nicht dort ankommt, wo es seine Wirkung entfalten soll.

Ist der Regelkreis tatsächlich gestört, dann ist die optimale Therapie somit nicht auf eine äußere Testosteronzufuhr zu richten, sondern darauf, die Umwandlung und die Blockierung der Rezeptoren einzudämmen und ins Gleichgewicht zu bringen. Denn dann pegelt sich der Testosteronspiegel auf natürlichem Wege schnell wieder auf sein normales Niveau ein.

Das Verfahren dazu nennt sich „Testosteron-Modulierungs-Therapie“, ist recht einfach, nicht einmal apothekenpflichtig und sogar ausgesprochen preiswert. Millionen älterer Männer würden wieder gesund und sich stark und leistungsfähig fühlen. Und Millionen Frauen würden sich über ihre nun wieder „knackigen“ Männer freuen und sexuell glücklich sein.

Die günstigen und einfachen Lösungen haben scheinbar immer das gleiche Schicksal: Sie interessieren keinen! Zunächst wird sich kaum ein Mediziner finden, der diesen Weg überhaupt kennt oder anwenden will. Alle konservativen Methoden, die Potenzstörungen mehr oder weniger erfolgreich zu behandeln, bringen ja wesentlich mehr ein.

Über viele Jahrzehnte hat die Schulmedizin die Potenzstörungen völlig daneben den Psychiatern und Psychologen zugeordnet, bis sich heute sehr, sehr langsam die neue Lehrmeinung über meist körperliche Ursachen durchzusetzen beginnt. Das heißt aber noch lange nicht, die Andrologen würden zuerst am Testosteronspiegel ansetzen.

Lieber wird an den Symptomen herumgebastelt. Bei einer Heilung ginge der Mann als Patient verloren und damit ein schöner Teil des Einkommens. Deshalb wird jeder Arzt ein solches Patientenbegehren strikt unter dem falschen Vorwand abschmettern, dass dadurch nur der Prostatakrebs beschleunigt würde. Jede Objektivität kostete ihn eben Patienten!

Schlussfolgerung für uns: Neben den wenigen wirklich organischen Ursachen ist der Blutspiegel an freiem Testosteron ausschlaggebend für den Sexualtrieb (Libido) und die sexuelle Fähigkeit und Kraft.

Natürlich finden die Medizinspezialisten mit ihren ausgefeilten Untersuchungsmethoden zig Ursachen für eine Impotenz. Ein normaler Testosteronspiegel würde aber diese meist minimalen Abweichungen spielend überlagern.

Im vierten Jahr nach der Operation nahm ich etwa 18 Monate lang ausreichend Progesteron und etwas Estradiol ein. Obwohl es sich hier um vorwiegend weibliche Hormone handelt, hat sich mein immer niedriger Testosteronspiegel erstaunlicherweise dadurch auf hohem Niveau stabilisiert. Diese Methode geht auf Dr. Volker Rimkus zurück, der diese Wirkung im Selbstversuch entdeckt hat (In diesem Fall kann ich ausnahmsweise den Urheber nennen, weil ich keinerlei Vor- oder Nachteile davon habe).

Die Voraussetzungen für eine Erektion kennen wir jetzt. Wie spielt sie sich im Einzelnen genau ab?

Im Ruhezustand herrscht im Penis der Idealzustand unserer Welt: Ein Gleichgewicht zwischen Anspannung und Entspannung. Das Ganze müssen wir uns so vorstellen, dass alle Schwellkörper-Arterien von angespannten Muskelfasern umgeben sind, die deren Querschnitt klein halten. Somit kann nur eine Blutmenge hindurchströmen, die für die normale Zellversorgung notwendig ist. Die Schwellkörper-Venen hingegen sind entspannt und lassen alles fließende Blut ablaufen. So der ideale Ruhezustand des Penis.

Weil alles in unserem Körper auf Anpassung an die Außenwelt und optimale Lebenserhaltung programmiert ist, unterliegen alle Körperfunktionen permanenten Schwankungen. So ist es zu erklären, warum unser bestes Stück über seine Eigendynamik verfügt. Wenn wir in der Badewanne sitzen und unseren Freund ein paar Minuten beobachten, sehen wir auch im „Ruhezustand" eine ständige Veränderung.

Beim gesunden Mann erigiert der Penis im Schlaf, und zwar 4- bis 8-mal pro Nacht, jeweils in der REM-Schlafphase, in der auch unsere Augenbewegungen stattfinden. Weil der Mensch natürlicherweise jeweils in einer REM-Phase aufwacht oder eventuell in einer solchen Phase geweckt wird, hat der Mann somit seine natürliche „Morgenerektion", die mit sexueller Erregung aber wenig zu tun hat.

Auch der scheinbare Zusammenhang mit einer gefüllten Blase ist letztendlich unhaltbar. Die Gründe für diesen biologischen Mechanismus sind noch nicht endgültig geklärt. Man vermutet eine natürliche Art von Schwellkörpertraining.

Bietet uns das Leben einen sexuellen Reiz, dann wird unverzüglich eine Kaskade von Vorgängen eingeleitet, die wir nur schwerlich unter Kontrolle behalten können. Dabei ist es völlig unabhängig davon, ob der Reiz endogen, also durch einen Gedanken oder eine Phantasie, oder exogen, also durch einen Anblick, eine Geschichte, eine Stimme, eine Berührung usw. ausgelöst wird.

Optimal kann dieser Reiz wirken, wenn wir ein überwiegend gutes oder sogar glückliches Lebensgefühl haben. Dann wird er öfter und intensiver auftreten. Die Erregungsschwelle ist dann nicht so hoch, als wenn wir unter Stress stehen oder uns nicht wohl fühlen. Die Wirkungskette der Erektion ist heute einigermaßen bekannt.

Nach Auslösung durch einen genügend starken Reiz, übernimmt der Parasympathikus die weitere Ablaufsteuerung des sexuellen Geschehens von seinem friedlichen Bruder, dem Sympathikus. Beide sind Nervengeflechte des vegetativen Nervensystems, die für das Gleichgewicht maßgebender Körperfunktionen stehen.

Durch den Reiz ist ein kräftiges Ungleichgewicht in Form einer starken Begierde entstanden, die nun einen Ausgleich durch sexuelle Betätigung und Befriedigung sucht.

Das Gleichgewicht ist verschoben und Spannungen sind entstanden, die sich, vergleichbar mit Krieg, in Aktivität lösen müssen und durch sexuelle Betätigung nun ein neues Gleichgewicht schaffen, den Frieden - Be*friedigung*!

Was man heute über den Ablauf einer Erektion weiß ist folgendes: Eine chemisch-biologische Reaktionskette sorgt zunächst für eine Freisetzung von Stickstoff, was für die Arterienvergrößerung wichtig ist. Dann wird der Botenstoff zyklisches Guanin-Monophosphat (cGMP) ausgeschüttet, der wiederum die Bildung von Proteinkinase G anregt, welche endlich den angespannten Muskelfasern um die Schwellkörper-Arterien den Befehl zum Entspannen gibt.

Wenn sich ein Ringmuskel entspannt, wird sein Querschnitt größer und die Arterien werden um vieles weiter als im Zustand der angespannten Ringmuskeln.

Nun kann das Blut mit voller Kraft in die entstehenden Hohlräume schießen, ja es wird regelrecht hineingesaugt. Die Schwellkörper werden voll und prall und quetschen dabei auch noch die Schwellkörper-Venen ab, sodass kein Blut mehr abfließen kann. Die Erektion kann sich in der Aufrichtung des prallen Penis vollenden. Das Ganze dauert so lange und ist so kräftig wie das auslösende cGMP zur Verfügung steht.

Glaubt unser Körper, meist nach dem Orgasmus, dass es nun reicht, schüttet er ein Enzym namens Phosphodiesterase-5 (PDE-5) aus, was den cGMP-Botenstoff abbaut, die Proteinkinase-G-Bildung stoppt und dadurch die Muskelfasern um die Penisarterien wieder angespannt werden. Das Blut wird wieder aus den Arterien des Penis heraus gedrückt, was letztendlich zur Erschlaffung des Gliedes führt. Damit ist das Gleichgewicht in unserem Körper wieder herbeigeführt Übrigens: Viagra, Cialis und Levitra sind PDE-5-Hemmer.

Dies also wäre die fast molekulare Beschreibung der Erektion, die, weil wir Menschen sind, vor allem auch ihre wunderbaren seelischen Komponenten hat, die unsere Gefühlswelt unendlich bereichern. Es ist meist die biologische Dimension, die für eine Störung verantwortlich ist.

6.3. Potenzmittel

Seit Jahrtausenden scheint es den Männern an sexueller Kraft zu fehlen, denn sie suchen und versuchen alles, um Ihre Potenz zu steigern. Gerade dem asiatischen Mann und dem Südländer scheint jedes Mittel recht zu sein. So scheut er nicht einmal vor ziemlich ekelerregenden Substanzen zurück, zum Beispiel zermahlenem Tigerpenis.

Jedenfalls ist eine große Anzahl von Tierarten nur deshalb vom Aussterben bedroht, weil ihnen, oder Teilen oder Sekreten von ihnen, eine aphrodisische Wirkung zugeschrieben wird. Dabei werden sogar noch horrende Preise bezahlt, was die Ausrottung solcher Tierarten noch beschleunigt.

Für uns Europäer gilt das als reine Scharlatanerie und finsterer Aberglaube, doch in anderen Kulturkreisen setzen sich die Männer so stark unter sexuellen Erfolgsdruck, dass sie einen Großteil ihrer Lebensenergie aufwenden, nur um an Mittel heranzukommen, die den Ruf haben, aphrodisisch zu wirken.

Wenn es nun ein Mittel gibt, das sogar die offizielle Wissenschaft als wirksam bezeichnet, und das unter europäischen Standards und Zulassungsmethoden industriell gefertigt wird, dann greift der europäische Mann gerne zu.

In 1998 beherrschte eine Meldung die Medien in aller Welt: Der Pharmakonzern Pfizer hat eine Potenzpille auf den Markt gebracht. Dank Viagra ist es dem Mann erstmalig in der Menschheitsgeschichte möglich, zu einem beliebigen Zeitpunkt so oft und so lange Verkehr zu haben, wie er es wünscht. In der Theorie jedenfalls. Doch schauen wir uns zunächst an, was der Markt aktuell bietet:

Sildenafil (Viagra), Tadalafil (Cialis) und Vardenafil (Levitra) sind die aktuellen Wirkstoffe und Medikamente zur Potenzverstärkung, die allerdings nur auf Privatrezept oder auf dem grauen Markt erhältlich sind. Alle drei beruhen auf der Hemmung des PDE-5-Enzyms, was über den Umweg einer Dopamin-Rezeptoren-Blockierung in der Hypophyse letztendlich die Muskelspannung um die Penisarterien abbaut und somit für einen Bluteinstrom sorgt.

Weil damit nur der letzte Teil der Erektions-Wirkungs-Kette unterstützt wird, muss ein Reiz eine sexuelle Erregung ausgelöst haben, um den Anfangsprozess in Gang zu setzen. Ohne sexuelle Erregung geht also auch mit diesen Mitteln rein gar nichts.

Bei gleicher Wirkungsweise sind die Effekte der einzelnen Medikamente etwas unterschiedlich. Gut verträglich sind sie alle nicht. So gab es bei Viagra schon viele Todesfälle, weil die Wirkung nicht allein nur auf die Penisarterien eingeschränkt werden kann. Unter anderem werden im Herzmuskel Prozesse in Gang gesetzt, die dem älteren, nicht mehr ganz so leistungsfähigen Herzen schon arge Probleme bescheren. Außerdem wird der Magen bei einigen Männern erheblich in Mitleidenschaft gezogen.

Ich selbst habe alle drei Mittel ausprobiert (in meiner Heilungsphase übrigens ohne jeden kleinsten Erfolg) und jedes Mal solche anhaltenden Magenkrämpfe bekommen, dass ich lieber darauf verzichte.

Viele Männer scheinen gut damit klar zu kommen. Viagra, Cialis und Levitra entfalten ihre Wirkung 30 bis 60 Minuten nach der Einnahme. An einer leichten Gesichtswärme können wir den Beginn der Wirksamkeit spüren. Bei Cialis hält die Wirkung theoretisch am längsten an, meist mehrere Stunden, sonst ein bis drei Stunden. Von den Ärzten werden diese Potenzmittel relativ unkompliziert verordnet. Mein Urologe hat allerdings schon gesunde, 20-jährige Männer hinausgeworfen, wenn sie nach Viagra verlangten.

Was die Langzeitwirkung betrifft, so hat sich nun herausgestellt, dass viele Männer durch permanente Anwendungen gänzlich impotent geworden sind.

Nachdem Ixense im September 2004 wegen zu geringer Wirkung wieder vom Markt genommen wurde, trifft das nun seit 2005 ebenfalls auf das Medikament Uprima als Alternative zu den PDE-5-Hemmern zu. Es gehörte zu der Gruppe der Apomorphine (die mit Morphium als Droge aber überhaupt nichts zu tun haben), wurde aber nur auf Privatrezept verordnet. Auf dem grauen Markt sollte man sehr genau prüfen, worauf man sich einlässt.

Die potenzfördernde Wirkung von Apomorphinen wurde eher zufällig entdeckt, weil sie in Medikamenten gegen die Parkinsonsche Krankheit enthalten waren. Im Hypothalamus werden damit die Prozesse verstärkt, die auf natürliche Weise zu einer Erektion führen.

Uprima war nicht so wirksam wie die anderen oben erwähnten Mittel, hat aber angeblich schon manchem Mann geholfen. Überhaupt sind die Wirkungen und Nebenwirkungen, wie könnte es anders sein, immer individuell recht unterschiedlich. Weiterhin konnte sich eine Wirkung nur entfalten, wenn die Tablette zum langsamen Zergehen unter die Zunge gelegt wurde (sublinguale Einnahme). Da sie ziemlich schnell zerging, setzte die Wirkung schon nach etwa zehn Minuten ein und konnte bis zu zwei Stunden anhalten. Der Geschmack war leicht fruchtig-pulverig.

Bei mir hat sich bisher auch damit keinerlei Wirkung ergeben, obwohl ich sie später sogar in Kombination mit Viagra eingenommen habe - entgegen aller Warnungen und Prinzipien.

Auch das Apomorphin wirkt nur am Ende der Wirkungskette für eine Erektion und macht demnach ebenfalls einen sexuellen Reiz und sexuelle Erregung unbedingt erforderlich. Wird die Tablette aus Versehen verschluckt, passiert überhaupt nichts. Man kann dann getrost eine zweite unter die Zunge nehmen. Von Nebenwirkungen habe ich nichts gespürt, obwohl gelegentlich Übelkeit, Kopfschmerzen, Schwindel und Müdigkeit auftreten sollen. Männer mit Herzproblemen sollten darauf verzichten, damit keine Komplikationen entstehen.

Aber das hat sich nun von alleine erledigt. Ob im Internet noch Apomorphine angeboten werden, habe ich nicht mehr genau recherchiert. Unter dem Suchbegriff tauchen jedenfalls noch einige Adressen auf.

Für Prostataoperierte dürften all diese Potenzmittel theoretisch, wenn überhaupt, nur wirken, wenn die Potenznerven zumindest teilweise erhalten sind. Aber erstens wissen wir nie, in welchem Zustand genau unsere Nerven noch verblieben sind. Und zweitens ist theoretisch nicht immer auch gleich praktisch. Mehrere Versuche in längeren Abständen sind auf alle Fälle nicht verkehrt. Wenn der Drang nach Sexualität im Kopf ist, findet unser Körper fast immer einen Weg.

Auf dem Markt, vor allem dem Grauen, werden hunderte weiterer sogenannter Potenzmittel angeboten, deren Glaubwürdigkeit jedoch umstritten ist. Trotzdem sollte jeder die Freiheit haben, selbst über eine Anwendung zu entscheiden. Sicher gibt es unter vielen abstrusen Angeboten auch solche, die über Jahrhunderte als Aphrodisiakum gelten und unter Umständen wirken, wie zum Beispiel das nicht ganz ungefährliche Yohimbin.

Das beste Potenzmittel ist eine gesunde, basische Ernährung mit genügend Omega3-Fettsäuren, die unseren Körper wieder stabilisiert und gesunden lässt.

6.4. SKAT - ein Pieks und...?

Neben der Einnahme von Medikamenten zur Erreichung einer genügenden Gliedsteife hat sich für viele verzweifelte Männer eine ganz pragmatische Methode als recht wirksam erwiesen: SKAT. So habe auch ich diesen Versuch nicht gescheut. Was verbirgt sich hinter diesem Kürzel?

SKAT ist eine Methode zur Erzeugung einer künstlichen Erektion und heißt vollständig „Schwellkörper-Autoinjektions-Therapie". „Auto" heißt bekanntlich „selbst" und genau das ist hier gemeint. Mann soll sich dabei selbst, immer wenn es als notwendig empfunden wird, eine Spritze in den Penis verpassen. Sie wirkt unabhängig von sonstigen körperlichen und seelischen Prozessen. So kann diese Methode zunächst erst einmal für einen Test eingesetzt werden, ob unsere Schwellkörper überhaupt noch in Ordnung sind.

Zurzeit gilt die Lehrmeinung, dass die Schwellkörper genau wie unsere Muskeln bei Nichtgebrauch nach und nach ihre Funktionstüchtigkeit verlieren. Die Grenze von drei Monaten für einen totalen, nicht reversiblen Funktionsverlust kann ich aus eigenem Erleben so aber nicht bestätigen.

SKAT beginnt mit einem Schwellkörpertest beim Arzt (Androloge oder Urologe). Nach einer äußerlichen Untersuchung spritzt der Arzt zunächst 5 mg Prostaglandin E1 (vasoaktives Alprostadil) seitlich direkt in den Schwellkörper. Dazu muss man sich auf die Pritsche legen und die Hosen herunter schieben. Der Pieks tut wider Erwarten viel weniger weh, als ich erwartet hatte. Das langsame Einspritzen schon ein wenig mehr. Dann kann man sich wieder anziehen und im Wartezimmer Platz nehmen.

Nach etwa fünf Minuten beginnt sich in der Hose etwas zu regen, was durch enge Jeans doch ganz schön behindert werden kann. Also geht man kurz auf die Toilette, untersucht die Entwicklung und bringt nun Kleidung und Penis in eine möglichst verträgliche Lage.

Nach 15 bis 20 Minuten besieht und betastet der Arzt das Ergebnis und legt die Dosis für einen weiteren Versuch oder, bei Erfolg, für die weitere Behandlung fest. Dann erfolgt die Einweisung in die eigentliche Autoinjektionstherapie, die Selbstbehandlung.

Die Heimfahrt mit noch erigiertem Penis ist mehr als zwiespältig. Einerseits ein hohes Glück, sich endlich mal wieder wie ein Mann zu fühlen, andererseits der Drang nach Befriedigung und drittens noch die unangenehme Enge der Kleidung. Aber man muss diesen Zustand ja nicht bis nach Hause tragen und kann die Spannung schon vorher, zum Beispiel auf der Toilette, auf ganz natürliche Art und Weise lösen.

Die Dosis kann durch eine bestimmte Drehung des Spritzenkörpers vorher genau festgelegt werden. Es ist unerheblich, ob der Schwellkörper von der rechten oder der linken Seite injiziert wird. Der Penis wird deshalb nicht nur auf einer Seite steif.

Etwas schmerzlich wird es nach der Injektion. Ich spürte so etwas wie eine tiefe, aufreißende Spannung im Bereich von etwa 4 cm Radius um die Einstichstelle herum. Leider blieb der leichte Schmerz bei mir sehr lange erhalten und kehrt auch heute noch am Anfang einer natürlichen Erektion immer wieder. Leidensgefährten erzählten mir ebenfalls von dieser Erscheinung, was allerdings nicht bei jedem Anwender zutreffen muss.

Trotz guter Erektion hat sich diese Methode bei mir bisher nicht bewährt. Für einen guten Koitus reicht die Steifheit trotz Höchstdosis bei mir gegenwärtig noch immer nicht aus. Die außen liegenden Schwellkörper erreichen zwar eine gute Steifheit, die Peniswurzel erscheint aber zu schwach. Durch die Harnröhrenverkürzung bei der Prostataentfernung wird der Penis etwas tiefer in den Körper hineingezogen. So haben wir genau dort, wo der Penis aus dem Körper tritt, das Gefühl einer Schwachstelle für eine vollständige Erektion, eine „Knickempfindlichkeit".

Wahrscheinlich spielt zudem der Kopf eine bremsende Rolle, denn das zwischenzeitliche Spritzen wird doch als eine recht erhebliche Störung bei der Entwicklung des Geschlechtsaktes empfunden, was aber sicher nicht für jeden gilt. Ich fange dann innerlich jedes Mal an über mein Schicksal zu hadern, was nicht gerade sehr stimulierend wirkt.

Für den prostataoperierten Mann, ob nervenschonend operiert oder nicht, ist diese Methode insgesamt gesehen, wenn auch nicht das einzige, so doch ein durchaus annehmbares Mittel, die Zweisamkeit für sich und seine Partnerin wieder mit Lust auszufüllen.

Über die Langzeitwirkung kann ich momentan nichts sagen, weil ich selbst damit nicht weitergemacht habe und bisher kein Leser mit mir darüber gesprochen hat.

6.5. Vakuumpumpe - nicht schlecht, aber...

Inzwischen waren seit meiner Prostatakrebsoperation 117 Tage vergangen. Für mein Vorhaben viel zu spät.

Gleich nach dem damaligen Arztbesuch bin ich mit recht gemischten Gefühlen in eine Apotheke gegangen, um mir meine persönliche Vakuumpumpe abzuholen. In meiner Hausapotheke wollte ich deswegen nicht vorstellig werden, obwohl ich dort immer hervorragend beraten und bedient werde. Auch im Alter von 57 Jahren gibt es beim Mann Dinge, die er lieber für sich behalten möchte.

Schon während der Anschlussheilbehandlung hatte ich mich in einem Sanitätshaus in Bad Elster danach erkundigt. Sie sollte über 600,00 € kosten, hat aber eine Heilmittel-Nummer, was bedeutet, dass die Kassen die Kosten übernehmen. Also: Den Haus-Urologen ansprechen! Wegen meiner anfänglichen anderen Probleme und nicht zuletzt aus etwas Scham hatte sich alles immer wieder verzögert. Es kostete mich schon einige Überwindung, konsequent danach zu fragen.

Eine sehr junge, bildhübsche Apothekerin nahm meinen Abholschein entgegen, kramte in den Bestellungen und rief laut durch den Raum: „Was soll das denn sein?“. „Ein Gerät“, antwortete ich entsetzt. „Was denn für ein Gerät?“, kam es unverzüglich und genauso laut zurück. Außer einer weiteren Apothekerin befand sich nur noch eine Kundin im Verkaufsraum, die zum Glück beide scheinbar sehr intensiv mit sich selbst beschäftigt waren. So konnte ich, ohne dass es weiter beachtet wurde die Verkäuferin vertraulich heranwinken und flüstern: „Eine Vakuumpumpe!“ - „Ach so! Die ist hier“, sagte sie und reichte mir eine schwarze Stofftasche mit einer großen Trageschlaufe zum Umhängen über den Ladentisch. „Möchten Sie noch einen Beutel?“

Nun ist die schwarze Stofftasche allerdings kaum durchsichtig. Man kann aber nie wissen, ob jemand anhand der Form auf ihren Inhalt hätte schließen können, oder die Taschenform vielleicht sogar kennt. Auf Nummer Sicher gehend war ich letztlich froh, mein Lustgerät gut verstecken zu können ...

Offiziell trägt das Gerät die Bezeichnung „active erection system“. Es besteht aus einem Acryl-Zylinder, einem abnehmbaren Pumpenkopf mit Belüftungsknopf und aus den Führungshülsen 1 und 2 am anderen Ende für verschiedene Penisgrößen. Um die Penisringe leichter auf die Führungshülsen schieben zu können, ist noch ein sogenannter Führungskonus im Zubehör.

Zuhause angekommen, konnte ich die Probe kaum erwarten. Noch einmal Wasser lassen und dann schnell ausprobieren. Die Technik ist einfach. Batterien hinein, zusammenstecken, überstülpen und einschalten. Ein unaufdringliches Brummen deutete auf physikalische Arbeit hin.

Die Schambehaarung machte das Ganze aber undicht. So nahm ich mir doch erst einmal die Beschreibung vor. Das Geheimnis ist hier die Anwendung von Gleitcreme. Penis und Schambehaarung müssen ordentlich eingerieben sein. Notfalls soll sogar die Schambehaarung rasiert werden. Nun klappte es viel besser.

Ein leichtes Saugen sorgte zunächst an der Peniswurzel für stärkere Durchblutung und damit zur Verdickung. In der Mitte und weiter oben sah es dagegen noch erbärmlich aus. Seit Mai hatte ich keine bedeutende Erektion mehr gehabt. Das wurde mir jetzt sehr schmerzlich deutlich.

Etwas mutlos gab ich mehr Power, lies aber immer kurze Pausen, damit das Blut nachfließen konnte. Ganz allmählich wurden Schaft und Eichel größer, aber am schönsten waren die Länge und die Spannung! vier Monate lang keine Erektion, vorher mehr schlecht als recht und jetzt das (SKAT habe ich erst später ausprobiert)!

Vor Glück hatte ich feuchte Augen. Beim zweiten Versuch nach etwa einer halben Stunde ging alles schon viel schneller. Die Gefäße hatten sich offenbar schon gedehnt und die Zellen geweitet. 20 cm lang ist das Innenrohr der Vakuumpumpe und der Durchmesser 5,5 cm. Schon bei der zweiten Übung füllte ER das Rohr am Schaft vollständig aus und stieß sogar vorne an der Pumpe an. Toll, das war doch etwas!

Die Euphorie legte sich aber schnell, als ich versuchte, die Penisringe anzulegen. Vier Größen von Penisringen sind im Lieferumfang enthalten: 20, 15, 12.5 und 10 mm. Bei meinem Durchmesser hielt ich die 20er Größe für angemessen. Es kommt sehr darauf an, den Penis mit der Vakuumpumpe möglichst stark aufzublähen und den zunächst auf das Ende der Führungshülse gezogenen Penisring so nahe wie möglich am Körper über den Penisschaft zu ziehen.

Welche Enttäuschung! Statt zu stehen, baumelte nur ein sich leblos anfühlendes Etwas an mir herum. Obwohl die Enge des Ringes schmerzte, lief das Blut trotzdem langsam wieder ab. Der 20-mm-Ring war trotz tiefen Einschnittes und alles überlagernder Schmerzen noch zu weit.

Weitere Versuche mit kleineren Ringen brachten das gleiche Ergebnis: Steifheit nur vor dem Penisring und für den Geschlechtsverkehr unzureichend, totes Gefühl, Schmerzen und unerwartet schneller Schwund.

Es ist ja eigentlich auch klar. Der physikalische Unterdruck im Peniszylinder saugt das Blut nur in seinem Wirkungsbereich in den Penis. Knapp ein Drittel der männlichen Schwellkörper liegen aber unzugänglich für das Vakuum innerhalb des Leibes unter dem Schambein. Erst wenn die gesamten Schwellkörper satt mit Blut gefüllt sind, erreicht das Glied die volle Steife, richtet sich auf und ist erst dann zum Geschlechtsverkehr tauglich.

Selbst wenn das Eindringen bei Verwendung des Penisringes möglich ist, bleibt immer das Gefühl der Kraftlosigkeit und des Nachgebens an der Peniswurzel, verbunden mit dortigen Schmerzen. Von Gefühlen konnte bei mir dabei überhaupt keine Rede sein.

Wer seine Prostata noch hat, wird beim Orgasmus auch ejakulieren. Der Penisring versperrt hierbei aber die Harnröhre, sodass das Ejakulat rückwärts in die Blase geleitet wird. Das schadet dem Körper zwar nicht, denn beim nächsten Harnlassen wird es wieder ausgespült. Nur die Kontraktionen sind im Bereich des Penisringes etwas schmerzhaft, der Orgasmus leidet kaum.

Obwohl manche Männer damit gut klar zu kommen scheinen, als Vorbereitung für den Liebesakt sehe ich für mich in der Vakuumpumpe keine Perspektive.

Die Hersteller gehen von einem Gewöhnungseffekt aus, der besonders bei längeren, stabilen Partnerschaften letztendlich beiderseits akzeptiert wird. Der nicht zu unterschätzende Vorteil dieser Methode ist die kurz- und langfristige Freiheit von allen Nebenwirkungen, obwohl die Handhabung schon ziemlich frustrieren kann.

Schauen wir uns die Wirkungsweise einmal genauer an. Wir wissen, dass die feinen Arterien der Schwellkörper im „Normalfall" von feinen angespannten Muskelfasern umgeben sind, die ihren Querschnitt klein halten und so nur für die ganz normale zellversorgende Durchblutung sorgen. Bei der Ausschüttung bestimmter Boten- und Wirkstoffe, ausgelöst durch einen Reiz, erschlaffen diese feinen Muskelfasern und erweitern schlagartig alle Schwellkörperarterien. Der dadurch entstehende Unterdruck wird durch schnell nachströmendes Blut ausgeglichen. So füllen sich die Schwellkörper und es kommt zu einer kräftigen Erektion.

Äußerlich erzeugen wir mit der Vakuumpumpe scheinbar das gleiche Resultat. Unser Penis sieht genauso erigiert aus wie bei einer natürlichen Versteifung. Innerlich ist es ganz anders. Die Arterienmuskulatur hat sich bisher nicht entspannen können. Somit konnte auch kein arterielles Blut in diesen Größenordnungen nachfließen.

Wie kommt diese künstliche Erektion zustande? Ganz einfach. Es ist zunächst das venöse Blut, was durch das Vakuum zurückgesaugt wird und scheinbar zum gleichen Effekt führt. Das Steifheitsgefühl für den Mann ist nun fast das gleiche und es setzt jetzt ein gewisser sexueller Reiz ein, der nach Befriedigung drängt. So werden auch die hormonellen Prozesse in Gang setzt, die wiederum die quer gestreifte Muskulatur im Schwellkörper zur Entspannung bringen und damit das arterielle Blut in die Schwellkörper saugt. Die Erektion ist vollendet. Fast, denn eine wichtige Komponente dieses Gefühls fehlt doch: Die Stoßkraft.

Weil die Steifheit nur bis zur Peniswurzel reicht, ist es so, als fehle der Sockel. So, als stünde ein Hochhaus auf sumpfigem Grund, wobei das Hochhaus vergleichsweise aber auch nur aus Lehm besteht.

Kommt im Laufe eines so vollzogenen Geschlechtsaktes doch noch eine starke Erregungskomponente hinzu, wie es ja meist der Fall sein wird, dann sind, bei angelegtem Penisring, einer natürlichen Erektionsverstärkung wiederum Grenzen nach der anderen Seite gesetzt.

Wir sehen wieder: Jeder muss seinen eigenen Weg finden, um sein sexuellen Glück wieder zu gewinnen.

Bei der Vakuumpumpe spielt noch ein anderer Aspekt eine wichtige Rolle, den wir nicht vernachlässigen sollten: Die einzigartige Trainingsmöglichkeit. Darin vor allem sehe ich das große Potential der Vakuumpumpen. Damit lässt sich die Potenz ausgezeichnet trainieren und das Gleichgewicht in der Arterienmuskulatur wieder anregen. Nur so kann aus dem erbärmlichen Stummelchen nach der Operation in angemessener Zeit wieder ein stattlicher Vertreter unserer Männlichkeit werden. Die Penisringe sollten wir dabei nicht anwenden. Ich selbst wende die Vakuumpumpe zum Schwellkörpertraining und zur Vorbereitung und ohne Penisringe an. Inzwischen erreiche ich damit eine immer besser werdende Rigidität und Ausdauer. Und der Penis wird auch wieder größer und erreicht langsam sein altes Maß.

Fazit: Die Vakuumpumpe ist als Trainingsgerät für prostataoperierte und impotente Männer unerlässlich, für den Geschlechtsverkehr aber alleine meist nicht ausreichend.

6.6. Implantation künstlicher Schwellkörper

Der Vollständigkeit halber sollen diese Therapiemöglichkeiten nicht unerwähnt bleiben. Für mich erstaunlich war die Tatsache, bei jedem Arztgespräch über erektile Dysfunktion (Impotenz) in die Richtung Implantations-OP gedrängt zu werden.

Zunächst gibt es zwei Möglichkeiten, bezogen auf die Art der Implantate. Einmal steht ein biegsamer Doppelstab zur Verfügung, der anstelle der entfernten Schwellkörper auf Dauer in den Penis implantiert wird und je nach Bedarf entweder geradegebogen oder gekrümmt wird.

Die zweite Möglichkeit ist schon etwas komplizierter. Ein hydraulisches System, bestehend aus zwei künstlichen Schwellkörpern, einem Vorratsbehälter, einer manuellen Pumpe, einem Ventil, einem Ventil-Schalter und diversen Schläuchen, wird im Ganzen in den Unterleib implantiert. Dazu sind vorher auch hier die natürlichen Penisschwellkörper zu entfernen.

Das Prinzip ist physikalisch recht einfach: Mittels der in das Skrotum (Hodensack) eingesetzten Pumpe pumpt der liebeshungrige Mann (oder die Partnerin), mit Daumen und Zeigefinger, eine gewisse Menge Flüssigkeit aus dem Vorratsbehälter unter der Bauchdecke in die zwei künstlichen Penisschwellkörper, die sich nun füllen und den Penis aufrichten und anschwellen lassen.

Ist die Lust befriedigt, kann der nun störende, aufgerichtete Penis, durch Betätigen des Ventils leicht wieder in seinen Urzustand zurückgeführt werden.

Nun ist so ein System nicht immer so gut, wie die Hersteller und die Operateure meinen. Hier geht es um die praktischen Erfahrungen der Kunden, also der Patienten. Man muss im Internet schon sehr lange suchen, um Erfahrungsberichte von Betroffenen zu finden. 1.280 Treffer hatte die Suchmaschine angezeigt, 1.277 davon waren Anpreisungen der Medizin.

Zu meiner Überraschung waren die drei doch noch gefundenen Beiträge durchweg positiv, ja sogar etwas euphorisch. Sollten sie stimmen, so könnte es sich lohnen diese Variante in Betracht zu ziehen. Aber: Jeder Wald- und Wiesenurologe wird diese OP gerne ausführen. Man muss also den Mut aufbringen, sich dort operieren zu lassen, wo die meiste Erfahrung vorliegt.

Was ich bei keinem medizinischen Beitrag gefunden habe: Die natürlichen Schwellkörper werden gar nicht entfernt, sondern „nur aufgebohrt". Es wird also ohne Sachkenntnis einfach vom anderen abgeschrieben und publiziert. Jedenfalls ist eine solche Entscheidung endgültig unwiderruflich! So bleibt mir nur zu empfehlen, einen solchen Schritt, selbst wenn er ärztlich empfohlen wird, sehr, sehr, sehr gründlich zu überlegen und die Partnerin voll mit einzubeziehen.

Bis jetzt sind noch viele Fragen offen:

Wie sieht denn so ein, um einen Draht herum geradegebogener, Penis aus oder ein Aufgeblasener? Wie lange dauert es, bis die Empfindungen wiederkommen und kommen sie überhaupt wieder? Und, wenn ja, wie kommen sie wieder und wie stark? Gibt es Gefühlsirritationen, z.B. völlig andere Wahrnehmungen durch Verletzung irgendwelcher Nerven? Empfinde ich damit den Geschlechtsverkehr noch als Lust? Wie werde ich psychisch damit fertig? Und wie empfindet meine Partnerin?

Mein Leser Freddy K. hat sich künstliche Schwellkörper zum Aufpumpen implantieren lassen. Einen Tag später eröffnete ihm der operierende Arzt freudestrahlend, die Operation sei zu 60% gelungen. Was das denn heiße, wollte F. K. wissen. „Wir haben Ihnen nur einen künstlichen Schwellkörper einsetzen können, links. Für den anderen war kein Platz mehr! Freddy ist seitdem todunglücklich!

6.7. Späte Beschneidung: Ja oder Nein?

Männliche Beschneidungen finden seit Jahrtausenden statt und gehören in muslimischen und jüdischen Kulturen, sowie bei vielen Naturvölkern, besonders in Afrika und im pazifischen Raum, heute noch zur obligatorischen Sitte.

Der Ursprung dieses religiösen Rituals wurde erstmalig etwa 2.500 v. Chr. im alten Ägypten zur Kennzeichnung von Sklaven beschrieben. Erst etwa 2.000 Jahre später, bei den Römern, wurde die Beschneidung bei bestimmten Priestern vorausgesetzt.

Im westlichen Kulturkreis wird die freiwillige Beschneidung heute aus hygienischen Gründen immer populärer. Es gilt zudem als erwiesen, dass Frauen von beschnittenen Männern seltener an Unterleibskrebs erkranken als andere, was vielleicht auf die bessere Hygiene zurückzuführen ist.

Auch in sexueller Hinsicht wird die männliche Beschneidung immer mehr „in“. Für junge, stark sexuell geprägte Männer wird es zunehmend chic, beschnitten zu sein, was in den entsprechenden Frauenkreisen offensichtlich gerne gesehen oder sogar bevorzugt wird.

Obwohl diese Tatsache ebenso in meinem Hinterkopf herumspukte, hatte meine Entscheidung für eine Beschneidung eher praktische Gründe: Der Zustand nach der Prostataoperation.

Der Penis ist naturgemäß bei jedem Mann unterschiedlich. Manche haben eine kleine Vorhaut, die bei einer Erektion schon von alleine die Eichel vollständig frei gibt. Andere haben, so wie ich, eher eine Zipfelmütze.

Nach der radikalen Prostataentfernung fehlen 2 bis 4 cm der Harnröhre, die die Prostata ursprünglich durchzogen haben. Weil der Rest dieser Harnröhre nun direkt an die Blase angenäht wurde, wird der Penis etwa um diese Länge in den Körper hineingezogen, sodass er verkürzt erscheint. Damit stülpt sich mehr Oberflächenhaut nach vorne und die Vorhaut wird länger und damit „unhandlicher“ - sowohl beim urinieren als auch beim Sex.

Mittels der gegenwärtigen Operationstechnik sind drei Varianten der Vorhautbeschneidung (Circumcision) möglich: Radikal, halb und geringfügig. Ich entschied mich aus dem Bauch heraus für die radikale Variante. Wahrscheinlich deshalb, weil ich klare Verhältnisse bevorzuge.

Von meiner Operation habe ich nichts mitbekommen. Weil ich sowieso „geschlitzt“ werden musste (Harnröhrenschlitzung, auch Urethrotomia interna nach Sachse, wegen verhaltenem Urinfluss), wurde die Beschneidung gleich mit erledigt.

Das erste, was ich davon sah, war eine „Ringsum-Naht“ aus Einzelfäden um den Eichelkranz herum, wobei die Enden der Fäden wie Stacheldraht abstanden. Am Bändchen sah das Gewebe recht blutvoll und merkwürdig zusammengenäht aus. Schmerzen hatte ich keine, nur das übliche Fremdkörpergefühl.

Die Fäden der Naht beginnen sich nach der ersten Woche aufzulösen. Nach 14 Tagen haben sich alle Fäden abgelöst und die Verwachsung ist stabil.

Die nun freiliegende Eichel (Glans) ist wahnsinnig empfindlich und man verzieht schon manchmal das Gesicht, wenn es durch ganz normale Bewegungen allzu heftig reibt, was bei der uneingeweihten Umwelt schon mal zu Irritationen führen kann.

Es sind nicht nur unangenehme Gefühle, denen man nun ausgesetzt ist. Nach und nach gewöhnt sich die Eichel an ihre Nacktheit und sie wird unempfindlicher. Damit steigt die Reizschwelle und es wird schwerer, den Orgasmus zu erreichen. Von den Partnerinnen kräftiger, junger Männer sicher wohlwollend zur Kenntnis genommen, ist das für den erektionsgestörten Mann dagegen eher zusätzlich anstrengend und quälend.

Aus heutiger Sicht und auf meine ganz individuelle Situation bezogen, würde ich mich eher für die geringfügige Beschneidung entscheiden.

6.8. Geschafft? Wieder glücklich in Gemeinsamkeit?

Ja und Nein! Nunmehr sind mehr als 15 Jahre seit meiner Diagnose vergangen. Ohne eigene Initiative hätte es keine Nervenschonung gegeben.

Langsam, Schritt für Schritt bin ich mit Hilfe guter und schlechter Fachbücher, Videos, Fernsehbeiträgen und des Internets in das Wesen meiner scheinbar tödlichen Krankheit eingedrungen. Viele Gespräche mit ebenfalls Betroffenen haben mir geholfen, meine Meinung zu festigen.

Ich habe mir jeweils nach meinem fortschreitenden Erkenntnisstand selbst geholfen und ärztliche Hilfe nur in meinem Sinne in Anspruch genommen. Hätte ich die Äußerungen meiner damaligen Ärzte für bare Münze genommen, wäre ich seelisch längst zerbrochen und physisch tot.

Innerlich habe ich einen möglichen Tod oder eine dauerhafte Impotenz, bis auf wenige verzweifelte Augenblicke, nie in Erwägung gezogen. Inzwischen fühle ich mich besser als ich mich in manchen jungen Jahren gefühlt habe.

Das hängt einerseits damit zusammen, dass ich endlich eine Tätigkeit ausübe, die mir Freude macht, und andererseits mit der rigorosen Verweigerung aller Medikamente.

Inzwischen fühle ich mich seelisch und körperlich stabil und leistungsfähig. Vorlagen gegen die Inkontinenz habe ich nur wenige Wochen lang getragen. Ich kann auch schwerste Arbeiten ausführen, ohne dass es tröpfelt.

Meine Manneskraft hatte zunächst Fortschritte gemacht, aber sich bis heute nicht endgültig vollendet. Im klassischen Sinne bin ich immer noch impotent.

Meine Zuversicht und meine Hoffnungen haben sich nur teilweise erfüllt. Aber ich gebe nicht auf.

Ich will davon ausgehen, dass ich nach nunmehr viel zu langen Jahren die schlimmsten Folgen der Prostataoperation überwunden habe und - so das Schicksal es will - irgendwann gesund sterben werde.

7. Alternative Krebsheilung: Die bessere Methode

Schulmedizin und Biologische Heilung sind ein Widerspruch in sich. Die folgenden Ausführungen sollen demnach nicht mit den obigen Darstellungen des schulmedizinischen Teils verglichen werden. Leser, die eine Biologische Heilung bevorzugen, konzentrieren sich besser auf das Folgende.

7.1. Grundlagen

Fragen wir einen Onkologen, was ein Onkologe eigentlich ist, so erhalten wir als Antwort: „Ein Spezialist für Krebs“ oder auch „Ein Spezialist gegen den Krebs“ - je nachdem, wie er sich selbst sieht.

Fragen wir ihn „Wie entsteht Krebs überhaupt?“, dann wird er antworten: „Ich weiß es nicht“, wenn er ehrlich ist, oder „Wir wissen es noch nicht“, um nicht ihn, sondern die Zunft zu sehen, die keine Ahnung hat.

Fragen wir weiter: „Wie heilt Ihr Spezialisten gegen den Krebs den Krebs?“ Wenn er weiterhin ehrlich ist, wird er antworten: „Wir können ihn noch nicht heilen. Wir schneiden ihn heraus, wir vergiften ihn oder wir verstrahlen ihn.“

Eine Welt aus Ärzten, Akademikern (Wissenschaftlern) sind Spezialisten, haben aber keine Ahnung! Hält Ihr Verstand das aus?

Ganz anders Prof. Tamara Lebedewa!

Tamara Lebedewa ist in Deutschland kaum bekannt. Als ehemalige Leiterin des Instituts für Zukunftsforschung auf chemischem Gebiet in Moskau hatte sie Zugang zu allen Mitteln und Möglichkeiten, die man für eine moderne Forschung braucht.

Ihre gesamte Familie, über mehrere Generationen hinweg, war an Krebs verstorben. Weil Ärzte nicht helfen konnten, entschloss sie sich, das Krebsproblem selbst in die Hand zu nehmen und eigene Forschungen anzustellen.

Nachdem sie über 1.000 Krebsproben in Petrischalen in Nährlösung gezüchtet hatte, fand sie zwar keine einzige „entartete Krebszelle“, jedoch in jeder Probe massenweise Trichomonaden.

Wieso hat diesen Versuch, den jeder Laborant oder jede Krankenschwester jederzeit ganz einfach hätte durchführen können, in über 100 Jahren „Krebsforschung" weltweit kein einziger Arzt oder kein einziges Institut vorgenommen? Da kann man doch nur noch an eine Verschwörungstheorie denken.

Trichomonaden sind parasitische Geiseltierchen, die schon im Mesozoikum, also vor etwa 800 Millionen Jahren, unseren biologischen Vorfahren tüchtig zugesetzt haben. Sie sind wohl die schlimmsten und am besten angepassten Parasiten überhaupt. Selbst in den Überresten von gefundenen Dinosaurierknochen sind sie noch nachweisbar.

Wie wir wissen, ist ja die Dualität und deren Gleichgewicht die Existenzform unseres Universums. Hell und dunkel, oben und unten, plus und minus, nass und trocken, männlich und weiblich usw., genauso wie Wirt und Parasit. Ohne die ständige gegenseitige Aufrüstung Wirt gegen Parasiten und umgekehrt würden wir Menschen, und nicht nur wir, uns nicht weiterentwickelt haben.

Die Wissenschaft kennt die Trichomonaden seit langem. Mund-Rachen-Trichomonaden, Magen-Darm-Trichomonaden und Scheiden-Trichomonaden gehören fast zum Alltag in den Praxen. Für viele Frauen sind sie somit keine Unbekannten. Auch die Arznei dagegen ist schon lange im Umlauf, nämlich die bekannten und günstigen Antibiotika Metronidazol, Ornidazol, Tinidazol und Nimarazol.

Um 1970 wurde die Trichomonaden-Forschung eingestellt, „weil nun alles darüber bekannt" sei.

Denkste!

Tamara Lebedewa hat 1989 wissenschaftlich nachgewiesen und wiederholbar dokumentiert, dass diese Biester viel raffinierter sind als man es sich je vorstellen konnte. Sie stellte hochkomplizierte Untersuchungen auf ***Zellebene***, auf ***genetischer Ebene*** und auf ***Molekularebene*** an. Diese drei völlig unterschiedlichen wissenschaftlich anerkannten Methoden haben auch die letzten Zweifel ausgeräumt:

Krebs besteht nicht aus entarteten Zellen sondern hat einen Erreger - den Parasiten „Trichomonade" - als Ursache.

Was sind dann aber Tumore und Metastasen?

Tumore und Metastasen sind Trichomonaden-Kolonien, die der Körper versucht einzukapseln. Selbst unter den besten Mikroskopen erkennt man bei Krebs lediglich unregelmäßiges Gewebe, was man bis heute für entartete Zellen hält. Von Trichomonaden zerfressenes Gewebe ist ebenfalls unregelmäßig. Man müsste nur genauer hinschauen.

Tamara Lebedewa hat genau dies getan und unwiderlegbar dokumentiert. Damit war der Durchbruch zur weltweiten und einfachen Krebsheilung frei. Eigentlich! Doch wir ahnen es schon:

Keine Gesundheitsbehörde, keine Universität und kein namhafter Arzt interessieren sich dafür. Der Kuchen ist längst verteilt. Was nützen eindeutige Beweise, wenn sie keiner sehen will?

Ignoranz, die Abertausenden Qual und Tod bringt, der weißen Gilde aber viele Milliarden.

So hat Tamara Lebedewa mit befreundeten Ärzten notgedrungen unter der Decke tausende Krebs- und andere Patienten geheilt, denn auch Diabetes und viele weitere der sogenannten „unheilbaren“ Krankheiten haben die gleiche Ursache.

Sie ist inzwischen weit über 70 Jahre alt und bei bester Gesundheit. Weltweit trat sie im Fernsehen und zu Vorträgen auf, auch in Deutschland.

Im Internet ist über Tamara Lebedewa in letzter Zeit immer mehr zu finden. Von ihren Büchern sind einige bereits in deutscher Sprache erschienen und es kommen immer weitere hinzu. Das Werk „Krebserreger entdeckt“ [41] war lange vom Markt verschwunden. Hatte hier etwa jemand interveniert?

Krebserreger sind also Parasiten! Ist uns tatsächlich bewusst, was das bedeutet?

Damit führt Tamara Lebedewa die Jahrzehnte langen Ansichten der weltweiten Schulmedizin ad absurdum!

Die Bedeutung ihrer Arbeit stellt die Entdeckung des Penicillins 1928 durch Alexander Fleming, die eine neue Epoche in der Medizin einleitete (eine katastrophale, wie wir heute wissen), weit in den Schatten. Aber sie wird ignoriert, weil keine Milliarden daran zu verdienen sind.

Also merken wir uns:

- ✓ Es gibt in der Natur keine entarteten Zellen.
- ✓ Ursache von Krebs sind Parasiten.
- ✓ Diese Parasiten bilden Kolonien im Körper (Tumore und Metastasen).
- ✓ Diese Parasiten heißen Trichomonaden.
- ✓ Jeder Mensch beherbergt diese Trichomonaden im Gleichgewicht mit dem Immunsystem.
- ✓ Unsere moderne Lebensweise schafft ideale Bedingungen für die explosionsartige Vermehrung dieser Trichomonaden.
- ✓ Deshalb gibt es, verbunden mit dem falschen Heilungsansatz der Ärzte, eine rapide Zunahme an Krebserkrankungen.
- ✓ Trichomonaden sind hartnäckig, aber durch biologisch optimale Ernährung und weitere Maßnahmen zurückzudrängen und draußen zu halten.
- ✓ Krebs ist mit einfachen Mitteln besiegbar.

Auch wenn wir es erst einmal nicht glauben können: Darüber nachdenken werden wir schon, oder?

So, nun sind wir Insider! Und nun?

Darüber reden können wir nicht, denn dann ernten wir Unverständnis, Gespött und Hohn, werden für verrückt gehalten und beschimpft, wie ich es selbst oft erlebe.

Einem Schulmediziner können wir mit diesen Fakten erst recht nicht kommen. Der lacht uns nur aus, schwört auf seine Standards und beruft sich auf die Leitlinien der Lobbyisten.

Erst wenn wir durch die Verinnerlichung und Ausgestaltung der folgenden Hinweise immer gesunder, schöner und biologisch optimaler in Erscheinung treten, sind wir die zuletzt Lachenden.

7.2. Das neue Verständnis: Warum bricht der Krebs aus?

Es ist ganz einfach: Wir werden krank, weil wir von Parasiten, den von Tamara Lebedewa als Erreger entdeckten Trichomonaden, zerfressen werden.

Praktisch jeder Mensch trägt Unmengen dieser Trichomonaden in sich, allerdings im Gleichgewicht mit dem Immunsystem. Nur bei Störungen dieses Gleichgewichts gewinnen die Trichomonaden die Oberhand. Sie bilden an den schwächsten Stellen Kolonien und vermehren sich weiter, bis eine kritische Grenze erreicht ist und der Krebs ausbricht.

Konventionelle Behandlungen wie Operation, Chemotherapie und Bestrahlung können also mit dem Glück behaftet sein, so viele Trichomonaden beseitigt zu haben, dass das Immunsystem wieder erfolgreich arbeitet - oder eben nicht.

Nicht nur alle Krebse, sondern auch sehr viele innere Krankheiten gehen auf diese Trichomonaden zurück. Tamara Lebedewa nennt außer allen Krebsarten die wichtigsten: Impotenz und Zeugungsunfähigkeit, Trichomoniasis, Prostatitis, Diabetes, Multiple Sklerose, Rheuma-Arthritis-Arthrose, Schuppenflechte, dazu Karies, Parodontose und viele andere.

Auch die viel zitierten Altersbeschwerden sind letztendlich nichts anderes als Trichomonadenfraß. Rollatoren und künstliche Gelenke wären überhaupt nicht nötig und die Menschen würden wieder auf natürliche Art an Altersschwäche sterben.

Trichomonaden sind noch auf eine weitere Weise besonders gefährlich: Sie sind über die Schleimhäute übertragbar. Das bedeutet auch: ***Krebs ist ansteckend!***

Zu den unter Ziffer 3. ausführlich dargelegten Ursachen von Krebs, die durch diese neue Erkenntnis der Krebsursache genauso bestehen bleiben, kommt also nun die Ansteckungsgefahr hinzu. Und zwar nicht nur für den Krebs, sondern auch noch für diverse weitere schwere Krankheiten.

Unter diesem Gesichtspunkt kann die Ursache von Prostatakrebs auch eine Übertragung sein.

Wenn die Partnerin von Weißfluss (spezieller Ausfluss mit Brennen und Juckreiz) befallen ist, kann die Ursache neben Pilzen wie Candida albicans auch Trichomonadenbefall sein. Somit besteht bei ungeschütztem Geschlechtsverkehr die Möglichkeit, dass die Trichomonaden der Scheide über die Harnröhre des Mannes bis in die Prostata eindringen können.

Übertragungen durch Handschlag können wir wohl ausschließen, obwohl von Tamara Lebedewa bekannt ist, dass sie jeden Körperkontakt, einschließlich Handschlag, vermeidet.

Generell gehen wir aber weiterhin von im Organismus bereits vorhandenen Trichomonaden aus, die sich aus den unter Ziffer 3. genannten Gründen plötzlich stark vermehren und Kolonien bilden.

Aber warum brechen dann diese furchtbaren trichomonadenbedingten Krankheiten nicht bei allen Menschen aus?

Nun, als Baby mit frisch gemischten Erbfaktoren von Vater und Mutter sind wir erst einmal frei von allen Parasiten, weil die Babywelt für diese erst einmal völlig fremd ist. Dies ist wahrscheinlich sogar der Grund dafür, dass sich die zweigeschlechtliche Vermehrung in der Natur für die Sicherung des Überlebens durchgesetzt hat.

Durch Ansteckung erhält das Baby seine eigenen Trichomonaden, die dann lebenslang in ihrem neuen Wirt Unterkunft und Verpflegung finden. Ob diese Trichomonaden in dem neuen Menschen nun kleine oder größere Schäden anrichten ist vom Immunsystem und somit von der richtigen Ernährung und unzähligen weiteren Zufällen abhängig. Chemische Medikamente werden den Körper jedenfalls nicht besser machen.

Also entscheidet die Gesundheit des Individuums bzw. sein Immunsystem darüber, ob die kritische Masse der Trichomonaden überwiegt und der Krebs ausbricht.

„Unsinn!", werden jetzt die Ärzte einwerfen, „Wenn Trichomonaden die Ursache für das ganze Elend wären, dann würden wir sie sofort erkennen und nachweisen."

Nein, denn gerade die zig verschiedenen Erscheinungsbilder und das Tarngeschick der Trichomonaden, beispielsweise als rotes Blutkörperchen, um nicht entdeckt zu werden, hat ja die Lebedewa herausgefunden!

Eine ausgeklügelte Pleomorphie ist nämlich die bösartige Eigenschaft der Trichomonaden, also die Fähigkeit, wie ein Chamäleon das Erscheinungsbild zu wechseln. Dazu auch noch mit einer Mimikry, der Fähigkeit, das Erscheinungsbild anderer Mikroben anzunehmen.

Warum aber die sprunghafte Vermehrung der im Körper vorhandenen Trichomonaden bei immer mehr Menschen in immer früherem Lebensalter?

Schuld daran trägt, neben den letztendlich giftigen Zusatzstoffen in der Industrienahrung, der Zucker. Er ist das Massengift des 20. und 21. Jahrhunderts. Die Trichomonaden leben vom Zucker und er ist zudem der Hauptgrund für eine Übersäuerung des Körpers. Ein übersäuerter Körper bietet die optimalen Lebensbedingungen für Trichomonaden und Pilze. In diesem Sinne ist die Körper- und Organdemontage durch die Trichomonaden ein „Säurefraß".

Wird die Zufuhr von Zucker drastisch reduziert, erreicht unser Körper wieder ein basisches Milieu und das Immunsystem kann die Trichomonaden-Kolonien einkapseln und abbauen.

"Ein basischer Körper kennt keine Krankheiten, nicht einmal Krebs!" - Prof. Dr. Otto Heinrich Warburg, Spitzenforscher am Kaiser-Wilhelm-Institut und Nobelpreisträger 1931.

Bekanntlich braucht unser Körper jedoch Zucker für die Gehirn- und Muskeltätigkeit. Worin liegt also die Lösung des Krebs-Problems?

Noch nie ist jemand schlauer als die Natur gewesen, bzw. wird je einer schlauer als die Natur sein.

Den Zucker, und zwar nur den, den wir unbedingt benötigen, produziert unser Körper nämlich selbst aus gesunder Kost, auf die ich noch zu sprechen komme. Dazu wird in der Leber eine Notfallration auf Halde gelegt, um für bedrohliche, schnelle Reaktionen eine Reserve zu haben.

Aus alldem folgt unsere

Heilungsbedingung Nr. 1: Direkter Zuckerverzicht

Weitere Gründe für eine Übersäuerung sind Aufregung und Dauerstress. Diese Erscheinung können auch alle Diabetiker bestätigen: Bei

Aufregung springen die Messergebnisse steil in die Höhe, viel stärker als bei einer Ernährungssünde.

Daher ist es nun an der Zeit, einmal über Stress genauer nachzudenken, denn in unserer Entstehungsgeschichte war der Stress die wichtigste Überlebensstrategie der Natur.

Normalerweise steuert unser Zentralnervensystem mit dem Parasympathikus alle unsere Körper- und Organfunktionen. Auf ein Gefahrensignal hin übernimmt der Sympathikus die Steuerung, setzt über die Hauptdrüsen eine Hormonkaskade und vor allem Glukose frei und leitet alle Energie in Aufmerksamkeit, Reaktionsvermögen und Körperkraft. Die inneren Organe, außer das Herz, werden zu Gunsten der Kampf- oder Fluchtbereitschaft quasi von der Versorgung abgeschaltet. Auch das Immunsystem.

Das ist durchaus sinnvoll, denn ein getöteter oder gefressener Körper braucht keine gut funktionierenden Organe mehr.

Dummerweise wirken die Stressfaktoren heute noch genauso und interpretieren fast alle üblichen Alltagserscheinungen als bedrohlich. Wenn z.B. heutzutage der Chef anruft, dann ist das für uns in etwa das Gleiche wie früher für den Urmenschen die Begegnung mit einem Raubtier. Die tausend permanenten Ängste in unserem Alltag wirken immer Stress auslösend. Mit wenigen Ausnahmen ist eigentlich jeder Mensch heute ständig im Stress, der Wurzel allen gesundheitlichen Übels.

Das ist aber noch lange nicht alles. Gegen situativen Stress gibt es zwar Erholungsphasen und den Urlaub, aber dazu kommt noch der physiologische Grundstress, der sich mit pathologischen Traumata seit unserer Kindheit fest in unser Unterbewusstsein eingebrannt hat, und der damit durch tief eingeprägte falsche Glaubenssätze unbewusst unser Verhalten steuert. Hier ein Beispiel:

Laufen wir über eine Planke auf dem Erdboden - kein Problem. Laufen wir über dieselbe Planke über eine tiefe Schlucht - auch kein Problem?

Doch, denn da werden wir durch unsere Angst vor dem Absturz mächtig Stress aufbauen. Wir vertrauen unseren eigenen Sinnen und unserem Körper nicht mehr, weil das unseren Müttern viel zu gefährlich war: „Da fällst du runter, dann bist du tot." Ein Glaubenssatz, der immer dann, wenn wir in die Tiefe schauen, zu heftigen Angst und Stressreaktionen führt.

Sollten wir aber lebensbedrohlich verfolgt werden, dann sind wir schneller auf der anderen Seite als wir ahnen. Die Todesangst und der damit verbundene Stress sind stärker als die Höhenangst.

Den pathologischen Grundstress allerdings können wir (fast) nicht auflösen. Dagegen gibt es gegenwärtig nur eine einzige, kürzlich entdeckte Methode [76] oder - für Gläubige - das Beten.

Was ist nun die Folge dieses heutigen Dauerstresses?

Der Dauerstress bewirkt die permanente Unterversorgung unseres Immunsystems und der inneren Organe, weil wir immer angespannt sind. Hinzu kommt der schädliche Glukoseüberschuss. An den schwächsten Stellen - das sind beim Mann nun einmal die Prostata und bei der Frau die Brust und die Gebärmutter - wird es dann zu Symptomen kommen.

Unser Immunsystem ist unsere von Natur aus unglaublich starke Selbstheilungskraft, die wir nur zu befreien brauchen, um sofort zu gesunden. Nur deshalb, weil wir die Natur noch nicht vollständig kennen, trauen wir ihr nicht, sondern glauben lieber an den Götzen „ärztliche Heilung".

Die großen Epidemien der Vergangenheit waren nur möglich, weil die Menschen dieser Zeiten unter erbärmlichen Lebensumständen immer unter maximalem Überlebensstress standen.

Heute sind wir satt und wägen uns (noch?) in den besten Lebensumständen aller Zeiten. Dann müssten wir aber auch vor Gesundheit nur so strotzen! Irgendetwas stimmt nicht im System.

Viele Krankheiten haben also, wegen des Zuckerüberschusses und der permanenten Durchblutungs-Unterversorgung, als Ursache den Stress. Selbst Unfälle sind fast immer auf Stress zurückzuführen, weil unsere Konzentration einen Moment lang gestört war.

Hieraus folgt unsere

Heilungsbedingung Nr. 2: Indirekte Zuckerproduktion senken - Stressvermeidung

Weiterhin sind der Zahnarzt Dr. Johann Georg Schnitzer und der Medizinprofessor Lothar Wendt die geistigen Väter der Entdeckung der Schädlichkeit eines permanenten Eiweißüberschusses in unserer täglichen Ernährung. Es kommt zu den sogenannten Eiweißspeicherkrankheiten.

Wie ist das zu verstehen?

In unseren Genen ist die mögliche Speicherung von Fett recht ausgeprägt, da es bei unseren frühen Vorfahren offensichtlich viele Perioden des Überflusses gegeben haben muss, worauf Hungerperioden folgten und das gespeicherte Fett ein Überleben ermöglichte. In der Tierwelt ist dies nicht anders.

Der massenhafte Konsum von Zucker jedoch hat sich erst in der Neuzeit in unsere Ernährung eingeschlichen und unser Körper ist genetisch noch lange nicht daran angepasst. Der vielfache Zuckerüberschuss kann nur in der Leber zwischengespeichert und mit Insulin aus der Bauchspeicheldrüse abgebaut werden.

Irgendwann kollabiert dann dieses erstaunlich leistungsfähige System und wir sind Diabetiker, mit unsäglichen Folgen und vielen weiteren Erkrankungen und Einschränkungen.

Eiweiß hingegen kann unser Körper überhaupt nicht speichern sondern nur ablagern. Es gibt nämlich keinen Eiweißspeicher, weil der bei unseren Vorfahren eben nicht gebraucht wurde. Ein Eiweißüberschuss mit seinen Ablagerungen wurde in der nächsten Hungerperiode wieder abgebaut, meist innerhalb eines Jahreszyklus.

Abgelagert wird das Eiweiß auch in den feinsten Gefäßen, den Kapillaren, die schlimmstenfalls irgendwann verstopfen, weil wir den erheblichen Eiweißüberschuss über Jahre und Jahrzehnte nicht abbauen.

Diese Versottung durch viel zu viel Eiweiß in unserer Kost ist somit die Ursache für die weit verbreitete Arteriosklerose, die Verstopfung der kleinen Gefäße, die wiederum zu Krebs, Diabetes, Herzinfarkt, Schlaganfall und weiteren schlimmen Erkrankungen führen.

Somit ergibt sich für uns die

Heilungsbedingung Nr. 3: Eiweißreduzierung

Warum sagen uns die Ärzte das nicht und warum handeln sie nicht danach?

Es ist so zynisch wie simpel: Ärzte, Heilpraktiker, Apotheker, Krankenhäuser, Krankenhausbauer, Krankenkassen, medizinische Apparatebauer, medizinische Transportlogistiker, Krankentransporteure, Rettungsdienste, Pflegeheime, Pharmakonzerne, Professoren, Gesundheitsexperten, Pharma-Lobbyisten, Kurkliniken, Physiologische Praxen, Psychologische Praxen, medizinische Labore, medizinische Fakultäten, medizinpolitische Experten, medizinische Verlage, medizinische Zeitschriften usw. und ihre Angestellten leben und verdienen daran - und das nicht zu wenig.

In den letzten 100 Jahren hat sich das medizinische Kartell immer weiter verfeinert und verteuert zu Lasten der Beitrags- und Steuerzahler und zu Lasten deren Gesundheit. Und keine Macht der Welt kann dieses zynische System auflösen, nicht einmal die UNO. Und sogar Autoren wie ich, die darüber aufklären wollen, haben dadurch ein kleines Zubrot.

Wir haben nun die „Heiligen drei Gründe“ für den Krebs und die vielen Zivilisationskrankheiten gefunden. Und wieder sind wir zu Insidern geworden und niemand wird uns glauben.

7.3. Der Heilungsfahrplan

Unser ***Ziel*** ist die Erreichung einer robusten Gesundheit!

Unser ***Weg*** ist die Befreiung unseres Körpers von Parasiten!

Unsere ***Methode*** ist die Ausleitung von Ernährungsgiften und Stoffen, die langjährig unsere Parasiten gezüchtet und unsere natürlichen Heilkräfte unterdrückt haben.

Unsere Heilungsstrategie besteht also darin, den Körper vorwiegend in ein basisches Milieu zu überführen, weil Parasiten nur in einem sauren Milieu überleben können.

Das erreichen wir kurzfristig durch eine vernünftige, vorübergehend zuckerfreie Ernährung.

Sind wir bereit diesen Schritt zu gehen?

Ein Umbruch in unserer Ernährungsweise ist auch ein erheblicher Einschnitt in unser liebgewonnenes Leben.

Es bedarf schon eines hohen Maßes an ***Motivation***, diese Ernährungsweise für eine gewisse Zeit durchzuhalten. Die Befreiung von Krebs ist allerdings ein mächtiges Motiv.

Leider sagte mir eine gute Bekannte nach Ihrer zweiten Chemotherapie: „Nee, auf meinen Kaffee und mein Stück Kuchen will ich am Nachmittag nicht verzichten, auch nicht vorrübergehend.“ Nun, die nächste Chemo wartet bereits...

Wie können wir uns nun aber für einen solchen Schritt motivieren?

Der Motivationsforscher Émile Coué sagte als Quintessenz seines Wissens sinngemäß: *„Vergessen Sie den Willen. Der taugt nur kurz zur Motivation. Die Vorstellungskraft ist 500 Mal stärker.“*

Indem ich mir nun vorstelle, wie ich von meinem bedrückenden Krankenstadium zum wieder lebensfrohen, leistungsfähigen, gesunden und gut aussehenden Individuum mutiere, verfüge ich schon über eine gewaltige Kraft, diese Möglichkeit der Heilung zu nutzen.

Aber gehen wir nun systematisch vor und schauen uns an, was wir an Möglichkeiten für eine natürliche Heilung haben.

Wir vermeiden konsequent allen ***Industriezucker***, sowie Lebensmittel und Getränke, die Industriezucker enthalten.

Erst kürzlich strahlte das Fernsehen eine Verbraucherschutz-Sendung aus, die den Ernst des versteckten Zuckers in industrieller Nahrung und in Getränken zum Ausdruck brachte. In der Kennzeichnung tauchten über 70 (!) Bezeichnungen auf, die mit Zucker und Glukose in Verbindung stehen.

Selbst bei bewusster Zuckervermeidung nehmen wir im Schnitt so täglich das Äquivalent einer 16 cm hohen Zuckerwürfel-Pyramide auf. Da müssen wir uns folglich über die Zuwachszahlen bei Krebs und Diabetes nicht wundern.

Was tun wir also nun konkret, um uns krebsheilend zu ernähren?

Zur Vorbereitung machen wir erst einmal den Darm frei.

Dazu können wir zwei Tage lang fasten oder zweimal, im Abstand von vier Stunden, einen Löffel Rizinusöl zu uns nehmen. Eine Toilette sollte in letzterem Fall besser in der Nähe sein.

Für mindestens drei, besser fünf Wochen beginnen wir den Morgen nun mit einem halben Glas Natron-Wasser (½ Teelöffel Kaisernatron plus ¼ Teelöffel Himalaja-Salz). Das hat den Sinn, den Prozess des basisch Werdens durch die zuckerfreie Kost ganz erheblich zu unterstützen.

Als nächstes nehmen wir einen Esslöffel gutes Leinöl zu uns, womit wir vor dem Hinunterschlucken noch die Zähne spülen (zwitscheln).

Die Zusammensetzung des Leinöls ist wiederum für eine optimale Energieversorgung jede einzelne Körperzelle wichtig.

Zum Frühstück gibt es Rohkost in Form eines leckeren Salates.

Ich selbst bevorzuge als Grundlage einen griechischen Hirtensalat aus Gurke, Tomate, Zwiebeln und Paprika. Für weitere Zutaten steht uns das ganze Sortiment an rohem Gemüse zur Verfügung.

Sechs Kerne der bitteren Aprikosen, Walnüsse, Peperoni, Sonnenblumenkerne, Chiasamen usw. schmecken lecker und verfeinern das Mahl.

Den Salat mit Salz und Pfeffer, Essig (z.B. Balsamico) und Öl (z.B. Olivenöl) gewürzt, beschert uns einen leckeren Start in den Tag. Wer Anfangs noch nicht satt wird, kann das Ganze mit Mozzarella oder Fetakäse noch erweitern.

Ein- bis zweimal in der Woche kann Kochschinken, Lachsschinken oder Hähnchenfleisch und ein gekochtes Ei das Essen ergänzen, damit das Vitamin A nicht ausgeht.

Zu Mittag, wer das braucht, und zum Abend jeweils das Gleiche in eventuell anderer Variation, beispielsweise gedünstet.

Zwei Stunden nach dem Abendessen oder vor dem Schlafen gehen wieder Natron wie zum Frühstück.

Als Getränk ist Leitungswasser angesagt oder, gut für die Prostata, Weidenröschentee.

Die Zeit der rigorosen Ernährung ohne Zucker und ohne Kohlehydrate ist abhängig von der Schwere der Krankheit. Bei einem kleinen Knötchen in der Prostata mögen drei Wochen reichen, beim Vorhandensein von Metastasen kann es schon länger dauern. Die ärztlichen Untersuchungen bestätigen uns, wann der Krebs verschwunden ist.

Man kann sich anschließend wieder nach seinen Bedürfnissen ernähren, wobei der vorwiegende Zuckerverzicht eingehalten werden sollte.

Die Natur hat nun den Grundstein für unsere dauerhafte Gesundheit gelegt. Eine halb- oder jährliche Wiederholung der rigorosen Kost wird uns natürlich sehr guttun.

Mein persönlicher Erfolg der zeitweiligen zuckerfreien Ernährung mit zwei Mahlzeiten am Tag:

- ✓ Ich bin munterer und sehne mich nicht mehr nach einem Mittagsschläfchen.
- ✓ Ich bekam immer erst gegen 16:00 Uhr Hunger.
- ✓ Meine Verdauung besserte sich schlagartig vom ersten Tag an (bisher seit Jahren Aufstoßen, Sodbrennen und schwere Verdauung).
- ✓ Mein Langzeit-Diabeteswert HbA1c ging von 9,0 auf 7,1 zurück und entspricht nun fast meinem altersgerechten Normwert.
- ✓ Mein immer leichter Grind auf der Kopfhaut verschwand.
- ✓ Meine permanente Hautentzündung im Schritt verschwand.
- ✓ Meine Knieschmerzen verschwanden, ich kann wieder wie ein Reh die Treppen herunter springen, mit 72 Jahren und nunmehr nur noch 80 kg Gewicht.
- ✓ Mein Wasser in den Beinen, von dem ich keine Ahnung hatte, ist ebenfalls verschwunden. Die Sockengummis verursachen nun keine Eindrücke mehr.
- ✓ Mein permanenter Fußpilz ist verschwunden.
- ✓ Mein Blutdruck hat sich stabilisiert, wobei mein Ruhepuls mit 90 Schlägen wohl noch etwas erhöht ist.
- ✓ Meine Fingernägel sind auf der Oberfläche wieder glatt und brechen nicht mehr ab.
- ✓ Meine Hämorrhoiden waren schon nach einer Woche verschwunden.

Dazu fühle ich mich wesentlich leichter und besser. Ich kann wieder stundenlang ohne Beschwerden laufen, weil ich keine „schweren Beine“ mehr habe.

Nur gefroren habe ich jämmerlich, bei Tag und bei Nacht. Das Gewicht geht auch rapide nach unten. Es kann sogar kurzzeitig zu niedrig sein, bevor es sich in normaler Höhe wieder einpendelt.

Dass sich erste spürbare Erfolge schon in der ersten Woche einstellen, hat mich ziemlich überrascht. Um den Krebs loszuwerden, müssen wir allerdings länger durchhalten. Nach drei Wochen können wir uns aber jeweils am Wochenende ruhig eine Tasse Kaffee, ein Wurstbrötchen und auch einmal ein Ei gönnen, wenn uns das dann noch schmeckt.

Bekannte haben oft zu mir gesagt: „Das hältst du nicht durch, du isst doch heimlich.“ Nee, denn dann würde ich mich ja selbst belügen.

Bei der nächsten Untersuchung nach einer solchen Nahrungsumstellung, wird sich der Arzt erstaunt die Augen reiben und von einem Wunder sprechen, denn die Krebs-Echos auf den Bildern sind wesentlich kleiner geworden. Um Ärger auszuweichen behalten wir die Methode natürlich für uns.

Inzwischen ernähre ich mich wieder weitgehend „normal“, allerdings unter Vermeidung von Zucker und Industrieprodukten, dafür Kost vom Bauernhof pur. Unser Mittagessen empfinden meine Frau und ich auch weiterhin als überflüssig.

Periodische Ernährungsumstellungen, immer dann, wenn unser Körper schmerzhafte oder unangenehme Symptome wie beispielsweise Knieschmerzen zeigt, oder ernsthafte Krankheiten wie Krebs oder Diabetes diagnostiziert wurden, sind auch aus meiner eigenen Erfahrung heraus viel wirksamer als eine Dauerumstellung der Kost. Das hängt wohl mit unserem genetischen Ur-Erbe zusammen, denn unsere frühen Vorfahren hatten nur periodisch Fleisch verfügbar.

Wie ich zuvor ausgeführt habe, ist die zweite Voraussetzung der Heilung das Vermeiden von indirekter Zuckerausschüttung aus der Leber durch ***Stress***.

Die Frage ist: Wie können wir Stress vermeiden oder wenigstens verringern?

Letztlich hilft nur ***Gelassenheit***. Doch wie können wir die erreichen?

Im Berufsleben ist das nicht so einfach. Ich selbst habe im Alter von 57 Jahren, wegen dem Krebs, meine bisherige, sehr stressige, berufliche Laufbahn beendet und bin durch diese Umstände Autor geworden. Ohne große Ersparnisse und nach Ablehnung der Erwerbsunfähigkeitsrente war das schon ein erheblicher Einschnitt in meinen Lebensstandard. Aber es ging, mit Hilfe meiner Frau. Und der Berufsstress fiel allmählich von mir ab.

Nun sind wir Zeitgenossen schon ziemlich lange keine Affen mehr, doch hat sich bei denen die beste natürliche Methode der Stressbewältigung erhalten: Kuscheln und Sex.

Der Aufenthalt im Wald oder Garten ist ebenfalls eine hervorragende Möglichkeit, Stress abzubauen und innere Ruhe zu finden. Das ist nicht so dahin gesagt, sondern wissenschaftlich belegt. Jedenfalls für die deutschstämmige Bevölkerung mit ihren waldgeprägten germanischen Wurzeln und ihrer genetischen Konditionierung.

Fazit:

Das Vermeiden von Zucker in der Nahrung und von indirekter Zuckerausschüttung aus der Leber durch Stress ermöglicht unserem Körper eine schnelle Rückkehr zu einem basischen Milieu. Dies bewirkt die Ausrottung der Parasiten als Ursache von Krebs und die Heilung fast aller Krankheiten.

Bleibt noch die Vermeidung der Eiweißablagerungen, denn wir essen wohl 10- bis 20-mal mehr Eiweiß als für uns langfristig gut wäre.

Eine zeitweilige Ernährungsweise wie oben beschrieben (Dr. Johann Georg Schnitzer bezeichnet sie als „modifizierte Urkost“, wobei er die Körner- und Keimling-Ernährung bevorzugt [77]) wird dem Ziel Reduzierung der Eiweißaufnahme auf alle Fälle gerecht.

Butter, Sahne, Milch, Eier, Fleisch, Wurst usw. sind Eiweißlieferanten, die längere Zeit sehr sparsam aufgenommen werden sollten. Zusätzliche Maßnahmen sind nicht erforderlich.

Diese Methode wurde in ähnlicher Form von dem berühmten Arzt ***Dr. Max Gerson*** angewandt, der auf empirischem Wege im Selbstversuch zu dieser Art der Heilung kam.

„Krebs ist keine lokale, sondern eine allgemeine Krankheit, deren Ursache vor allem Nahrungsmittel sind, die durch moderne Anbaumethoden und die Nahrungsmittelindustrie vergiftet wurden.“ - Dr. Max Gerson

Angetrieben durch eigenes Leiden entwickelte der Arzt ein Heilungsverfahren, das komplett auf Ernährung setzt und damit auf die Selbstheilungskräfte des Körpers. In über 1.500 Krankheitsakten wurden die beeindruckenden Heilerfolge von Dr. Gerson dokumentiert.

Seine Tochter Charlotte Gerson bewahrte das wertvolle Wissen ihres Vaters und führt sein Werk mit Hilfe der von ihr gegründeten Gerson-Institute weiter. Aus der ganzen Welt kommen Menschen in die Gerson-Kliniken nach Mexiko und Ungarn, um sich von ihren schweren Krankheiten zu heilen. Es gibt viele Bücher über seine Heilweise.

Max Gerson hätte mit dem Wissen von Tamara Lebedewa über die Trichomonaden-Ursache noch wesentlich schneller und effektiver heilen können, nämlich so, wie ich es beschreibe (seine Patienten mussten sich seiner Ernährungstherapie für mindestens zwei Jahre unterziehen).

Ebenso zu betrachten, wissenschaftlich abgesichert und tausendfach bewährt ist die Öl-Eiweiß-Kost nach ***Dr. Johanna Budwig***. Ihre Bücher sind weltweit bekannt. Auch sie wird in den Medien oft lächerlich gemacht oder „widerlegt“. Davon lassen wir uns aber nicht verwirren. Immerhin hat Sie tausende Patienten vom Krebs geheilt und den Trichomonaden den Nährboden entzogen, ohne etwas von ihnen zu wissen.

Auch ***Rudolf Breuß***, ursprünglich ein Elektriker, heilte sehr viele Menschen von Krebs und anderen inneren Krankheiten.

Breuß war davon überzeugt, dass Krebszellen ausschließlich feste Nahrung benötigen und demzufolge der Verzicht auf feste Nahrung Krebs heilen könne.

Er wusste noch nichts von Tamara Lebedewas Erkenntnis, dass es der Zucker ist, der den Krebs auslöst und wachsen lässt. Durch das Fasten wird dem Körper auch kein Zucker mehr zugeführt und die Erfolge sind die gleichen. Er hatte also empirisch den gleichen Heilungsansatz, nämlich Zuckerentzug und einen Riesenerfolg damit.

8. Selbstheilungskräfte

Versuchen wir uns dem Thema über den bekannten Placebo-Effekt zu nähern. Zur Erinnerung: Ein Placebo ist ein Scheinmedikament, das keinerlei Wirkstoffe enthält oder ein wirkungsloses Scheinverfahren.

Verabreicht eine geachtete Medizinerpersönlichkeit ein Fläschchen Wasser mit der Bemerkung: „Das ist die teuerste und beste Medizin, die wir im Moment haben. In spätestens sieben Tagen sollten Sie wieder gesund sein“, dann sind wir in sieben Tagen gesund, selbst wenn wir Krebs im letzten Stadium hätten.

Wenn wir Arthritis in den Knien haben und wir eine Scheinoperation mit aufgeritzter Haut als Operationsnarben erhalten, so sind unsere Schmerzen schlagartig verschwunden.

Oder (was es tatsächlich gegeben hat) wir entführen Jemanden und sagen ihm bei verbundenen Augen, dass wir ihn jetzt mit einer brennenden Zigarette foltern, drücken ihm aber nur kalte Kippen auf die Haut, dann hat er garantiert an diesen Stellen Brandwunden.

All das ist in Deutschland verboten. Selbst dem Teilnehmer an Studien muss gesagt werden, dass er zu 50% ein Scheinmedikament erhalten kann. Damit ist der Placebo-Effekt natürlich verschwunden, die Studie umsonst und die Pharmaindustrie hat wieder einmal Recht: „Placebo ist wirkungslos“.

Wichtig dabei ist mir hier nur, dass es diesen Effekt anerkannterweise gibt, und dass er bisher von der Schulmedizin nicht erklärbar ist.

Was passiert denn da? Was für übernatürliche Kräfte wirken da? Oder sind diese Kräfte gar nicht übernatürlich?

Es könnte ja sein, dass diese Kräfte das Natürlichste der Welt sind. Nur, wir kennen diese Kräfte noch nicht oder nicht mehr und sollen sie auch möglichst gar nicht erst kennen lernen.

Neben der westlichen Schulmedizin gibt es noch hunderte weitere Medizinsysteme, an deren Folgen nicht 40.000 Menschen - wie allein in deutschen Krankenhäusern jährlich (MMNews vom DGKH am 27.02.2014) - sterben sondern geheilt werden. Ich schaue da besonders nach den ländlichen Gebieten in Asien und Südamerika.

Es gibt also Kräfte in jedem von uns, die in der Lage sind, auch die schwersten Krankheiten zu heilen. Aber wo sitzen diese Kräfte und wie machen wir sie für uns zugänglich?

Diese Kräfte sind unser Immunsystem. Sie sitzen im gesamten Körper, vorwiegend im Darm und im Blut. Und wir brauchen sie auch nicht zugänglich zu machen, denn sie sind bereits da, schon immer. Wir müssen sie nur lassen und genau das ist uns gründlich „verlernt" worden.

Das ***Rezept*** dazu: Echte innere Gelassenheit, zeitweilige Urkost-Ernährung wie unter Ziffer 7. beschrieben und Verzicht auf Genussmittel und alle nichtbiologischen Medikamente.

Ich selbst hätte wegen so ungefähr 20 Krankheiten täglich zum Arzt rennen können. Ich hatte Magenprobleme ohne Befund, Knieschmerzen, Rheuma, Iritis, Diabetes, Tinnitus, Knickfüße, Migräne, Lendenwirbel- Brustwirbel- Halswirbelprobleme, Herzrasen, Tachykardie, Antriebsschwäche und viele weitere Problemchen. Ein Jahr nach meiner Prostata-Operation hatte ich die Nase voll und bin, zunächst aus Frust, zu keinem Arzt mehr zur Behandlung gegangen. Erst nach und nach lernte ich mit den ganzen Beschwerden umzugehen. Und ich lerne jeden Tag dazu. Bisher habe ich mich ausnahmslos gut selbst heilen können und bin nun bei bester Gesundheit.

8.1. Heilung über die Seele

Wir Menschen definieren uns als Einheit von Körper Geist und Seele, wobei für den Geist unser Bewusstsein angesehen wird und für die Seele unser Unterbewusstsein.

Wenn die Seele krank machen kann, muss sie auch gesund machen können. So der Ansatz einiger vorsichtiger Stimmen aus verschiedenen Fachrichtungen der Medizin.

Vermutet wurde dieser Zusammenhang schon lange, ist er doch schon aus der Historie hervorgegangen. Erst die Schulmedizin in Europa hat diese Tatsache als „nicht wissenschaftlich" Jahrhunderte lang unterdrückt und den Menschen als Summe seiner Organe betrachtet. Ein Absurdum fanatischen Wissenschaftsglaubens.

Weil bei einer Autopsie nie eine Seele gefunden wurde, kann sie für die Schulmediziner auch nicht existieren.

Inzwischen sind es nicht nur die Psychologen, die in der Seele überhaupt die Entstehung der Krankheiten sehen. Ist die Seele gequält, so ist das jedem Menschen sofort körperlich anzusehen. Es wäre grotesk, wenn das nicht auch innerlich schädliche Wirkungen hervorrufen würde.

Heilung über die Seele hat nichts mit Geistheilung zu tun. Es geht einfach um die Befreiung der Seele von offensichtlichen oder verborgenen Problemen, letztendlich Ängsten, und die Wiederherstellung der inneren Harmonie.

Gerade Menschen mit seelischen Dauerkonflikten, zum Beispiel durch eine schlechte Kindheit, negative Schlüsselerlebnisse, falsche Partnerschaften oder ausgeprägte Existenzangst sollten sich dieser Seite der Heilung öffnen und zuwenden. Professionelle Hilfe, populär verständliche Fachliteratur und das Internet liefern uns Betroffenen die ersten Hinweise zum Einstieg in diese Thematik.

Mittels Übungen und Techniken der Autosuggestion lernen wir, unsere Körperfunktionen zu verstehen und zu beeinflussen. Autogenes Training, Yoga und Visualisierung sind kein Mummenschanz, sondern eine Anregung an tief in uns heilsam wirkende Durchblutungs- und Immunisierungsfaktoren.

Auch viele andere Methoden, Verfahren und Techniken haben sich hier bewährt. Man sollte aber sehr sorgfältig prüfen, ob sie möglichst ganzheitlich wirken, und ob sie seriös sind. Leider hat das Mystische immer eine höhere Anziehungskraft als das Seriöse, womit uns manche Scharlatane nur abzocken.

Unter all den Verfahren möchte ich besonders auf die Visualisierung hinweisen. In diesem Fall ist die Vorstellungskraft gemeint, die es uns ermöglicht, Körperfunktionen zu beeinflussen. Bekannt aus dem Autogenen Training (Bereits 1928 von J.H. Schultz entwickelt, schon bei den Urvölkern verbreitet und in den 1990er Jahren gegen viele spezielle Erkrankungen eingeführt) hilft diese Methode nachweislich auch bei Krebserkrankungen - und nach hoffnungsvollen Ergebnissen sogar sehr effektiv.

Der einzige Preis für die Umgehung einer Operation oder Schlimmerem ist aber etwas, was uns sehr, sehr schwer fällt: Die Beschäftigung mit uns selbst.

Sogar wenn wir genügend Zeit hätten, würden wir viel lieber tausend unnütze Dinge tun, als uns ernsthaft mit uns und unserem Körper selbst auseinander zu setzen. Doch da müssen wir durch, um zur Visualisierung zu kommen.

Zuerst lernen wir verstehen, was in uns passiert, um Bilder in den Kopf zu bekommen. Denn wir Menschen denken ja bekanntlich in Worten und in Bildern.

Wir lernen also, in unseren Körper zu schauen und sehen in unserer Vorstellung den Krebszellenverband in unserer Prostata sitzen. Auch sehen wir, wie das Blut die feinen Kanälchen umspült, die Zellen versorgt und am Krebs scheitert. Dann stellen wir uns die Blutbestandteile vor, wie sie gegen den Krebs angehen.

Dabei entwickeln wir das damit zusammenhängende Körpergefühl. Das, was wir vor unserem geistigen Auge sehen, spüren wir auch. Und nun stellen wir uns ein Wärmegefühl um die Prostata herum vor, verbunden mit einer viel kräftigeren Durchblutung. Die Enzyme und die Killerzellen werden plötzlich zu Tigern und reißen die Krebszellen in Stücke... Genau so baut sich eine Visualisierung auf.

Lange Versuchsreihen mit hunderten Betroffenen haben eine 10-minütige Visualisierung 3-mal täglich als ausreichend für eine Blockade und anschließende Heilung des Krebses befunden. Man kann sie fast überall praktizieren: Beim Aufstehen und Schlafengehen auf dem Bettrand sitzend, mittags an einem ungestörten Plätzchen, notfalls sogar auf der Betriebstoilette.

Innerhalb weniger Monate konnte hiermit unter klinischer Kontrolle eine erhebliche Heilungsquote erzielt werden. Und das mit ausschließlich positiven Nebenwirkungen!

Ein Spezialist auf diesem Gebiet ist der amerikanische Arzt Dr. O. Carl Simonton. Interessant ist seine Geschichte, wie er vom sehr erfolgreichen Onkologen und Radiologen allein durch die kritische Betrachtung seiner bisher unbefriedigenden Heilerfolge und durch aufmerksame Beobachtung unerklärlicher Heilungserscheinungen zu seinem Naturheilverfahren überging. Ein mutiger, anerkennenswerter Arzt mit einer großen Perspektive, wie seine Veröffentlichungen zeigen [66,67].

Doch schauen wir uns nun die ganz erstaunlichen Möglichkeiten natürlicher Selbstheilung an.

8.2. Wunderheilung?

Wenn Ärzte einen Patienten aufgegeben haben, z.B. nach der siebenten Chemo (einen solchen Fall habe ich selbst kennengelernt), und er trotzdem wieder gesund wird, so scheint sich ein Wunder an ihm vollzogen zu haben. Es gibt tatsächlich immer wieder einige Fälle, in denen Menschen mit schweren Krebsleiden aus unerklärlichen Gründen wieder gesund geworden sind.

Für die Medien natürlich ein gefundenes Fressen. Man will seine Meldungen gut vermarkten und da kann es leicht passieren, dass sich Wahrheit und Mythos ein wenig überlagern. Nicht überall wo Wunderheilung draufsteht, ist tatsächlich Wunderheilung drin. Zunächst bleibt festzustellen, dass solche unglaublichen Heilungen tatsächlich immer wieder vorkommen.

Es soll hier nicht von der Heilung durch Dritte oder durch Einnahme von Wundermedikamenten die Rede sein. Damit befassen sich andere, denn Heilung ist ein Milliardengeschäft und tausende Anbieter kämpfen oft mit den absurdesten Mitteln um diesen Kuchen. Wer sich ihnen anvertraut, viel Geld, Zeit und Hoffnung investiert, kann Glück haben - oder auch nicht!

Die Wunderheilung von Krebs, von der ich hier spreche, ereignet sich ganz im Stillen, von innen her.

Zwei Möglichkeiten kristallisieren sich heraus, die beide mit unserem Immunsystem zu tun haben und sich auf ganz natürliche Weise vollziehen.

Bei der ersten Variante ist es ein schweres Fieber, was von anderen Ursachen als dem Krebs ausgelöst wurde, beispielsweise eine schwere Entzündung oder Virusgrippe. Dieses schwere Fieber mobilisiert nun noch einmal alle Abwehrkräfte in unserem Körper. Die Feinde der Krebszellen sind ja bekanntlich Wärme, Sauerstoff und ein basisches Milieu. Unter günstigen Umständen spielen diese Faktoren im Fieber optimal zusammen und es kommt tatsächlich wieder zur Überlegenheit unseres Immunsystems über den Krebs. Der Rest ist für unseren Körper nur noch eine Zeitfrage. Mit dem Fieber ist auch der Krebs einige Zeit später vollständig verschwunden.

Die andere Heilmöglichkeit geht eher auf unsere Seele zurück. Sicher insbesondere dann, wenn dort die Ursachen für unsere Krebserkrankung liegen. Und dort liegen sie fast immer!

Wie bereits beschrieben, ist eine Immunschwächung häufig durch die Überlastung unserer Psyche entstanden. Unser Gehirn zieht dann zu viel Energie aus unserer gesamten Energiebilanz ab, die dann dort eingespart wird, wo aktuell keine lebenswichtigen Vorgänge ablaufen. Herzschlag, Atmung, Verdauung usw. können nicht abgeschaltet werden - das Immunsystem als eher langfristige Lebenserhaltung schon.

Die Krebsdiagnose und der weitere Verlauf der Krebserkrankung treiben dann unsere Seele endgültig in den Kollaps. Die Energiedefizit-Spirale dreht sich immer schneller. Der Krebs wuchert weiter und weiter. Irgendwann geben sogar die Ärzte auf. Das ist dann der endgültig letzte Schock für uns Betroffene.

Weil es nichts gibt, was für uns noch schlimmer sein könnte, wir quasi schon in der Hölle angekommen sind, geht der Schock dann ganz allmählich in die Einsicht unseres unvermeidbaren nahen Endes über. Und wahrscheinlich genau dann geschieht das Wunder.

Unsere Seele hat sich mit unserem Tod abgefunden und keinen Grund mehr zu rebellieren. Erstmalig, das scheinbare Ende unwiderruflich vor Augen, überkommt uns eine große, nie im Leben gefühlte innere Ruhe. Die Energie, die uns die qualvollen Gedanken permanent gekostet haben, steht auf einmal dem Immunsystem wieder in vollem Umfang zur Verfügung und, total entfesselt, beginnt es kräftig zu arbeiten.

Wir erwarten den weiteren Verfall unseres Körpers und spüren verwundert, dass es uns von Tag zu Tag besser geht. Ein letztes Aufbäumen des Körpers, so glauben wir. Aber es geht weiter und weiter aufwärts, bis wir uns wieder richtig gut fühlen. Die Ärzte stellen fassungslos die völlige Krebsfreiheit fest. Ist die Ursache beseitigt, verschwindet auch der Krebs. Der Tumor wird eingekapselt und verkäst!

Das ist das Wunder: Die Natur verfügt über ein unerschöpfliches Heilungspotential, wenn wir es nur zulassen.

9. Selbstheilungsmittel

9.1. Dimethylsulfoxid - DMSO

Gibt es Wundermittel?

Wunder sind immer unerklärliche Phänomene, also Vorgänge, die wir noch nicht durchschauen. Trotz Bekanntheit seit rund 150 Jahren und tausenden von Veröffentlichungen ist die genaue medizinische Wirkung des „Super-Lösungsmittels“ DMSO bis heute nicht geklärt. Geklärt ist allerdings die wirklich unglaubliche Heilkraft dieser natürlichen Substanz, die unter anderem aus Sägespänen gewonnen wird.

Als die durchschlagende Gesundheitswirkung offenbar wurde, rissen sich zunächst die wichtigsten Pharmaunternehmen um die Lizenzen, weil sie den Kuchen im Ganzen wollten. Aber mit der günstigen Herstellung und der Gesundheit der Bevölkerung lassen sich keine großen Profite einfahren und so tat man fortan alles, um dieses Mittel zu verheimlichen.

Dank Internet und investigativen Veröffentlichungen kommt es nun langsam wieder ans Tageslicht. Dr. Hartmut P.A. Fischer hat die wohl erste deutschsprachige Zusammenfassung über DMSO veröffentlicht: „Das DMSO-Handbuch: Verborgenes Heilwissen aus der Natur“ [81].

Laut Dr. Fischer handelt es sich bei DMSO um ein schnell wirksames und dabei gut verträgliches Mittel zur Behandlung von akutentzündlichen und traumatischen Erkrankungen.

Es wirkt entzündungshemmend, lindert schnell Schmerzen, sorgt für eine rasche Resorption von Schwellungen oder Einblutungen und unterstützt die Wundheilung. Deshalb wird es zum Beispiel gerne bei Sportverletzungen, Schulter-Arm-Syndromen, rheumatischen und degenerativen Gelenkerkrankungen (auch Bandscheibenveränderungen) oder Neuralgien eingesetzt.

Doch DMSO ist ein universales Heilmittel mit therapeutischer Eigenständigkeit und ohne Nebenwirkungen.

Natürlich musste dieses Mittel von mir selbst ausprobiert werden, nachdem ich davon erfahren hatte. Einreiben, Trinken und Spritzen sind möglich.

Nun, zehn Tage lang habe ich morgens und abends je ein Glas Leitungswasser mit jeweils fünf Teelöffeln DMSO in „min. 99,9%-igen Ph.Eur.“ (Europäische Pharmaqualität) eingenommen. Es ist farblos, geruchlos und schmeckt recht bitter. Das ist aber leicht auszuhalten.

Zunächst merkte ich eine Linderung meiner Knieschmerzen, die trotz aller vorherigen Behandlungen komischerweise immer wiederkommen. Etwa nach sieben Tagen verschwammen mir die Buchstaben auf dem PC. Dann nahm ich die Brille ab und... konnte schärfer sehen. Für mich ein Beweis ungeheuerlicher Heilungskraft.

DMSO kann man auch verdünnt einreiben: 60 bis 80%-ige Lösung bei den Extremitäten, 40 bis 60% für Oberkörper und Kopf, 15 bis 25% für Ohren und Augen.

Etwa zehn Minuten nach dem Einreiben fangen die entsprechenden Stellen mächtig zu jucken an. Ich konnte mir nur noch mit einer harten Bürste helfen. Nach weiteren zehn Minuten ist es aber vorbei und lässt im Verlauf weiterer Behandlungen spürbar nach. Wegen der fettlöslichen Eigenschaft des DMSO ist nach mehreren Anwendungen das Nachfetten der Haut erforderlich.

Injektionen und Infusionen erzielen die gleichen Heileffekte, wobei weltweit noch nie schädliche Nebenwirkungen aufgetreten sind. Es handelt sich hier also um ein Meta-Heilmittel, was offenbar jede Zelle unseres Körpers erreicht, regeneriert und darüber hinaus widerstandsfähiger gegenüber schädlichen Einflüssen macht.

Dr. Fischer scheint die Trichomonaden als Ursprung allen Übels laut Lebedewa nicht zu kennen, denn sonst hätte er die Parasitenvernichtung durch das DMSO deutlicher herausgearbeitet. Stattdessen rät er - schulmedizinisch - zur Kombination mit herkömmlichen Medikamenten.

Mein Fazit: Das beste Heilmittel gegen alle Krankheiten inklusive Krebs!

Einzige „Nebenwirkung“: Man stinkt, selbst beim Einreiben, nach einem Gemisch von Knoblauch und Verwesung aus der Lunge. Eine Zumutung für unsere Partner und die Menschen, mit denen wir zu tun haben! Was aber ist wichtiger?

Auch der Urin ist dunkler verfärbt und stinkt: Der Beweis für den Abbau und die Ausscheidung schädlicher Parasiten aus dem Körper.

9.2. Vitamin B17

Ich möchte auf eine Heilungsmethode zu sprechen kommen, die durchaus etwas damit zu tun hat, dass es scheinbar wirkliche Wunder gibt. Dieses Wunder ist, dass es die Schulmedizin mit legalen und illegalen Restriktionen und der Manipulation der öffentlichen Meinung geschafft hat, seit über einem halben Jahrhundert ein Wundermittel gegen den Krebs, nämlich das Vitamin B17, auch als Laetril, Amygdalin oder Mandelonitril bezeichnet, zu verschweigen, zu verspotten, zu verteufeln und schließlich über die Arzneimittelbehörden sogar zu verbieten [23].

Nun, was steckt wirklich dahinter?

Vitamin (oder auch Pseudovitamin) B17 ist ein cyanogenes Glykosid mit der Strukturformel $C_{20}H_{27}NO_{11}$, das in Verbindung mit Wasser Blausäure (Strukturformel HCN), abspalten kann.

Es kommt hauptsächlich in den Kernen der bitteren Aprikosen (nur wild wachsende Aprikosen sind bitter und haben in ihren Kernen das Vitamin B17 in der entsprechenden Konzentration) und in geringeren Mengen in Mandeln und Pfirsichkernen vor. Einige Lebensmittel weisen Spuren davon auf, wie beispielsweise Leinsamen, Tapioka, Luzernesprösslinge, Gerste, Brombeeren, brauner Reis, Gabanzobohnen, Macadamianüsse, Linsen, Limabohnen, Hirse, Walnüsse, Yamswurzeln und Erdbeeren.

Der amerikanische Arzt Dr. Ernst. T. Krebs Junior, nomen est omen, hatte 1952 bewiesen (!), dass es sich bei Krebs letztendlich um eine „Mangelerscheinung“ handelt und diese sich leicht mit einem Extrakt aus bitteren Aprikosenkernen, dem sogenannten Vitamin B17 vermeiden und nebenwirkungsfrei heilen lässt. Ist das nicht ein „Wunder“?

Zurück ins praktische Leben. Heute zerkaue ich etwa fünf bis acht Kerne täglich zum Frühstück und fühle mich bestens dabei. Diverse Naturheilkundige haben sich auf 12 - 20 Kerne pro Tag eingependelt.

Eine Leserin hat sich intensiv damit beschäftigt und ein wahres Ritual daraus gemacht: Sie heilte ihren apathischen Mann mit bis zu 90 Kernen täglich in raffinierten Zusammenstellungen mit anderen Früchten und Obstsorten.

Für die Vorbeugung reicht meine eingenommene Menge Vitamin B17 wohl vollkommen aus. Nach einer glaubhaften Krebsdiagnose sind wohl sechs mal sechs Kerne täglich, wegen der Bioverfügbarkeit am besten zusammen mit normalen Aprikosen, zur Heilungsunterstützung angesagt.

Um den Sinn oder Unsinn verschiedener Therapien ermessen zu können, schaue ich immer gerne in die Vergangenheit zu unseren noch unzivilisierten Vorfahren. In dieser Zeit wurden all unsere Anlagen geprägt und deren Lebens- und Ernährungsweise hat unseren heutigen Körper mit seinen inneren Prozessen zu dem werden lassen, was er heute ist.

So kann man davon ausgehen, dass unsere Vorfahren ihren Speisezettel gerne mit Kernen von Steinfrüchten und roten und blauen Früchten bereichert und so den Bedarf an Vitamin B17 entwickelt haben.

Seit dem Erscheinen der 2. Auflage dieses Buchs, in der ich mich ausführlich mit dem Vitamin B17 beschäftigt habe, tauchen plötzlich alle möglichen Internetauftritte zu diesem Thema auf. Ich glaube aber eher, dass das weniger mit meinem Buch, als mit den wunderbaren Heilungsmöglichkeiten dieses Anti-Krebsmittels zusammenhängt.

Auf Gran Canaria gibt es inzwischen sogar eine alternative Naturheilklinik, die Ihre Heilerfolge mit dem Vitamin B17 erzielt. Die Tabletten für einen Monat kosten dort allerdings etwa 200,00 € - im Gegensatz zu 500 g bitteren Aprikosenkernen zu 9,95 € für ein ganzes Jahr bei uns in Deutschland.

9.3. Natursäfte

Sehr stark wirkende biologische Antikrebsmittel sind außerdem alle roten und blauen reinen Natursäfte wie beispielsweise Cranberry, Granatapfel, Aronia, Heidelbeere und ungesüßte Gemüsesäfte, ebenfalls Sauerkraut und dessen Saft.

Ein Glas abwechselnder Säfte jeweils eine halbe Stunde vor den Mahlzeiten ist da schon eine bedeutende Krebswaffe, besonders in Kombination mit den Omega3-Fettsäuren. Es sollte allerdings immer eine Toilette in Reichweite sein, denn die Erfolge haben einen „durchschlagenden“ Charakter.

Selbst gemachte Smoothies, wie es neuerdings heißt, aus frischem naturbelassenem Gemüse und Obst erweisen sich bei der Selbstheilung ebenfalls als sehr nützlich.

9.4. Vitamin D

Dr. Raimund von Helden hat nach jahrelanger Praxis bei einer Patientin eher zufällig einmal einen Vitamin D-Test machen lassen und war über das Ergebnis - Mangel an Vitamin D - sehr erstaunt [80].

Weitere Tests an Patienten legten die Tatsache offen, dass fast jeder quasi gar kein Vitamin D mehr im Stoffwechsel hatte. Bei hohen Vitamin D-Gaben verbesserte sich sofort das Allgemeinbefinden der Patienten und viele bisher scheinbar chronische Krankheiten verschwanden.

Vitamin D wird vorwiegend durch Sonnenlicht in unserer Haut gebildet und ist nur in wenigen Nahrungsmitteln in geringen Konzentrationen enthalten.

Wenn die Wurzeln der Menschheit, wie angenommen, in Zentralafrika liegen, dann ergibt sich aus unserer Stammesentwicklung heraus dieser hohe Bedarf an diesem Vitamin.

Weil wir unter den heutigen Lebensumständen kaum noch der Sonne ausgesetzt sind und uns sogar hysterisch vor ihr „schützen“ sollen, kommt es folglich zu ernsthaften Mangelerscheinungen, die sich - Zitat Dr. von Helden - in Symptomen äußern wie:

„Krämpfen, Muskelzucken, Muskelschmerzen, Unruhe, Schlafstörungen, Depressionen, Erschöpfung, Schwäche, Rücken- und Kopfschmerzen, Kältegefühl in Händen und Füßen sowie Kreislauf und Durchblutungsstörungen. Bei längerem Vitamin D-Mangel erhöht sich das Risiko für Bluthochdruck, Diabetes, Osteoporose, Autoimmunerkrankungen, Multiple Sklerose und Krebs.“

Hatte ich tatsächlich über 70 Jahre lang Vitamin D-Mangel?

Nun, an vielen dieser Symptome habe ich wirklich Jahrzehnte lang gelitten und dadurch vielleicht auch meinen Prostatakrebs bekommen.

Seit gut einem Jahr habe ich meinen Vitamin D-Spiegel auf ca. 150 nmol/l hochgefahren und versuche ihn auf diesem Niveau zu halten. Meine quälenden Nervenzuckungen nachts in den Beinen sind jedenfalls verschwunden.

Die vielen weiteren öffentlich angepriesenen Heilpflanzen, Gemüse, Heilkräuter, Ernährungsergänzungsmittel und wie sie noch alle heißen, kann ich auf ihren Vitamin D-Gehalt hin weder wissenschaftlich untersuchen noch deren Wirkung beschreiben. Auch dann nicht, wenn ich einmal davon gekostet habe. Somit werde ich darüber auch keine Wertungen abgeben.

9.5. Homöopathie

Mit der Homöopathie habe ich sehr wirksame Erfahrungen gemacht. Jeder, der sie leugnet, kann gerne zu mir kommen und probieren. Ich verspreche ihm eine einmalige Erfahrung.

Das Problem der Homöopathie liegt darin, einen wirklich wissenden Homöopathen zu finden. Jede meiner Erfahrungen damit haben mir erhebliche, sehr spürbare Veränderungen in meiner Konstitution eingebracht, aber letztendlich nicht das Ziel getroffen.

9.6. Der Blutzapper nach Dr. Beck

Zapper ist schon ein komischer Name für ein medizinisches Gerät. Es heißt wohl so viel wie „abschießen“ und erinnert eher an eine Spielerei.

Dr. Robert Beck hat - wie auch Prof. Hulda Clark - die Parasitentheorie lange vor Tamara Lebedewa vertreten, ohne die Trichomonaden eindeutig nachweisen zu können. Im Dunkelfeldmikroskop waren allerdings Dinge im Blut zu sehen, die da nicht hingehören.

Versuche mit elektrischem Strom führten jedenfalls zu einem ausgereiften Gerät mit dem Namen Blutzapper.

Das Ganze ist aber absolut unblutig und tut auch nicht weh: An einem oder beiden Handgelenken und/oder Fußfesseln werden Elektroden angelegt und an den Zapper, ein Gerät von der Größe einer Zigarettenschachtel, angeschlossen. Nach dem Start fließen definierte gepulste Ströme in diesen Bereichen und sollen das Blut reinigen.

Gesundes Blut ist keimfrei. Die Theorie hinter dem Zappen ist, dass alle Parasiten, die im Blut mit schwimmen, im Moment des Durchfließens des Spannungsfeldes an den Handgelenken und/oder Fesseln abgetötet werden.

Im Zeitraum von 60 Minuten geht man davon aus, dass das gesamte Blut diese Stellen einmal passiert hat.

Das kann ich selbst und ganz persönlich bestätigen, denn mein Blut war vorher verkeimt und nachher frei von Parasiten. Festgestellt durch eine Ärztin durch Proben unter dem Dunkelfeldmikroskop.

Leider schwimmt der weitaus größte Teil des Trichomonaden-Volkes nicht im Blut, sondern hat sich im Darm und im Bindegewebe festgesetzt. Ob die Trichomonaden bei 60-minütiger „Zapperei" täglich alle ins Blut abwandern und dann das elektrische Feld passieren, sei einmal dahingestellt - zumal diese ja auch nicht warten, sondern sich in Sekundenschnelle weitervermehren.

Helfen wird es schon. Aber ob es ausreicht, den Krebs zu vernichten?

Bei akutem Krebs würde eine stundenlange Anwendung des Blutzappers täglich wohl sicher nicht schaden.

9.7. MMS - Miracle Mineral Solution

Ein Leser schrieb mir per E-Mail:

> *„Sehr geehrter Herr Weitzel, nach unserem Telefonat im Januar 2016, wo Sie mir die Möglichkeit einer natürlichen Heilung eröffneten, habe ich eine Behandlung mit MMS nach Anweisungen von Jim Humble nach dem Buch ‚Der Durchbruch' [79] gemacht. Nach 6-wöchiger Einnahme bis zu maximal 15 Tropfen zweimal täglich war ich gestern zu einer Blutabnahme, wo mein PSA Wert gemessen wurde. Der Arzt bescheinigte mir, dass mein PSA auf einen ganz normalen Wert gesunken ist. Der Arzt sagte mir: ‚Oh Wunder, oh Wunder'.*
>
> *Es war eine kluge Entscheidung, sich nicht sofort operieren zu lassen, obwohl er vor zwei Monaten noch zu einer OP gedrängt hatte. Die MMS-Behandlung habe ich ihm allerdings verschwiegen.*
>
> *Ich bin Ihnen sehr dankbar für Ihren guten Rat und werde Ihr Buch weiter empfehlen.*
>
> *Mit freundlichen Grüßen, Bernhard V.*

Jim Humble, ein Forschungsingenieur der Luft- und Raumfahrt, war vor vielen Jahren mit zwei Teammitgliedern auf Expedition tief im südamerikanischen Urwald, als einer seiner Leute einen schweren Malaria-Anfall bekam. Humble, völlig hilflos, flößte ihm das Einzige ein, was sie dabei hatten: Natriumchlorit-Lösung ($NaClO_2$), ein Wasserdesinfektionsmittel. Nach vier Stunden war er wieder wohlauf und die Expedition konnte fortgesetzt werden.

Das machte Humble natürlich stutzig und er widmete sein weiteres Dasein der Erforschung dieses Phänomens. In Afrika erprobte er das Mittel an 2.000 Malaria-Kranken und konnte alle heilen - bis heute sogar 75.000 weitere. Später stellte er fest, dass auch Aids, Krebs und andere schwerste Krankheiten damit geheilt werden können, aber nicht geheilt werden dürfen.

Inzwischen kann man davon ausgehen, dass er ein einfaches und wirksames Medikament gefunden hat.

Dazu gibt es seit 2013 ein weiteres Mittel, das er MMS2 und rückwirkend das ältere MMS nun MMS1 genannt hat und das die Erreger ausrottet, die auf MMS1 nicht ansprachen.

MMS2 ist Calciumhypochlorid ($Ca(ClO)_2$) und die Ergänzung zum MMS1. Beide zusammen angewendet heilen so ziemlich alles unter der Sonne.

Mit MMS1 habe ich persönliche Erfahrungen. Sechs Tropfen 28%-ige Lösung und 24 Tropfen Aktivator, in meinem Falle Balsamico-Essig.

Meine Leser, die derzeit in einer verzweifelten Lage sind, sollten sich hier schwerpunktmäßig informieren, um ihren Zustand schnell zu ändern.

Ich komme aber nicht umhin darauf hinzuweisen, dass es sich hierbei um ein chemisches Medikament und letztendlich um ein Gift unnatürlicher Herkunft, handelt.

9.8. Silberwasser - kolloidales Silber

Silberwasser ist wohl das älteste antibakterielle nebenwirkungsfreie Mittel überhaupt. Schon in der Antike nutzten es die Seefahrer zur Wasserfrischhaltung, indem sie in jede Amphore eine Silbermünze gaben. Auch Paracelsus und Hildegard von Bingen haben nachweislich damit geheilt.

Heute gewinnt Silber immer neue Anwendungsgebiete für die Haltbarmachung hinzu. Sogar in die Kleidung werden Silberfäden eingewirkt um z.B. Achselschweiß und Schweißfußgeruch zu neutralisieren. Bei oberflächlichen Wunden wirkt Silber ebenfalls desinfizierend und die Heilung beschleunigend.

In der Medizin wird man Silber wohl bald in Massen benötigen, denn die inzwischen resistenten Bakterienstämme lassen sich mit Antibiotika nicht mehr beherrschen. Gegen Silberwasser gibt es keine Resistenzen und man könnte schon heute die vielen Sterbefälle vermeiden. Aber dann wäre ja die Pharmaindustrie bis auf die Knochen blamiert und hätte wahnsinnige Umsatzeinbußen.

Wenn wir der Trichomonaden-Theorie der Tamara Lebedewa vertrauen, dann können wir auch darauf vertrauen, unseren Krebs damit zu heilen. Dass der Mainstream dagegen wettert und uns bei der Anwendung blaue Gesichter verspricht, kann uns dabei egal sein. Ich selbst habe in den letzten zwei Jahren insgesamt 35 Liter Silberwasser glasweise getrunken.

Silberwasser kann man kaufen oder auch selbst herstellen. Mein Blutzapper hat diese Zusatzfunktion: Die Silberstäbe wurden gleich mitgeliefert und halten ewig.

Zusammenfassung und Schlusswort

Prostatakrebs ist... Krebs. Und mit Krebs haben Sie eine scheinbar gefährliche, aber nicht unbedingt mehr tödliche Krankheit diagnostiziert bekommen.

Prostatakrebs hat aber seine Besonderheiten: In 98 von 100 Fällen wächst er langsamer als wir altern. Der oft zitierte Satz „Die meisten Männer sterben ***mit*** Prostatakrebs, jedoch nicht ***an*** Prostatakrebs" verdeutlicht am besten die Situation.

Alle Vorsorge- und Früherkennungsmethoden haben keinen Einfluss auf eine Verbesserung des männlichen Daseins, sondern eher eine erhebliche Verschlechterung der individuellen Lebensqualität durch Falschdiagnostik und Übertherapie (siehe S3 Leitlinie Prostatakrebs).

In Großbritannien und in Skandinavien ist der PSA-Test jedenfalls schon lange verboten, weil er mehr Verwirrung stiftet als Nutzen bringt.

Es gäbe jährlich 60.000 bis 80.000 verstümmelte Männer weniger in Deutschland, wenn... ja wenn die Geldgier nicht wäre. Es wird demnach meist nicht zum Wohl des Patienten gehandelt und behandelt, denn das Objekt Prostata ist ein Milliardenmarkt. So werden unnötige Ängste geschürt und es wird viel zu oft, viel zu früh und viel zu massiv therapiert und verstümmelt.

Nur in zwei von 100 Fällen wird der Krebs aus bisher ungeklärten Ursachen aggressiv. Dann steigt der PSA-Wert sehr schnell an. Trotzdem ist der PSA-Wert nicht zuverlässig. Weitere Untersuchungen sind notwendig.

Ultraschall und Biopsie (Gewebeprobe) sind Standard, wobei der Ultraschall nicht sicher und die Biopsie gefährlich ist. MRT und PET zeigen eindeutige Ergebnisse zu Gewebeabnormitäten, jedoch nicht zur Dynamik des Prostatakrebses.

Zur „Sicherheit" operieren die meisten Urologen bereits bei einem PSA-Wert größer als 2. Früher galt als Referenzwert PSA 15. Gemäß den S3-Leitlinien der Europäischen und Deutschen Urologischen Gesellschaft ist der Richtwert heute PSA 4, obwohl der PSA-Wert wissenschaftlich eine Fehlerquote von über 80% aufweist. Verstümmelung durch Falschdiagnose droht!

Der edle Ansatz, mit einer Operation das Leben der betroffenen Männer zu retten, hat einen Haken: Die „Rettung“ vor dem Krebs hat einen sehr hohen Preis, nämlich den Verlust von Potenz, Zeugungsfähigkeit und Kontinenz und dazu ist auch noch das Orgasmusgefühl und der Penis verstümmelt.

Fünf einzelne, schwere Krankheiten als Operationsfolge im Tausch für einen vermuteten Prostatakrebs! Der Teufel wird mit dem sprichwörtlichen Beelzebub ausgetrieben.

Mit den Erkenntnissen ab Ziffer 7. ist nun eine neue Zeit angebrochen, in der der Krebs nicht mehr operiert, bestrahlt und vergiftet werden muss.

Der krebsauslösende Parasit, der zudem für viele weitere innere Krankheiten verantwortlich ist, die Trichomonade, lebt ausschließlich von Zucker in seinen vielfältigen Erscheinungsformen.

Als Zuckerquellen gelten einerseits die Nahrung und andererseits die Leber, die bei Stresssituationen des Nervensystems den Körper mit Glukose überflutet. Ernährt man sich zeitweilig zuckerfrei und lebt seelisch ausgeglichen, so wird die Trichomonaden-Kolonie, auch „Tumor“ mit seinen „Metastasen“ genannt, zu schrumpfen beginnen und sich nach einiger Zeit restlos auflösen. Krebs ade!

Ansonsten sollte man sein Leben sinnvoll, vernünftig und natürlich leben, glücklich und gelassen seinen Aufgaben und Lebensfreuden nachgehen, um in weiter Ferne gesund an Altersschwäche zu sterben.

Ich hoffe, dass ich mit dieser aktualisierten 7. Auflage allen Betroffenen und ihren Angehörigen die furchtbare Angst vor Krebs nehmen konnte, und dass ich Ihnen durch gründliche, umfassende Informationen das Rüstzeug für Ihre eigene, ganz persönliche Bewältigungsstrategie mitgegeben habe.

Denn es gibt inzwischen viele schonende Alternativen zur radikalen Operation mit dem Hauptanliegen: Mann bleiben und gesund alt werden… trotz Prostatakrebs.

Haben Sie tiefer gehende Fragen? Kontaktieren Sie mich!

Liebe Leserin, lieber Leser,

Sie haben tiefer gehende Fragen zum Gegenstand dieses Buchs?

Da Anfragen in letzter Zeit stark zugenommen haben, kann ich Ihnen mein Wissen nicht mehr gratis zur Verfügung stellen. Sie erhalten dafür von mir folgendes Angebot:

Erfahrungsgemäß dauert jede telefonische Konsultation weit über eine Stunde und kostet daher zeitunabhängig angemessene 200,00 €. Aus unschönen Ereignissen heraus leider auch nur noch gegen Vorkasse.

Für Sie heißt das abzuwägen, ob Ihnen gegebenenfalls Ihre Lebensrettung und weitere Lebensqualität für Jahrzehnte 200,00 € wert sind (Für glaubwürdige Härtefälle gebe ich gerne einen erheblichen Rabatt).

Wenn Sie eine telefonische Konsultation wünschen, schicken Sie mir bitte eine kurze E-Mail an **peter.weitzel@gmail.com**. Bitte senden Sie mir keine Befunde zu. Ich bin, wie gesagt, kein Arzt.

Im Anschluss erhalten Sie meine Standard-Antwort mit meiner Bankverbindung. Nach Eingang des Honorars erhalten Sie per E-Mail meine Telefonnummer, einen Terminvorschlag für das Telefonat sowie eine Quittung.

Gerne stehe ich auch Ihrer Familie, Ihren Bekannten, Vereinen oder Ihren Mitarbeitern (Krankenstand!) für Vorträge und Seminare zum Themenkomplex „Krebs sicher natürlich heilen und gesund alt werden“ zu Diensten.

Nach Besprechung der Einzelheiten erhalten Sie einen Kostenvoranschlag als Verhandlungsbasis.

Bitte beachten Sie:

Als Nicht-Arzt darf und will ich keine Diagnosen stellen oder Sie behandeln.

Sie können von mir nur tiefer gehende Informationen zu den möglichen Behandlungen und Alternativen zur Rettung Ihrer Lebensqualität erhalten, über die Sie dann selbst entscheiden müssen. Damit ist auch eine Haftung jedweder Art ausgeschlossen.

Ihr Peter F. Weitzel

P.S.: Für die Organisation und Koordinierung von Lesungen, Vorträgen und Seminaren zum Themenkomplex suche ich noch eine(n) Event-Manager(in).

Quellenverzeichnis und Literaturhinweise

Sie werden bemerkt haben, dass ich mit Literaturzitaten sehr sparsam umgehe. Das liegt im Charakter dieses Buches begründet. Es soll keine wissenschaftliche Abhandlung sein, sondern ist dem Ziel verpflichtet, dem Leser das neueste medizinische und alternative Wissen über den Krebs, speziell den Prostatakrebs, seine Folgen und Heilungswege in leicht verständlicher und gut lesbarer Form nahe zu bringen. Deshalb habe ich nichts einfach nur abgeschrieben oder in anderen Worten sinngemäß wiedergegeben.

Meine Arbeitsweise ist eher so, dass ich mich zunächst in jedes einzelne Thema gründlich einlese, um mir ein neutrales Bild machen zu können. Je nach Aufkommen an Literatur zu einem Thema können das mindestens drei, meistens fünf bis acht, aber auch schon einmal 20 Autoren sein, in deren Meinung ich mich vertiefe. Und nicht selten kommt es vor, dass ich selbst eine Überraschung erlebe, wenn das gerade erworbene Wissensbild plötzlich kippt

Wenn ich nichts Unbekanntes mehr finde, ist das jeweilige Thema reif und ich tippe es hintereinander in den PC. So bin ich dann einigermaßen sicher, mir selbst und besonders meinen Lesern ehrlichen Gewissens standhalten zu können.

Wenn ich nachfolgend Quellen angebe, aus denen ich geschöpft habe, sind das beileibe nicht alle, sondern nur die Wichtigsten. Ich habe daraus nur das für mich Reine und Klare angerührt.

Das Internet hat mir immer dann geholfen, wenn ich „gehangen“ habe, also Begriffe und Verfahren noch nicht ganz verstanden hatte oder noch nicht richtig einzuordnen wusste. Und natürlich auch, um über die neuesten Ansichten und Möglichkeiten, die noch in keinem Buch, keiner Zeitschrift oder sonstigen Veröffentlichung zu finden sind, sachkundige Informationen einzuholen.

Hier nun meine wichtigsten Quellen:

[1] Alken, Peter; Walz, Peter H.: Urologie, Stuttgart 1998

[2] Anderson, Greg: Diagnose Krebs. Fünfzig Erste Hilfen, Reinbek 1996

[3] Armstrong, Lance; Jenkins, Sally: Tour des Lebens. Wie ich den Krebs besiegte und die Tour de France gewann, Bergisch Gladbach 2000

[4] Arnot, Bob: Prostatakrebs. Vorbeugen und Heilen mit richtiger Ernährung und Lebensweise, München 2002

[5] Beckmann, Dr. Horst: Die Anti-Krebs Strategie, Norderstedt, 2009

[6] Beier, Heinz; Kleiner-Röhr, Christina; Hirneth, Hans-Dieter: Krebs. Hilfe durch richtige Ernährung und Stärkung des Immunsystems, Weil der Stadt 1997

[7] Benjamin, Harold H.: Chancen gegen den Krebs, Freiburg 2002

[8] Beyersdorff, Dietrich: Biologische Wege zur Krebsabwehr. Komplementäre ganzheitliche Krebstherapien, Stuttgart 1999

[9] Biermann, Claus: Lebensqualitätsforschung in der urologischen Onkologie, München 1977

[10] Biesalski, Hans-Konrad; Zürcher, Gudrun; Hofele, Karin: Gesund und bewusst essen bei Krebs, Stuttgart 1998

[11] Blech, Jörg: Die Krankheitserfinder, wie wir zu Patienten gemacht werden, Frankfurt am Main 2004

[12] Bliemeister, Ernst Herbert: Active Surveillance (AS) als defensive Strategie bei insignifikantem Prostatakrebs. Hoffnung für Betroffene? Eine kritische Betrachtung, Forum Komplementäre Onkologie und Immunologie, Die Naturheilkunde Ausgabe 5/2011

[13] Böcking, A: Wie gelangt die saure Prostataphosphatase ins Blut? Eine ultrahistochemische Untersuchung, Pathologe (1982) 3: 175-176

[14] Cernaj, Ingeborg und Josef: Prostata. Was ich schon immer wissen wollte, Marburg 1995

[15] Clapp, Larry: Gesunde Prostata in 90 Tagen. Vorbeugung und natürliche Behandlung, München 2000

[16] Delbrück, Hermann: Prostatakrebs. Rat und Hilfe für Betroffene und Angehörige, Stuttgart 2002

[17] Dombo, O.G.: Otto, U.: Prostatakrebs, Berlin 2000

[18] Douwes, F.; Sillner, L: Hoffnung bei Prostatabeschwerden. Die neue Therapie ohne Messer, München 1999

[19] Ebert, Thomas; Schmitz-Dräger, Bernd J.: Prostata. Diagnose und Therapie, Marburg 2000

[20] Engler, Carola: Prostata. Gezielt vorbeugen richtig behandeln, München 1999

[21] Frohmüller, H.G.W.; Theiß, M.; Bracher, F.: Prostataerkrankungen im höheren Lebensalter, Stuttgart 2002

[22] Gantten, Spahl, Deichmann: Die Steinzeit steckt uns in den Knochen, München 2011

[23] Griffin, G. Edward: Eine Welt ohne Krebs, Rottenburg 2007

[24] Hackethal, Julius: Keine Angst vor Krebs, München 1987

[25] Hackethal, Julius: Nachoperation. Noteingriff zur Korrektur eines patientenfeindlichen Gesundheitssystems, München 1978

[26] Harzmann, R.; Grüber, A.: Diagnose Prostatakrebs. Ein Ratgeber für Betroffene und Angehörige, Marburg 2000

[27] Helpap, Burkhard: Prostatakarzinom. Pathologie Praxis und Klinik, Wien 1998

[28] Hofstetter, Alfons G.: Lasergestützte Operationsverfahren in der Urologie, Stuttgart 2004

[29] Hohenfellner, R.: Ausgewählte urologische OP-Techniken, Wien 1997

[30] Ikinger, U.: Wenn die Prostata zum Problem wird, Stuttgart 1996

[31] Ikinger, U.; Siebert, U.; Mühlberger, N.; Behrend, C.: PSA-Screening beim Prostatakarzinom, Baden-Baden 2001

[32] Jentschura, Dr. Peter: Gesundheit durch Entschlackung

[33] Jocham, Dieter; Miller, Kurt: Spezielle Urologie. Praxis der Urologie, Stuttgart 2003

[34] Kirk, D.: DK Praxis. Prostatabeschwerden, Starnberg 2001

[35] Kirschner, Monika: Leben mit Krebs, Köln 1998

[36] Kneipp, Sebastian: Meine Wasserkur; So sollt ihr leben, Stuttgart 2004

[37] Knaak, Sophie Ruth: Erbarmen mit den Männern, Steyr 1998

[38] Korda, Michael: Von Mann zu Mann. Ich hatte Prostatakrebs, München 1998

[39] Kretschmer, Christine; Herzog, Alexander: Die Ernährung bei Krebs, Stuttgart 1998

[40] Lauster, P.: Die sieben Irrtümer der Männer, Düsseldorf 1995

[41] Lebedewa, Tamara: Krebserreger entdeckt, Ibbenburen 2002

[42] Lebedewa, Tamara: (Un-) heilbare Krankheiten, Hagen 2002

[43] Leibold, Gerhard: Erkrankungen der Prostata. Das Leiden des Mannes. Vorbeugung und Therapie, Zürich 2000

[44] Lerner, Michael: Krebs. Wege zur Heilung, München 2000

[45] Le Shan, Lawrence: Diagnose Krebs. Wendepunkt und Neubeginn, Stuttgart 1998

[46] Markus, Michele; Dreesen-Sandmann, Petra: Krebs. Die Schlüsselrolle der Seele. Psychische Einflüsse bei der Krebsbewältigung, Bergisch Gladbach 1996

[47] Miehlke, K.; Williams, R.M.: Enzyme. Die Bausteine des Lebens, München 1999

[48] Oehlrich, Marcus; Stroh, Nicole: Internetkompass Krebs, Berlin 2001

[49] Pekar, Rudolf; Korpan, Nikolai: Krebs. Die medizinische und die biologische Tragödie, Wien 2002

[50] Peuser, Michael: Krebs wo ist dein Sieg?, Sao Paulo 2010

[51] Pinker, Katja: Magnetresonanztomographische Erfassung maligner Weichteiltumoren, Wien 2004

[52] Pummer, K.: Alles über die Prostata, Marburg 2002

[53] Rassweiler, Jens: Laparoskopische Chirurgie in der Urologie, Wien 1995

[54] Reich, Wilhelm: Die Entdeckung des Orgons, Der Krebs, Köln 1971, 1994

[55] Reich, Wilhelm: Die Entdeckung des Orgons, Die Funktion des Orgasmus, Köln 1969, 1987

[56] Reuter, H.J.; Brax, L.: Prostata. Erkrankungen erkennen und behandeln, Stuttgart 1997

[57] Reuter, Hans Joachim; Epple, Walter; Reuter, Matthias A.: Die Prostata und ihre Krankheiten. Vorbeugung, Behandlung und Operation, Potenzstörungen, Stuttgart 1989

[58] Reuter, Uwe; Oettmeier, Ralf: Biologische Krebsbehandlung heute, Greiz 2001

[59] Rimkus, Volker: Der Mann im Wechsel seiner Jahre, Oster-Schnatebüll 2000

[60] Rubin-Wainrib, B.; Haber, S.; Maguire, J.: Prostatakrebs. So helfe ich meinem Partner, Stuttgart 1998

[61] Sanders, Eva-Maria: Freude. So schön ist das Leben, München 2000

[62] Sanders, Eva-Maria: Leben. Ich hatte Krebs und wurde gesund, München 1999

[63] Schilcher, H.; Vahlensieck, W.: Phytotherapie in der Urologie, Stuttgart 2001

[64] Selbsthilfegruppe Mündige Bürger: Die Lösung des Krebsproblems, Feucht 2006

[65] Servan-Schreiber: Die neue Medizin der Emotionen, München 2006

[66] Simonton, O. Carl; Simonton, Stephanie Mattews; Creghton, James: Wieder gesund werden. Eine Anleitung zur Aktivierung der Selbstheilungskräfte für Krebspatienten und ihre Angehörigen, Reinbek 2002

[67] Simonton, O. Carl: Auf dem Wege der Besserung. Schritte zur körperlichen und spirituellen Heilung, Reinbek 2003

[68] Sökeland Jürgen: Urologie. Verstehen, Lernen, Anwenden, Stuttgart 2001

[69] Stief, Christian G.: Zeitgemäße Therapie der erektilen Dysfunktion, Berlin 2002

[70] Vithoulkas, Georgos: Medizin der Zukunft, Kassel 2006

[71] Vithoulkas, Georgos: Die neue Dimension der Medizin, Kassel 2005

[72] Wallner, K.; Köppen, U.: Prostatakarzinom. Alternativen zur radikalen Operation, Stuttgart 2000

[73] Weber, Andreas: Alles fühlt, Mensch, Natur und die Revolution der Lebenswissenschaften, Berlin 2007

[74] Wolf, Dr. Peter: Neue Wege in der Krebstherapie, Hannover

[75] Wormer, Eberhard J.: Prostata. Beschwerden wirksam behandeln, München 2000

[76] Loyd, Alex; Johnson, Ben: Der Healing Code, Reinbek 2012

[77] Schnitzer, Dr. Johann Georg: Diabetes heilen, Eigenverlag

[78] Fisseler, Eckhard K: Arthrose - der Weg zur Selbstheilung, Freiburg 2007

[79] Humble, Jim: MMS - Der Durchbruch: Ein einfaches Mineralpräparat wirkt wahre Wunder bei Malaria, AIDS und vielen anderen Krankheiten, Immenstadt 2008

[80] von Helden, Raimund: Gesund in sieben Tagen: Erfolge mit der Vitamin-D-Therapie, Dresden 2015

[81] Fischer, Dr. Hartmut P.A.: Das DMSO-Handbuch: Verborgenes Heilwissen aus der Natur, Schnaittach 2018

Stichwortverzeichnis

A

B

C

D

E

F

G

H

I

K

L

M

N

O

P

R

S

T

U

V

W

Y

Z